谨以此书纪念我们的创始人

马乔里·戈登博士

NANDA-I 护理诊断：定义与分类（2018—2020）

（原著第 11 版）

原　著　［美］T. Heather Herdman, PhD, RN, FNI

　　　　［日］Shigemi Kamitsuru, PhD, RN, FNI

主　译　李小妹　周凯娜

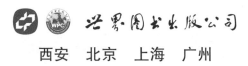

世界图书出版公司

西安　北京　上海　广州

图书在版编目（CIP）数据

　　NANDA-I 护理诊断：定义与分类：2018—2020：原著第 11 版 /（美）T. 希瑟·赫德曼（T. Heather Herdman），（日）上原重美·卡米丘鲁（Shigemi Kamitsuru）主编；李小妹，周凯娜主译．—西安：世界图书出版西安有限公司，2020.5

　　书名原文：NANDA International Nursing Diagnoses Definitions and Classification（2018—2020）

　　ISBN 978-7-5192-5888-7

　　Ⅰ．①N… Ⅱ．①T… ②上… ③李… ④周… Ⅲ．①护理学—诊断学 Ⅳ．① R472.9

中国版本图书馆 CIP 数据核字（2019）第 037874 号

书　　名	**NANDA-I 护理诊断：定义与分类（2018—2020）**	
	NANDA-I HULI ZHENDUAN: DINGYI YU FENLEI (2018—2020)	
主　　编	［美］T. Heather Herdman　　［日］Shigemi Kamitsuru	
主　　译	李小妹　　周凯娜	
责任编辑	马元怡	
装帧设计	新纪元文化传播	
出版发行	世界图书出版西安有限公司	
地　　址	西安市高新区锦业路 1 号都市之门 C 座	
邮　　编	710065	
电　　话	029-87214941　　029-87233647（市场营销部）	
	029-87234767（总编室）	
网　　址	http://www.wpcxa.com	
邮　　箱	xast@wpcxa.com	
经　　销	新华书店	
印　　刷	西安牵井印务有限公司	
开　　本	889mm×1194mm　　1/32	
印　　张	16.25	
字　　数	460 千字	
版　　次	2020 年 5 月第 1 版	
印　　次	2020 年 5 月第 1 次印刷	
版权登记	25-2018-101	
国际书号	ISBN 978-7-5192-5888-7	
定　　价	140.00 元	

医学投稿　xastyx@163.com ‖ 029-87279745　029-87284035
☆如有印装错误，请寄回本公司更换☆

译者序

人类进入 21 世纪以来，护理学在健康体系中的作用越来越受到重视，护理学的科学性、专业性及独立性更为突出。作为系统而科学地安排护理活动的工作方法，护理程序要求护士在全面评估及分析服务对象生理、心理、社会、精神、文化等方面需要的基础上，独立做出护理诊断，从而使服务对象得到完整的、适应个体需要的护理。因此，护理诊断成为全球护士从专业角度判断服务对象问题的常用思维方法及专业判断标准。

从 20 世纪 70 年代起，为了促进护理诊断的规范化及科学化发展，北美建立了国际护理诊断协会（NANDA-I），从最初的只有北美护士使用，到现在全球的护士将护理诊断作为临床护理实践的专业判断标准。40 多年来，护理诊断不仅启迪和鼓励了全球无数以专业知识为基础的独立实践护士，而且帮助了护理专业的学生获得护理学独特的知识体系，促进了护理学科的良性发展。

2011 年，护理学成为一级学科，护理学在中国也得到了改革和扩展。国内护理界尝试借鉴西方发达国家的护理理念及方法，以加快国内护理的专业化及科学化进程。国内目前尚缺乏能够全面反映西方护理诊断的最新资料，而阅读英文原始资料，对许多护士来说仍然是不小的挑战。

为了使国内广大护理工作者更深入了解 NANDA-I 最新的护理诊断发展和现状，满足其学习和临床工作需求，并充分考虑到各位系统阅读原版英文书籍存在一定困难的现状，世界图书出版西安有限公司在充分听取国内外权威专家意见的基础上，选择购买了全球最权威，也是最新版本的护理诊断版权进行翻译。该专著不仅可以帮助临床护士系统学习诊断，而且可以帮助国内护理院校的教师及学生全面了解最新的护理诊断。

在翻译过程中，我们尽可能地忠实于原文，对于某些因文化以及语言表达造成差异的地方，我们采用了意译，以尽可能有利于广大读者的理解。

由于译者的水平及能力有限，本书在翻译过程中难免会有疏漏之处，敬请广大读者及护理界的同仁不吝指正。

李小妹

2020 年 2 月 3 日

前　言

20 世纪 70 年代早期，美国护士及护理教育家便提出，护士可对患者及其家庭相关"问题"独立做出诊断和处理，这些诊断和处理不同于医疗诊断。他们深邃的洞察力打开了护理诊断分类系统的新大门，所建立的专业机构即是目前众所周知的 NANDA 国际（NANDA-I）。如同医生常用的医疗诊断，护士也应具有相应的"工具"，以记录护理实践的完整领域，帮助护生获得护理学独特的知识体系，并使护士能够收集和分析资料，从而促进护理学科的发展。40 余年过去了，"护理诊断"的理念启迪和鼓励了全世界寻求以专业知识为基础的独立实践的护士。

起初，居住在北美以外的护士仅仅是 NANDA-I 分类系统的最终使用者。目前，该分类系统的发展和完善很大程度上是建立在全球护士共同努力的基础上。事实上，在本书出版过程中，我们收到了更多来自北美以外的其他国家所提交的新诊断及修订方案。同时，该组织已经真正实现了国际化；来自美国、欧洲和亚洲的会员积极加入各种委员会，或作为主席领导委员会，或作为董事会的指导者管理该组织。有谁能想象，一名来自亚洲某个小城市的非英语母语的演讲者能够在 2016 年成为 NANDA-I 的主席！

在本书 2018—2020 版（第 11 版）中，分类系统提供了 244 项诊断，其中增加了 17 项新诊断。每一项护理诊断都是 NANDA-I 的一名或多名志愿者的劳动成果，并且大部分护理诊断都具有明确的证据基础。每一项新诊断都经过了诊断发展委员会（Diagnosis Development Committee, DDC）会员的讨论和完善，在最终向 NANDA-I 提交前，会员采取投票同意的方式。会员同意并非意味着诊断"完整"或在所有国家或实践领域"均可使用"。众所周知，护理实践和调整因不同国家而异。我们希望，本书的出版将会促进世界不同地区的进一步实证研究，以获得更高水平的证据。

我们一直欢迎新护理诊断的提交，同时对修订现有诊断以反映最新证据有迫切需求。在本版准备过程中，我们采取果断措施，强调了许多当前诊断的潜在问题。请注意，有 70 余项诊断没有证据水平（level of evidence, LOE）；也就是说，至少从 2002 年 LOE 标准引进以来，这些诊断没有明显的更新。另外，为了有效处理每一项护理诊断中所描述的问题，要求该诊断具备相关因素和危险因素。然而，将部分因素归入"危险人群"和"相关情况"（护士无法独立处理的情况）中后，仍有许多目前没有相关因素或危险因素的诊断。

NANDA-I 术语已经被译为将近 20 种不同的语言。将抽象的英文术语翻译为其他语言常常很枯燥。当我面对将英语译为日语的困难时，我便想起一个故事，是 18 世纪的一些学者，在没有任何词典的情况下，将荷兰语解剖教材翻译为日语解剖教材。这些学者有时会花费 1 个月的时间仅仅翻译一页内容！目前，我们有词典，甚至是自动翻译系统，但诊断标签、定义和诊断指标的翻译仍然不是一项轻松的任务。与逐词翻译不同，概念的翻译要求译者清楚地理解所译概念的含义。当英文术语很抽象或定义非常笼统时，正确翻译这些概念会有一定的困难。这些年来，我了解到，有时原始英文术语的一个非常小的修改即可减少译者的负担。您的建议和反馈将有助于我们的术语不仅更具有可译性，而且将会增加英语表达的准确性。

在此版本开始，我们有 3 位主要出版合作人。我们曾经直接与 GrupoA 合作进行葡萄牙语的翻译，而且与 Igaku-Shoin 合作，使本书有更多的亚洲市场。世界的其他地方，包括原始英语版本，将会由来自蒂姆医学出版责任有限公司的团队打头阵。我们很高兴有这些合作者，这些优秀组织为我们协会以及我们的术语在全球范围的普及带来机遇。

我要赞扬所有 NANDA-I 志愿者、委员会成员、主席和董事会成员付出的劳动、时间、敬业、奉献和持续支持。感谢我们的最高管理者 T. Heather Herdman 博士带领工作人员所付出的努力和支持。

特别感谢 DDC 成员在修订和编辑本书时，对全部术语所做出的努力，特别是 DDC 主席 Dickon Weir-Hughes 教授自从 2014 年以来的领导工作。这个代表了北美、南美和欧洲的出色委员会是 NANDA-I 知识内涵的真正"动力室"。为这些志愿者历年来所做的工作让我深受感动，也让我感到高兴。

Shigemi Kamitsuru, PhD, RN, FNI

NANDA 国际公司总裁

致 谢

毫无疑问，许多学者和临床工作人员对 NANDA 国际公司的贡献在于他们付出了大量时间和工作以完善 NANDA-I 的术语和分类系统。毋庸置疑，这些术语反映了许多研究、制定或完善诊断的学者，组成诊断发展委员会的志愿者，特别是该委员会的主席 Dickon Weir-Hughes 教授的贡献。此版本体现了许多从事制定、修订和研究护理诊断的工作者长达 40 余年的成就。

特别感谢巴西圣保罗大学护理学院 Camila Takao Lopes 博士在组织、更新和维护 NANDA-I 术语资料库，以及支持术语标准化方面所做的大量工作。

另外，我们借此机会特别感谢威斯康星绿湾大学健康、教育和社会福利学院院长 Susan Gallagher-Lepak（PhD, RN）在此 NANDA-I 特定版本中，作为修订护理诊断基础章节的作者所做出的贡献。

如果您对本书中的内容有任何问题，或发现本书的错误，请发邮件至 execdir@nanda.org 联系我们，以便在未来的出版和翻译中做出修正。

T. Heather Herdman, PhD, RN, FNI

Shigemi Kamitsuru, PhD, RN, FNI

NANDA 国际公司

目 录

第 3 部分　NANDA-I 护理诊断

Part 1

第 1 部分

NANDA-I 术语
——组织机构与基本信息

1. 引言

2. 2018—2020 版《护理诊断与分类》新增内容

3. 变动与修订

4. 管理与组织

1 引 言

第 1 部分详细介绍了新版（2018—2020）NANDA-I 分类系统，内容涵盖了新版次的主要变动：新诊断和修订的诊断，废弃的诊断，标签变化，续版标准化诊断性指标术语，以及对相关情况和危险人群的介绍。

对一些组织和个人所提交的新诊断或修订的诊断，被 NANDA 采纳的诊断也做了说明。

读者一定能注意到，几乎每一项诊断都有一些变动，因为我们致力于提高这些在诊断性指标（定义性特征、相关因素、危险因素）范围内的术语的标准化。另外，危险人群和相关情况的收集是由 Shigemi Kamitsuru 博士领导的一个艰苦过程。每一项诊断均参照符合这些术语定义的相关因素或危险因素进行了修订。

2　2018—2020 版《护理诊断与分类》新增内容

此版本中的变动是基于读者的反馈，以解决学生和护理工作者的需求，特别是为护理教育者提供更多的支持。临床推理中增加了新信息；所有章节在此版本中均进行了修订。

3 变动与修订

3.1 诊断提交与修订的过程和程序

3.1.1 NANDA-I 诊断提交：修订过程

诊断的建议和修订有一个系统的评审过程，确保和已建立的护理诊断标准保持一致。随后，所有提交程序则依据支持诊断的发展水平或有效性证据进行了划分。

诊断有可能以不同的发展水平进行提交（如标签和定义；标签、定义、定义性特征或危险因素；发展的理论水平和临床有效性；标签、定义、定义性特征和相关因素）。

对于术语中已接受的新诊断和修订的诊断，目前的评审程序正在审理中，因为该组织致力于一个有力的循证过程。随着新规定的发展，这些程序可见于 NANDA-I 网站（www.nanda.org）。

针对所有新诊断和修订的诊断提交的全面审查程序和快速审查程序信息，将在该程序中由 NANDA-I 董事会完整阐述和通过后公布。

关于要求诊断发展委员会（Diagnosis Development Committee，DDC）对诊断评审决策程序的信息也可以在网站中看到。该程序解释了如果一项诊断的提交未被接受时，提交者可以采取的其他措施。

3.1.2 NANDA-I 诊断提交：证据水平（LOE）标准

NANDA-I 教育和研究委员会已经在合理的情况下仔细评审和修订了这些标准，以更好地反映与循证护理相关的学科状况。建议对提交诊断感兴趣者参考 NANDA-I 网站中公开的更新内容（www.nanda.org）。

LOE1：获得发展（NANDA-I 咨询）

LOE1.1：只有标签

确认的标签需清楚，以基础水平陈述，并有参考文献支持。NANDA-I 会咨询提交者，并通过纸质版指南和工作坊提供与诊断制定相关的指导。在此阶段，标签被归类为"获得发展"，并在 NANDA-I 网站上依其内容进行确认。

LOE1.2：标签和定义

标签清楚，并以基础水平陈述。定义和标签一致。标签和定义明显区别于 NANDA-I 其他的诊断和定义。定义不同于定义性特征和标签。这些组成要素未纳入定义。在此阶段，诊断必须和当前 NANDA-I 对护理诊断的定义一致（见术语词汇表）。标签和定义应有明确的参考文献支持。在此阶段，标签及其定义被归类为"获得发展"，并在 NANDA-I 网站上依其内容进行确认。

LOE1.3：理论水平

如果可能，定义、定义性特征和相关因素、危险因素均以附有理论参考的形式提供。专家的意见可用于证实诊断的需要性。在此水平接受诊断的目的是促进对概念的讨论，检测临床可用性和实用性，并推动研究。在此阶段，标签及其各组成要素被归类为"获得发展和临床有效性"，并在 NANDA-I 网站上依其内容和本书独立章节进行确认。

LOE2：接受发表并被纳入 NANDA-I 分类系统

LOE2.1：标签、定义、定义性特征和相关因素、危险因素、参考文献

参考文献的引用针对定义、每一项定义性特征、每一种相关因素或危险因素。另外，要求针对每一项诊断提供来自标准化护理术语的护理结局和护理干预〔如护理结局分类（Nursing Outcomes Classification, NOC），护理干预分类（Nursing Interventions Classification, NIC）〕。

LOE2.2：概念分析

需满足 LOE2.1 中的标准。另外，要求最终以书面概念分析的相关文献描述性的综述形式，展示诊断依据的现存实证性知识体系。文献综述 / 概念分析支持标签和定义，并包括对定义性特征和相关因素（针对问题聚焦型诊断）、危险因素（针对危险型诊断）或定义性特征（针对健康促进型诊断）的讨论和支持。

LOE2.3：与咨询专家制定诊断相关的一致性研究

需满足 LOE2.1 中的标准。包括征求专家意见、德尔菲法和以护士为对象的诊断构成要素的类似研究。

LOE3：临床支持（有效性和检测）

LOE3.1：文献整合

需满足 LOE2.2 中的标准。整合采用文献综述的方式。需提供综述中采用的研究术语 / 研究对象标题（Medical Subject Headings, MeSH）术语，以帮助未来的研究者。

LOE3.2：与诊断相关的临床研究，但不适用于群体

需满足 LOE2.2 中的标准。叙述包括与诊断相关的研究描述，包括定义性特征和相关因素，或危险因素。研究可能是以患者为对象的质性研究，或采用非随机抽样的量性研究。

LOE3.3：设计严谨的小样本临床研究

需满足 LOE2.2 中的标准。叙述包括与诊断相关的研究描述，包括定义性特征和相关因素，或者危险因素。这些研究中采用随机抽样，但样本量有限制。

LOE3.4：设计严谨的充分随机样本临床研究，能够普及全人群

需满足 LOE2.2 中的标准。叙述包括与诊断相关的研究描述，包括定义性特征和相关因素，或者危险因素。这些研究中采用随机抽样，并且样本量充分，使研究结果能够普及全人群。

3.2 健康促进型诊断定义的变化

健康促进型护理诊断的所有定义在本次修订中做了变动。这些变动反映了对促进人群健康的认知，以护士的行动作为患者的代言，即使受影响的患者无法口头表达自己的意思（如新生儿，存在阻碍口头表达意愿情况的患者等）。修订的定义如下（划线为新表述）。

健康促进型诊断

一种关于提高健康水平和实现健康潜力的动力和愿望的临床判断。这些反应的表达方式为愿意加强特定的健康行为，并可用于任何健康状态。<u>对于无法表达自身愿意加强健康行为的个体，护士可确定存在健康促进的状况，并对患者的行为进行干预。</u>健康促进反应可存在于个体、家庭、群体或社区。

3.3 新的护理诊断

大量新的和修订的护理诊断的工作成果已提交至 NANDA-I 诊断发展委员会，其中大部分诊断在本次修订过程中被送至 NANDA-I 委员进行评审。NANDA-I 愿意借此机会，祝贺这些所提交内容和（或）修订内容成功达到证据水平所要求标准的提交者。诊断发展委员会、NANDA-I 董事会和 NANDA-I 委员通过了 17 项新诊断（表 3.1）。

表 3.1 新 NANDA-I 护理诊断，2018—2020

通过的护理诊断（新）	提交者
领域 1：健康促进	
愿意加强健康素养 分类 1：健康意识	B. Flores, PhD, RN, WHNP-BC
领域 2：营养	
青少年进食动力无效 分类 1：摄入	S. Mlynarczyk, PhD, RN; M. Dewys, PhD, RN; G. Lyte, PhD, RN
儿童进食动力无效 分类 1：摄入	S. Mlynarczyk, PhD, RN; M. Dewys, PhD, RN; G. Lyte, PhD, RN
婴儿喂养动力无效 分类 1：摄入	S. Mlynarczyk, PhD, RN; M. Dewys, PhD, RN; G. Lyte, PhD, RN
有代谢失衡综合征的危险 分类 4：代谢	V.E. Fernández-Ruiz, PhM; M.M. Lopez-Santos, PhM; D. Armero-Barranco, PhD; J.M. Xandri-Graupera, PhM; J.A. Paniagua-Urban, PhM; M. Solé-Agusti, PhM; M.D. Arrillo-lzquierdo, PhM; A. Ruiz-Sanchez, PhM

表 3.1（续）

通过的护理诊断（新）	提交者
领域 4：活动 / 休息	
能量场失衡 分类 3：能量平衡	N. Frisch, PhD, RN, FAAN; H. Butcher, PhD, RN; D. Shields, PhD, RN, CCRN, AHN-BC, QTTT
有血压不稳定的危险 分类 4：心血管 / 肺反应	C. Amoin, DSN, MN, RN
领域 9：应对 / 压力耐受性	
有复杂的移民过渡危险 分类 1：创伤后反应	R. Rifa, RN, PhD
新生儿戒断综合征 分类 3：神经行为压力	L.M. Cleveland, PhD, RN, PNP-BC
急性物质戒断综合征 分类 3：神经行为压力	L. Clapp, RN, MS, CACIII; K. Mahler, RN, BSN
有急性物质戒断综合征的危险 分类 3：神经行为压力	L. Clapp, RN, MS, CACIII; K. Mahler, RN, BSN
领域 11：安全 / 保护	
有术区感染的危险 分类 1：感染	F.F. Ercole, PhD, RN; T.C.M. Chianca, PhD, RN; C. Campos, MSN, RN; T.G.R. Macieira, BSN, RN; L.M.C. Franco, MSN
有口干的危险 分类 2：躯体损伤	I. Eser, PhD, RN（1）; N. Duruk, PhD, RN（2）
有静脉血栓栓塞的危险 分类 2：躯体损伤	G. Meyer, PhD, RN, CNL
有女性割礼的危险 分类 3：暴力	Ismael JIMENEZ-RUIZ, PhD, RN; Pilar ALMANSA-MARTINEZ, PhD, RN
有职业性损伤的危险 分类 4：与环境相关的灾害	F. Sanchez-Ayllon, PhD, RN
有体温调节无效的危险 分类 6：体温调节	诊断发展委员会

3.4 修订的护理诊断

本次评审修订了 72 项诊断。表 3.2 列出了这些诊断，强调了每一项诊断所做出的修订，并注明了提交者 / 修订者。

表 3.2　修订的 NANDA-I 护理诊断，2018-2020

通过的诊断（已修订）	DC 删除	DC 补充	ReF/RiF 删除	ReF/RiF 补充	定义已修改	建议	提交者
领域 1：健康促进							
从事娱乐活动减少（00097）	1	5		6	是	定义做了修改，使其与当前文献一致，并体现人的反应。	S. Kamitsuru, RN, PhD, FNI
社区健康缺陷（00215）					是	"聚集体"已从原定义和定性特征中删除，被替换为"群体"。"聚集体"在一些语言中有非常强烈的负性含义，不是该诊断所体现的内涵。	诊断发展委员会
有危险倾向的健康行为（00188）			2	1	是	赞同补充一种相关因素。"生活方式/行为"被修改为"生活方式和（或）活动"，"健康状态"被修改为"健康水平"。	诊断发展委员会
健康维持无效（00099）					是	"保持健康"被修改为"维持健康"。	诊断发展委员会
领域 2：营养							
母乳分泌不足（00216）					是	修改定义使概念清晰，鉴以体现人的反应。修改标	S. Kamitsuru, RN, PhD, FNI
婴儿喂养型态无效（00107）					是	原定义"吸吮/吞咽"中的"/"被删除，使概念清晰。	诊断发展委员会

表3.2（续）

通过的诊断（已修订）	修订						建议	提交者
	DC删除	DC补充	ReF/RiF删除	ReF/RiF补充	定义已修改			
有血糖水平不稳定的危险（00179）					是		定义中的"糖"被删除。	诊断发展委员会
新生儿高胆红素血症（00194）				1	是		修订以反映循环中非结合胆红素的真实变化，从诊断定义中删除了皮肤颜色改变。	诊断发展委员会
有新生儿高胆红素血症的危险（00230）				1	是		修订以反映循环中非结合胆红素的真实变化，从诊断定义中删除了皮肤颜色改变。	诊断发展委员会
体液容量过多（00026）					是		修改定义使概念明确。	诊断发展委员会
领域3：排泄/交换								
尿潴留（00023）					是		修改定义使概念明确。	诊断发展委员会
胃肠运动功能障碍（00196）				5	否			诊断发展委员会
有胃肠运动功能障碍的危险（00197）				1	是		修订使其与同题聚焦型诊断一致。	诊断发展委员会
大便失禁（00014）	4	1			是		修改定义使其更简洁。	诊断发展委员会

表 3.2（续）

| 通过的诊断（已修订） | 修订 | | | | | | 提交者 |
	DC 删除	DC 补充	ReF/RiF 删除	ReF/RiF 补充	定义已修改	建议	
领域 4：活动/休息							
睡眠型态紊乱（00198）	1	1			是	定义修改中删除了"睡眠"，使概念明确。	诊断发展委员会
躯体移动障碍（00085）					是	定义修改中删除了"躯体"，即当前标签躯体移动障碍（00085）中所包括的。	诊断发展委员会
活动不耐受（00092）		1	2		否		诊断发展委员会
有活动不耐受的危险（00094）			2		否		诊断发展委员会
自主通气受损（00033）	1				是	修改定义使概念明确。	诊断发展委员会
周围组织灌注无效（00204）			2		否		诊断发展委员会
沐浴自理缺陷（00108）					是	修改定义使概念明确。	诊断发展委员会
更衣自理缺陷（00109）					是	修改定义使概念明确。	诊断发展委员会

表3.2（续）

通过的诊断（已修订）	修订						提交者
	DC删除	DC补充	ReF/RiF删除	ReF/RiF补充	定义已修改	建议	
进食自理缺陷（00102）					是	修改定义使概念明确。	诊断发展委员会
如厕自理缺陷（00110）					是	修改定义使概念明确。	诊断发展委员会
领域5：感知/认知							
急性精神错乱（00128）				7	是	修改定义使其与急性精神错乱的危险型诊断一致。	诊断发展委员会
慢性精神错乱（00129）	7	8			是	修改定义使其与当前文献一致。	P. Alfradique de Souza, RN, PhD; K. Avant, RN, PhD, FAAN, FNI; A.E. Berndt, PhD; R. Ferreira Santana, RN, PhD; T.H. Herdman, RN, PhD, FNI
知识缺乏（00126）					是	修改定义使其与针对知识的健康促进型诊断一致。	诊断发展委员会
记忆受损（00131）	9	11			是	修改定义使其与当前文献一致。	P. Alfradique de Souza, RN, PhD; K. Avant, RN, PhD, FAAN, FNI; A.E. Berndt, PhD; R. Ferreira Santana, RN, PhD; T.H. Herdman, RN, PhD, FNI

表 3.2（续）

通过的诊断（已修订）	修订					建议	提交者
	DC 删除	DC 补充	ReF/RiF 删除	ReF/RiF 补充	定义已修改		
领域 6：自我感知							
长期低自尊（00119）					是	从"自我评价/感受"的定义中删除""。	诊断发展委员会
领域 7：角色关系							
照顾者角色紧张（00061）				9	是	从"家庭/重要他人"的定义中删除""，使概念明确。	诊断发展委员会
有照顾者角色紧张的危险（00062）				32	是	从"家庭/重要他人"的定义中删除""，使概念明确。	诊断发展委员会
抚养障碍（00056）				5	是	修改定义使其与抚养的健康促进型诊断和危险型诊断一致。	诊断发展委员会
有抚养障碍的危险（00057）				2	是	修改定义使其与抚养的健康促进型诊断和问题聚焦型诊断一致。	诊断发展委员会
愿意加强抚养（00164）					是	修改定义使其与抚养的危险型诊断和问题聚焦型诊断一致。	诊断发展委员会
有依恋受损的危险（00058）					是	从"父母/重要他人"的定义中删除""。	诊断发展委员会
多重家庭作用功能障碍（00063）		3			是	修改定义使其与健康促进型诊断一致。	诊断发展委员会

表 3.2（续）

通过的诊断（已修订）	修订							提交者
	DC 删除	DC 补充	ReF/RiF 删除	ReF/RiF 补充	定义已修改	建议		
多重家庭作用中断（00060）					是	修改定义使概念明确。		诊断发展委员会
领域 8：性								
性功能障碍（00059）					是	将定义中的"兴奋"修改为"唤起"，使其与文献一致。		诊断发展委员会
分娩过程无效（00221）				1	是	修改定义使概念明确。		诊断发展委员会
有分娩过程无效的危险（00227）				1	是	修改定义使概念明确。		诊断发展委员会
有母婴关系受损的危险（00209）					是	定义中删除"母婴关系"，使概念明确。		诊断发展委员会
性领域 9：应对/压力耐受性								
创伤后综合征（00141）				6	否			诊断发展委员会
住址改变应激综合征（00114）				1	否			诊断发展委员会
有住址改变应激综合征的危险（00149）				2	否			诊断发展委员会

表3.2（续）

通过的诊断（已修订）	DC删除	DC补充	ReF/RiF删除	修订 ReF/RiF补充	修订 定义已修改	建议	提交者
活动计划无效（00199）				1	否		诊断发展委员会
应对无效（00069）					是	修改定义使其与其他应对型诊断一致，并使概念明确。	诊断发展委员会
愿意加强应对（00158）					是	修改定义使其与其他应对型诊断一致，并使概念明确。	诊断发展委员会
无能为力（00125）				9	否		诊断发展委员会
有无能为力的危险（00152）				2	否		诊断发展委员会
韧性受损（00210）		2		9	是	修改定义使其与其他韧性诊断一致，并使概念明确。	S. Caldeira, RN, PhD
有韧性受损的危险（00211）				13	是	修改定义使其与其他韧性诊断一致，并使概念明确。	S. Caldeira, RN, PhD
愿意加强韧性（00212）					是	修改定义使其与其他韧性诊断一致，并使概念明确。	S. Caldeira, RN, PhD
自主神经反射异常（00009）				19	否		诊断发展委员会

表 3.2（续）

通过的诊断 （已修订）	修订						提交者
	DC 删除	DC 补充	ReF/RiF 删除	ReF/RiF 补充	定义已修改	建议	
有自主神经反射异常的危险（00010）				3	否		诊断发展委员会
婴儿行为紊乱（00116）					是	修改定义使其与其他有序行为行为的诊断一致，并使概念明确。	诊断发展委员会
有婴儿行为紊乱的危险（00115）				9	是	修改定义使其与其他有序行为的诊断一致，并使概念明确。	诊断发展委员会
愿意加强婴儿行为有序性（00117）					是	修改定义使其与其他有序行为的诊断一致，并使概念明确。	诊断发展委员会
领域 10：生活原则							
自主决策受损（00242）				3	否		诊断发展委员会
有自主决策受损的危险（00244）				2	否		诊断发展委员会
道德困扰（00175）					是	从短语"伦理／道德决策／行为"中删除"'"。	诊断发展委员会
宗教信仰受损（00169）				3	否		诊断发展委员会
有宗教信仰受损的危险（00170）				4	否		诊断发展委员会

表 3.2（续）

通过的诊断（已修订）	修订					建议	提交者
	DC 删除	DC 补充	ReF/RiF 删除	ReF/RiF 补充	定义已修改		
精神困扰（00066）				13	否		诊断发展委员会
领域 11：安全/保护							
有躯体创伤的危险（00038）					是	定义修改删除"意外的"，因为并非所有创伤本身都是意外的。	诊断发展委员会
有口腔黏膜完整性受损的危险（00247）				1	否		诊断发展委员会
皮肤完整性受损（00046）		5		3	否		诊断发展委员会
有婴儿猝死的危险（00156）				2	否	修订原诊断使其与婴儿猝死的新指南一致。	诊断发展委员会
组织完整性受损（00044）		5		5	否		诊断发展委员会
自残（00151）				1	否		诊断发展委员会
有自残的危险（00139）				4	否		诊断发展委员会
体温调节无效（00008）				5	否		诊断发展委员会
领域 12：舒适							
急性疼痛（00132）					是	修改定义明确同限定为<3个月，使其与慢性疼痛的定义一致。	诊断发展委员会

DC：定义性特征；ReF：相关因素；RiF：危险因素

3.5　废弃的护理诊断

此版本术语中剔除了 8 项诊断。在第 10 版中，如果有 1 项诊断未进行修订，该诊断会被拟定为废弃的诊断，若确实未做任何修订，则该诊断最终会被剔除。我们鼓励儿科护士考虑将此诊断进行再概念化，并作为新诊断在 NANDA-I 中列出。

有成长不平衡的危险（00113），领域 13，分类 1。

经过诊断发展委员会的评审后，术语中剩余的 7 项诊断已过时。这些诊断与当前文献不一致，或缺乏足够的证据支持它们在术语中的延续性。

不依从（00079），领域 1，分类 2。该诊断非常陈旧，最后一次修订是 1998 年。它不再与该领域当前的大多数研究一致，这些研究主要关注坚持，而不是服从。

愿意改善体液平衡（00160），领域 2，分类 5。

愿意改善排尿（00166），领域 3，分类 1。

这些诊断缺乏充分的证据支持它们在术语范围内的延续性。

有心血管功能损伤的危险（00239），领域 4，分类 4。该诊断在术语范围内缺乏与其他心血管诊断的显著区别。

有胃肠灌注无效的危险（00202），领域 4，分类 4。

有肾灌注无效的危险（00203），领域 4，分类 4。

未发现这些诊断能够通过护理实践独立进行处理。

有体温失衡的危险（00005），领域 11，分类 6——被新诊断替代，即有体温调节无效的危险（00274）。该诊断的修订提示，此概念的重点在于对体温调节的认识，并且定义和危险因素与当前诊断一致，即体温调节无效（00008）。因此，标签和定义的变动导致了产生淘汰当前代码和分配新代码的需求。

3.6　护理诊断标签的修订

有 11 项护理诊断标签做了变动。这些变动是为了确保诊断标签与当前文献一致，并能够体现人的反应。诊断标签的变动见表 3.3。

表 3.3　NANDA-I 护理诊断中修订的护理诊断标签（2018—2020）

领域	原诊断标签	新诊断标签
1. 健康促进	娱乐活动缺乏（00097）	从事娱乐活动减少
2. 营养	母乳不足（00216）	母乳分泌不足
2. 营养	新生儿黄疸（00194）	新生儿高胆红素血症
2. 营养	有新生儿黄疸的危险（00230）	有新生儿高胆红素血症的危险
11. 安全 / 保护	口腔黏膜受损（00045）	口腔黏膜完整性受损
11. 安全 / 保护	有口腔黏膜受损的危险（00247）	有口腔黏膜完整性受损的危险
11. 安全 / 保护	有婴儿猝死综合征的危险（00156）	有婴儿猝死的危险
11. 安全 / 保护	有创伤的危险（00038）	有躯体创伤的危险
11. 安全 / 保护	有过敏性应答的危险（00217）	有过敏反应的危险
11. 安全 / 保护	乳胶过敏性应答（00041）	乳胶过敏反应
11. 安全 / 保护	有乳胶过敏性应答的危险（00042）	有乳胶过敏反应的危险

3.7　诊断性指标术语的标准化

在本书过去 3 轮的修订中，已采取措施减少用于定义性特征、相关因素和危险因素术语的差异性。该工作在本书上一版（第 10 版）中进行了认真实施，花费了数月时间用于评审、修订和规范使用的术语。这些工作包括长期回顾、文献检索、讨论以及咨询不同领域的临床专家。

评审采用的程序包括个人回顾所分配的领域，其次由第二位评审人独立评审当前和新建议的术语。之后，两位评审人会面——可通过面谈或以网络为基础的电话会议——第三次共同评审每一项诊断。当共识达成后，第三位评审者提取当前和推荐的诊断，对其进行独立评审。任何不同的意见均进行讨论，直到达成共识。当每一项诊断——包括新诊断和修订的诊断——的所有程序完成后，筛选相似诊断的过程便开始了。例如，每一个有"pulmo-"词根的术语会被检索出来，以保证一致性。常用短语，如描述、报告、阐述、缺乏、不足、缺少、过多等，也用于诊断的筛选。该过程一直持续到团队将之前未评审的其他术语全部评审完毕。

以上为本书第11轮修订术语分类过程中所做的工作。也就是说，我们知道工作尚未完成、尚不完美，甚至还存在一些变动和不同的意见。然而，我们相信这些变动会推动诊断性指标的完善，使它们更具有临床适用性，并提供更好地诊断性支持。

本次修订的益处很多，但以下方面仍需要注意：

– 翻译应完善。前一版本中有许多问题难以回答。例子如下：

– 当说到英语中的缺乏时，是否意味着缺少或不足？答案常常是"两者都有"！虽然该词汇的双重含义在英语中被普遍接受，但缺乏的明确性导致非英语母语的临床护士产生混淆，并且难以翻译为该词汇真正对应的非英语词汇。

– 部分定义性特征以单数出现，而另一部分诊断中的定义性特征以复数出现的原因是什么（如缺少多个重要他人，缺少1个重要他人，缺少许多重要他人）？

– 有许多相似的术语，或在术语分类中有采用其他术语的例子。例如，皮肤颜色异常（如苍白、晦暗）、颜色改变、发绀、苍白、皮肤颜色改变和轻度发绀的区别是什么？区别明显吗？这些术语能合并为1个术语吗？部分翻译几乎是一样的。例如，皮肤颜色异常、颜色改变、皮肤颜色改变。我们能采用1个术语或我们必须翻译精确的英语术语吗？当翻译术语时，译者"反复斟酌"以确保概念清晰的确非常重要——"晦暗的皮肤颜色"和"发绀的皮肤颜色"之间是有区别的，并且会影响个体的临床判断。

减少这些术语的差异性应简化翻译过程，因为1个术语/短语将会被作为相似的诊断性指标用于整个术语系统中。

– 临床护士的明确性应提高。当护生与临床护士在不同的护理诊断中看到相似但又略微不同的术语时，他们同样感到困惑。这些术语的意思一样吗？是否还有其他未理解的细微差别？NANDA-I为什么不能更明确一些呢？术语系统中所有的"等"指什么内容？

这些术语是否指导、明确和列出了每一项可能的范例？这些术语在术语系统中的出现看起来有复杂的潜在原因。

你会发现，许多"等"已被删除，除非它们确实需要用于明确内涵。部分括号中的"指导技巧"也被删除了——术语系统不是展示这些内容的地方。必要时，我们也在最大程度上对术语进行了压缩和标准化。

– 此工作促进了**诊断性指标**的编码，可使术语用于电子健康记录（EHR）中，普及评估的数据库，并增加关于诊断准确性和连接诊断与合理治疗计划的决策支持工具的可获得性。目前，所有术语均进行编码以用于 EHR 系统，这是我们反复要求许多机构和提供者进行的工作。

3.8　危险人群及相关情况介绍

读者会发现，使用以下新术语就像他们回顾大多数诊断的诊断性指标：危险人群及相关情况。在术语系统中，我们常常纠结的一个问题是"一长串"相关因素，其中有许多因素是独立护理干预无法处理的。问题在于，资料有助于为患者做出诊断，并确定这些资料也需要用于护士考虑潜在的护理诊断。然而，由于我们指出干预应针对相关因素，故会在护生和临床护士中引起混淆。

因此，在此版本中，我们增加了 2 项新诊断，以明确说明在做诊断时有帮助的资料，即使这些资料不能被独立护理干预处理。读者会发现，许多原有的相关因素或危险因素目前已经被重新归类至危险人群或相关情况。这些因素按其"原有形式"进行了归类，意指对这些术语没有新的改动；这些工作需要在未来完成。

危险人群是一组共享某种特征的人群，该特征可引起每一位成员对特定反应易感，如人口学特征，健康／家族史，生长／发育阶段，或暴露于特定事件／经历。

相关情况指医疗诊断、损伤、病程、医疗器械或药物。这些情况不能被专业护士独立进行处理，但可以支持护理诊断的准确性。

4 管理与组织

4.1 《NANDA-I 护理诊断》应用的国际化思考

T. Heather Herdman

如前所述，NANDA 国际公司首先以北美组织的形式诞生，因此，最早的护理诊断主要由来自美国和加拿大的护士制定。然而，在过去 20~30 年，全球越来越多的护士加入了护理诊断制定的工作，NANDA 国际公司会员目前包括来自将近 40 个国家的护士，其中 2/3 护士来自北美以外的国家。所有在课程、临床实践、研究和信息应用中采用 NANDA-I 护理诊断的各个地区均开展了相关工作。诊断的制定和完善在许多国家持续进行，与 NANDA-I 护理诊断相关的大部分研究也出现在北美以外的地区。

作为这种不断增加的国际化活动、贡献和应用的体现，北美护理诊断协会于 2002 年将其领域扩展为国际化组织，更名为 NANDA 国际公司。因此，**请勿将该组织等同于北美护理诊断协会或北美护理诊断国际协会**，除非特指 2002 年以前发生的事情——它并未体现我们的国际化领域，而且也不是**该组织的法定名称**。我们在名称中保留了"NANDA"，是因为其在护理专业中的地位，因此，NANDA 被更多地作为一种标志或品牌名称，而不是一个缩写，因为它不再"代表"该协会的原有名称。

随着 NANDA-I 在全球性的应用越来越多，必须妥善解决其与护理实践领域差异、护理实践模式多样化、不同的法律和法规、护士资格及教育差异相关的问题。2009 年，NANDA-I 举行了一场国际智囊团会议，包括来自 16 个国家的 86 名代表。在这次会议中，针对如何处理这些问题进行了深入讨论。一些国家的护士无法使用更具有躯体特征的护理诊断，因为他们自身即处于当前的护理实践领域冲突之中。其他国家的护士面临确保在护理实践范围内所做的每一项工作都有明确循证依据的规定，因此，他们难以应对部分旧护理诊断和（或）那些与干预关联的、缺乏有力研究文献支持的护理诊断。关于护理诊断的使用和研究在国际领导人之间进行了讨论，以寻求能够满足全球交流需求的方向。

这些讨论引起了全体一致的决策，维持分类系统在所有语言中作为一个完整的知识体系，以便全球护士能够在国内外查阅、讨论和思考所使用的诊断性概念，并对所有诊断的合理性进行讨论、研究和探讨。关键的声明已达成，因为在引入护理诊断之前，Summit 在此已经做出了声明：

NANDA-I 分类系统中，不是每一项护理诊断对每一位护士在实践中都适用——从来也不曾这样。部分诊断具有特定性，不是所有护士在临床实践中必须使用……在分类系统中，有些诊断可能会超出护士所管理特定区域护理实践的范围或标准。

在这种情况下，这些诊断和（或）相关 / 危险因素可能不适用于实践，如果它们超出了特定区域的护理实践范围和标准，则不应继续使用。然而，这些诊断继续保留在分类系统中是合理的，因为分类系统代表了全球护士所做的临床判断，而不是局限于某一个区域或国家。每一位护士应明确并在其获得从业资格地区的法律或法规以及实践范围和标准内工作。然而，所有护士明确全球现有的护理实践领域也很重要，因为这预示着讨论和长期支持在各个国家不断扩展的护理实践。另一方面，这些护士可以提供支持从当前分类系统中删除诊断的证据，如果他们没有在译文中展示这些证据，那么删除诊断不太可能发生。

即便如此，不回避使用诊断很重要，依据当地专家或已出版教材的观点，应回避使用诊断的不合理性。我遇到的一位护士指出，手术室护士"不能诊断，因为他们不评估"，或重症监护室的护士"必须在严格的医生指导下工作，而这些指导不包括护理诊断"。这些陈述都不真实，但却代表了这些护士个人的观点。因此，在每个人自己的国家和实践领域范围内认真进行关于法规、法律和专业实践标准的自我教育很重要，而不是依赖一个人或一群人的看法，他们并未准确的定义或描述护理诊断。

最后，护士必须明确这些诊断适用于其实践领域，适合他们的实践范围或法律法规，以及他们所取得的资格。护理教育者、临床专家和护理管理者对保证护士明确在特定区域范围护理实践领域之外的诊断至关重要。有许多可以参考的各种语言版本教材，包括全部 NANDA-I 分类系统，因此，各个国家从 NANDA-I 文本中删除诊断无疑会引起严重的全球性混淆。分类系统的出版绝不会要求护士在分类系统范围内使用每一项诊断，亦不会在个体的护理资格或实践规定范围外对实践做出解释。

4.2　NANDA-I 立场声明

过去，应会员和 NANDA-I 分类系统使用者的要求，NANDA-I 董事会做出了立场声明。目前，有两种立场声明：一种声明将 NANDA-I 分类系统作为一种评估框架，另一种声明是护理诊断在纳入护理计划时的陈述结构。NANDA-I 公布了这些声明，力图避免其他人解释 NANDA-I 关于重要问题的立场，并防止错误理解或错误解释。

4.2.1　NANDA-I 立场声明 1

将分类系统 II 作为评估框架

护理评估为确定护理诊断提供了依据。将公认的护理评估框架用于确定患者的问题、风险和结局的实践以促进健康至关重要。

NANDA-I 并不支持单一的评估方法或工具。循证护理框架的使用，如戈登的功能健康型态（FHP）评估，应指导和支持护士在确定 NANDA-I 护理诊断中的评估。

为了准确地确定护理诊断，实用、循证的评估框架是最好的实践。

*NANDA-I 将患者定义为"个体、家庭、群体或社区"。

4.2.2 NANDA-I 立场声明 2

当纳入照护计划时护理诊断陈述的结构

NANDA-I 认为，护理诊断作为陈述的结构，包括诊断标签和展示为定义性特征的相关因素，是最佳临床实践，也是一种有效的指导策略。

当护士能够清楚地确认并与患者评估中发现的定义性特征、相关因素和（或）危险因素关联时，护理诊断的准确性即有效。

当这被确定为最佳实践时，也可能有部分信息系统并未提供这种机会。护理领导者和护理信息学家应协同合作，以确保提供者的方案可行，这些方案能够使护士通过明确识别诊断性陈述、相关和（或）危险因素以及定义性特征验证诊断的准确性。

*NANDA-I 将患者定义为"个体、家庭、群体或社区"。

4.3 加入 NANDA-I 的邀请

有力的语言可使人们与他人交流思想和感受，从而使他人能够分享我们的观点。护理诊断便是一个有力及准确的术语范例，强调并可视化地表达了护理对全球健康的独特贡献。护理诊断交流了护士每天所做出的专业性判断——对我们的患者、同事、其他学科成员以及大众。护理诊断是护士的语言。

4.3.1 NANDA-I：会员驱动式组织

我们的愿景

NANDA-I 将成为发展和应用护理标准化诊断术语的全球性力量，以改善全人类的健康照护。

我们的使命

促进标准化护理诊断术语的制定、完善、传播和应用。

– 我们提供全球最新的循证护理诊断以用于实践，并确定干预方法和结局。

－我们通过 NANDA-I 基金会提供资助。

－我们是支持性和有活力的全球性护士网络，这些护士决心通过循证实践提高护理照护的质量。

我们的目标

实施护理诊断促进了护理实践的各个方面，从获得职业尊敬到保证补偿的准确记录。

NANDA-I 的存在是为了制定、完善和推广准确反映护士临床判断的术语。这种独特的循证观点包括护理的社会、心理和精神领域。

我们的历史

NANDA-I 最初名为北美护理诊断协会（NANDA），成立于 1982 年。该组织源自全国大会组织，是 1973 年在美国圣路易斯召开的关于护理诊断分类的第一次全美大会上建立的一个专责小组。此次会议和随后的任务点燃了人们对标准化护理术语概念的兴趣。2002 年，NANDA 作为 NANDA-I 重新发起，体现了在护理术语发展领域中越来越多的全球性关注。虽然，我们不再使用"北美护理诊断协会"这个名称，而且该名称也不适合指代这个组织（北美护理诊断协会也不适合，正确的使用是国际），除非在 2002 年之前引用，在该组织的名称内，我们仍旧保留"NANDA"作为品牌名称或标志，因为它在护理诊断术语中作为旗舰已得到了国际认可。

在此版本中，NANDA-I 通过了 244 项诊断用于临床、检验和完善。诊断评审和分类的动态国际化程序针对明确的人类反应，批准和更新了术语及定义。

NANDA-I 在巴西、哥伦比亚、厄瓜多尔、意大利、墨西哥、尼日利亚、加纳、秘鲁和葡萄牙、特别是德语群体中有国际化网络；对构建 NANDA-I 网络有兴趣的其他国家、专业和（或）语言群体可通过 execdir@nanda.org 联系 NANDA-I 的首席执行官 / 常务理事。NANDA-I 与全球护理术语组织有合作性联系，如日本护理诊断协会（JSND），欧洲常用护理诊断、干预和结局协会（ACENDIO），护理诊断分类和命名协会（AENTDE），护理诊断、干预和结局协会（AFEDI），护理干预分类（NIC）和护理结局分类（NOC）。

NANDA-I 的承诺

NANDA-I 是一个会员驱动的民间组织，致力于护理诊断术语体系的发展。该协会工作的预期结局是为不同水平、不同实践领域的护士提供标准化护理术语，这些术语能够：

– 针对人类健康问题和生命过程，命名现存或潜在的反应。

– 制定、完善和普及代表专业护士所做临床判断的循证术语体系。

– 针对护士以改善患者照护、患者安全以及患者结局为责任的目的，促进护士所关注现象的研究。

– 针对护理服务补偿记录照护过程。

– 致力于信息学和信息标准化的发展，确保护理术语体系纳入电子健康照护记录。

护理术语体系是定义未来护理实践和确保护理知识在患者记录中展示的关键——NANDA-I 是致力于这项工作的全球领导者。加入我们，并成为这个令人兴奋的过程的一部分。

参与的机会

成为 NANDA-I 会员对护理术语体系的成长和发展至关重要。许多机会存在于加入委员会，特别是在诊断的制定、应用和完善，以及研究过程中。机会也存在于国际性联络工作及与护理领导者的人际网络中。

4.3.2　为什么加入 NANDA-I？

专业化网络

– 专业关系通过服务委员会、参加各种学术会议、参加护理诊断讨论论坛和加入在线会员名录过程中建立。

–NANDA-I 会员网络团体在特定国家、地区、语言或护理专业范围内联络各会员。

– 专业贡献和成果通过我们的资助者、导师、独特贡献和编辑的奖励进行认证。研究奖励由 NANDA-I 基金会提供。

– 研究员被 NANDA-I 作为护理领导者，是教育、管理、临床实践、信息学和研究领域的标准化护理语言专家。

资源

– 会员可免费订阅我们的在线科学期刊，国际护理知识杂志（IJNK）。IJNK 将致力于全球标准化护理语言的发展和应用。

–NANDA-I 网站为护理诊断制定、完善、提交、NANDA-I 分类系统更新和在线会员名录提供了资源。

会员优惠

– 会员可获得英文版 NANDA-I 分类系统出版物折扣，包括 NANDA-I 护理诊断和分类的纸质版和电子版。

– 我们与有兴趣为护理领域提供产品 / 服务的组织合作，对会员有价格优惠。会员折扣用于我们两年一次的会议和 NANDA-I 产品，如我们的 T 恤和手提包。

– 我们的普通会员费基于世界卫生组织的国家分类。我们希望这能够使更多对 NANDA-I 工作感兴趣的个人加入规划该组织的未来方向。

如何加入

登录 www.nanda.org 网站获得更多的会员注册信息和指南。

4.3.3　NANDA-I 分类系统的使用对象

– 合法的国际标准化组织

– 注册的国际 7 级健康水平

– 可用的 SNOMED-CT（医学分类命名法 –CT）

– 合理的统一性医学语言系统

– 美国护士学会认可的术语

NANDA-I 分类系统目前可用于印度尼西亚语、巴斯克语、汉语、捷克语、荷兰语、英语、爱沙尼亚语、法语、德语、意大利语、日语、葡萄牙语、西班牙语（欧洲和美国黑人版本）和瑞典语。

更多信息和在线申请会员请登录 www.nanda.org.

Part 2

第 2 部分

NANDA-I 护理诊断的理论基础

5 护理诊断基础

Susan Gallagher-Lepak

5.1 引 言

健康照护由不同领域的健康照护专业人员提供，包括护士、医生和物理治疗师，仅举几例。这是医院里的现状，特别是贯穿照护连续带的其他环境（如门诊、家庭护理、长期照护、教堂、监狱）。每一个健康照护学科均为患者的照护带来了独特的知识体系。事实上，独特的知识体系是一门专业的关键特征。

合作间或重叠见于提供照护过程中的两种专业之间（图 5.1）。例如，医院环境中的医生会给予患者书面医嘱"每天步行两次"。物理疗法注重步行必要的核心肌群和运动。如果氧疗用于治疗呼吸性疾病，便会涉及呼吸疗法。护理是对患者的整体观察，包括与步行相关的平衡和肌力，特别是信心和动机。针对必要的辅助器械，还会涉及关于保险的社会性工作。

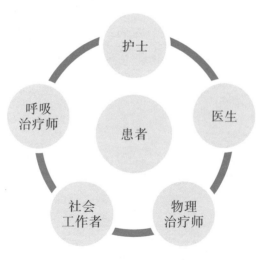

图 5.1 合作性健康照护团队举例

　　每一种健康专业均有其描述本专业所了解的"内容"，以及这些内容作用于已知信息的"方式"。本章主要针对"内容"。一门专业具有用于描述和编码其知识的通用语言。医生治疗疾病，并使用国际疾病分类（ICD）系统反映和编码所治疗的躯体疾病。心理学家、精神病学家和其他精神卫生专业人员治疗精神障碍，并使用《精神障碍诊断与统计手册（DSM）》。护士处理人类对健康问题和（或）生命过程的反应，并使用 NANDA-I 的护理诊断分类系统。护理诊断分类系统和使用该系统进行诊断的过程会在后面的章节详细介绍。

　　NANDA-I 分类系统提供了一种分类和归纳护理专业所关注领域的方法（即诊断核心）。它包括 244 项护理诊断，分为 13 个领域，47 种分类。依据在线剑桥词典（2017），领域是"感兴趣的区域"；NANDA-I 分类系统中，领域的例子包括活动 / 休息、应对 / 压力耐受、排泄 / 交换和营养。领域又被细化为分类，具有共同的特征。

　　护士处理个体、家庭、群体和社区对健康问题 / 生命过程问题的反应。这些反应是护理照护关注的核心，并处于图 5.1 所描述的循环中。护理诊断可以是问题聚焦型、健康促进型或危险型。

　　– 问题聚焦型诊断——关于个体、家庭、群体或社区现存的、对健康状况 / 生命过程不良反应的临床判断。

　　– 危险型诊断——有关个体、家庭、群体或社区出现的对健康状况 / 生命过程不良反应易感性的临床判断。

　　– 健康促进型诊断——有关提高健康和实现健康潜力的动机和期望的临床判断。这些反应被描述为愿意加强特定健康行为，并可用于任何健康状态。在个体无法表达其自身愿意加强健康行为的情况下，护士可确定存在健康促进的情况，并干预患者的行为。健康促进反应可存在于个体、家庭、群体或社区。

　　虽然局限于 NANDA-I 分类系统中的数量，但可采用综合征的表达方式。综合征是关于集中出现的特定护理诊断群的临床判断，因此可以更好地通过相似干预进行处理。一个综合征型诊断的例子是慢性疼痛综合征（00255）。慢性疼痛是反复发生或持续性疼痛，持续至少 3 个月，显著影响个体日常功能或健康。慢性疼痛综合征不同于慢性疼痛，因为除了慢性疼痛，慢性疼痛综合征还显著影响其他反应，由此包括其他诊断，如睡眠型态紊乱（00198）、疲乏（00093）、躯体移动障碍（00085）或社交隔离（00053）。

5.2 护士或护理专业学生如何做出诊断?

护理程序包括评估、护理诊断、计划、结局设定、干预和评价（图5.2）。护士采用评估和临床判断针对现存问题、危险和（或）健康促进机会建立假设或解释。所有步骤均需要护士在临床资料类型明确或做出准确诊断之前，具备有关护理学科的基础概念知识。

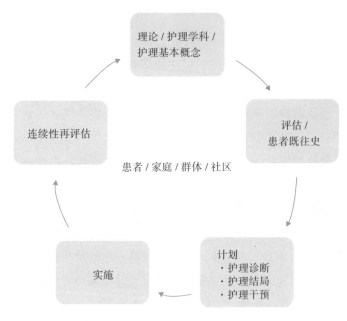

图 5.2 改良的护理程序（摘自 Herdman，2013）

5.3　了解护理概念

有关核心概念或护理诊断核心的知识，在开始评估之前非常必要。对护理实践重要的关键概念包括呼吸、排泄、体温调节、躯体舒适、自我照护和皮肤完整性。了解这些概念，可以使护士明确资料类型，并准确做出诊断。例如，在疼痛的概念中，需要了解的关键内容包括疼痛的表现、疼痛的理论、危险人群、相关病理生理概念（疲乏、抑郁）以及疼痛管理。需要充分理解核心概念，特别是鉴别诊断。例如，了解和呼吸相关的问题，护士必须首先了解通气、气体交换和呼吸型态的核心概念。在寻找可能发生通气的问题时，护士会面临自主通气受损（00033）和呼吸机戒断反应性功能障碍（00034）的护理诊断；对气体交换的关注会使护士做出气体交换受损（00030）的诊断，与呼吸型态相关的问题会导致呼吸型态无效（00032）的诊断。如读者所见，虽然这些诊断中的每一项诊断均与呼吸系统相关，但它们并非关注同一个核心概念。因此，护士可能会收集大量资料，但如果缺乏对通气、气体交换和呼吸型态核心概念的充分理解，这些用于做出准确诊断的资料可能会被遗漏，评估资料的类型亦得不到确定。

5.4　评　估

评估包括收集主观和客观资料（如生命体征、患者/家庭访谈、体格检查），家属或患者提供或在患者记录中发现的既往史信息。护士也收集有关患者/家庭优势（明确健康促进的机会）和风险（预防或延迟潜在问题）的资料。评估可基于特定的护理理论，如佛罗伦斯·南丁格尔、旺达·奥尔塔或卡莉斯塔·罗伊提出的理论，或基于标准化评估框架，如马乔里·戈登的功能性健康型态。这些框架提供了将大量资料归为可管理数量的相关型态或资料分类的方法。

护理诊断的基础是临床推理。临床推理包括应用临床判断确定患者的问题，应用临床决策确定需要采取的措施（Levett-Jones et al, 2010）。临床判断是"关于患者需求、关注或健康问题以及采取（或未采取）措施的解释和总结"（Tanner, 2006：204）。关键问题或诊断核心是评估中的早期证据（如皮肤完整性改变、孤独），使护士能够开始诊断过程。例如，患者可能主诉疼痛和（或）在握住身体某部位时表现躁动。护士可基于患者主诉和（或）疼痛行为，识别患者的不舒适情况。护理专家能够从评估资料中快速识别临床线索群，并以无缝隙方式得出护理诊断。护士新手在确定合理护理诊断时，则会采取更加顺序化的过程。

> 一位来自美国护士的实践反思：当我完成了护校的学业时，我们围绕护理诊断制定了许多照护计划……在临床轮转的第 1 天，我们回顾了患者的记录，会见并评估了患者，之后制定了第 2 天开始和（或）持续进行的照护计划。

5.5 护理诊断

护理诊断是关于个体、家庭、群体或社区对健康状况／生命过程的反应，或对反应敏感性的临床判断（NANDA-I, 2013）。护理诊断通常包括两部分：①描述语或修饰语，②诊断核心或诊断的核心概念（表 5.1）；也有部分例外，护理诊断只有一个词语，如焦虑（00146）、便秘（00011）、疲乏（00093）和恶心（00134）。在这些诊断中，修饰语和核心是同一个术语的固有成分。

表 5.1　部分护理诊断标签

修饰语	诊断核心
无效	呼吸型态
危险	便秘
缺乏	体液容量
受损	皮肤完整性
愿意加强	韧性

护士可诊断健康问题、危险状态和健康促进的意愿。问题聚焦型诊断不应被视为比危险型诊断更重要。有时，危险型诊断可能是患者的首优诊断。这些患者可能具有的诊断如活动不耐受（00092）、记忆受损（00131）、愿意加强健康管理（00162）和有跌倒的危险（00155），并被收入新的专业护理机构。虽然活动不耐受和记忆受损是问题聚焦型诊断，但患者有跌倒的危险可能是首优诊断，特别是在患者适应新环境的情况下。这在评估中明确相关危险因素时尤其突出（如视力差、步行困难、跌倒史、住址改变性焦虑）。

　　每一项护理诊断均具有标签和明确的定义。需要注意的是，仅有标签或标签清单远远不够。护士了解最常用诊断的定义至关重要。另外，护士需知道"诊断性指标"，可用于诊断和鉴别诊断的信息。这些诊断性指标包括定义性特征、相关因素或危险因素（表 5.2）。**定义性特征**是可观察到的线索 / 推论，以诊断形式聚集（如体征或症状）。明确一系列定义性特征表现的评估，为做出准确的护理诊断提供了支持。相关因素是所有问题聚焦型护理诊断的必需构成要素。**相关因素**是与护理诊断有一些相关类型的原因、环境、事实或影响（如原因、致病因素）。对患者既往史的回顾常常有助于明确相关因素。在可能的情况下，护理干预应针对这些病原性因素，以便去除护理诊断的潜在原因。**危险因素**是增加个体、家庭、群体或社区对非健康事件（如与环境相关的、心理性、遗传性）易感性的影响。

表 5.2　核心术语概览

术语	简要描述
护理诊断	明确的患者、家庭、群体或社区的问题、优势或风险
定义性特征	体征或症状（客观性或主观性线索）
相关因素	原因或致病因素（病原性因素）
危险因素	决定因素（增加风险）
危险人群	一组共享某种引起每一个成员对特定反应易感特征的人群。这些特征不能通过专业护士而改变。
相关情况	医疗诊断、损伤、病程、医疗设备或药物。这些情况不能被专业护士独立处理。

此版本《护理诊断：定义和分类》中的新增内容为相关护理诊断范围内的危险人群和相关情况的分类（表 5.2）。危险人群是一组共享引起每位成员对特定反应易感特征的人群。例如，处于极端年龄的个体是共享对体液容量不足具有更高易感性的危险人群。相关情况是医疗诊断、损伤、病程、医疗设备或药物。这些情况不能被专业护士独立处理。相关情况的例子包括心肌梗死、药物或手术。关于危险人群和相关情况的资料很重要，且常常在评估过程中收集，有助于护士考虑潜在诊断并确定这些诊断。然而，危险人群和相关情况并不满足定义性特征或相关因素的内涵，因为护士无法独立改变或影响这两种类型的因素。关于这些内容的更多信息见本书常见问题部分（第 112 页）和变动与修订部分的内容（第 4 页）。

护理诊断不需要包括所有的诊断性指标类型，即定义性特征、相关因素和（或）危险因素。问题聚焦型护理诊断包括定义性特征和相关因素。健康促进型诊断一般仅有定义性特征，虽然也可以使用相关因素，如果相关因素可以促进对诊断的理解。仅有危险型诊断具有危险因素。

在学习护理诊断时，常用格式包括＿＿＿＿＿＿＿＿＿＿＿［护理诊断］与＿＿＿＿＿＿＿＿＿相关［原因/相关因素］证据为＿＿＿＿＿＿＿＿＿＿＿［症状/定义性特征］。例如，照顾者角色紧张：与全天照护责任、照护活动的复杂性和被照顾者不稳定的健康状况有关，证据为执行要求的任务困难、专注于照护常规、疲乏和睡眠型态改变。依靠特定健康照护机构中的电子健康记录，"与……相关"和"证据为……"部分可能未被纳入电子系统。然而，这些信息应在收集的评估资料和患者记录资料中明确，以便为护理诊断提供支持。没有这些信息，就不可能验证诊断的准确性，进而导致护理照护质量出现问题。

一位来自美国护士的实践反思：在我工作的医院中，护理诊断用于快速康复领域。护理照护计划的计算机化记录对每一班的每一位护士都是强制性工作。这种电子系统包括了 31 种常见的护理诊断，可供护士在患者评估的基础上选择。另外，还有空白框供护士输入其他诊断。常见的护理诊断包括有跌倒的危险、有感染的危险、体液容量过多和急性疼痛。制定照护计划的护士还必须填写相关问题、目标、时间框、干预和结局。在每一班，护士有选择点击"继续照护计划""修改照护计划"或"已解决"按钮的责任。

5.6　计划 / 干预

明确诊断后，必须对选择的护理诊断进行优先排序，以确定优先照护。需要明确首优护理诊断，即急需的，与定义性特征高度一致的诊断、相关因素或危险因素，以便照护针对解决这些问题、减轻严重程度或降低发生的风险（在危险型诊断的情况下）。

护理诊断用于明确预期照护结局和按序计划针对性护理干预措施。护理结局是指个体、家庭、群体或社区表现出的对护理干预应答的可测量行为或感知［护理分类与临床效果中心，Center for Nursing Classification & Clinical Effectiveness（CNC, n.d.）］。护理结局分类（NOC）是一个可用于选择与护理诊断相关的结局测量系统。护士常常错误地直接从护理诊断过渡到护理干预，未考虑预期结局。相反，结局需要在确定干预措施之前明确。该过程的顺序类似于计划一段旅程。单纯的上车和驾驶会带某人到某地，但到达地并非此人真正想去的地方。最好先在头脑中确定一个明确的目的地（结局），之后再选择路线（干预），以到达预期目的地。

干预被定义为"基于护士执行的临床判断和知识，以改善患者 / 服务对象结局的任何治疗（CNC, n.d.）"。护理干预分类（NIC）是一种干预的分类系统，护士可用于不同的照护环境。应用护理知识，护士可执行独立或跨学科的干预措施。这些跨学科干预措施与其他健康照护专业人员（如医生、呼吸和物理治疗师）提供的照护重叠。例如，血糖管理是对护士非常重要的一个概念，有血糖水平不稳定的危险（00179）是一项护理诊断，护士实施护理干预以处理这种情况。相比之下，糖尿病是一项医疗诊断，而护士则为具有不同类型问题或危险状况的糖尿病患者提供独立和跨学科的干预措施。参见 Tamitsuru 的护理实践三支柱模型（第 112 页）。

一位来自巴西护士的实践反思：护理诊断被用于我们的临床环境，是一家二级大学医院的成人重症监护室（ICU）。与 NANDA-NIC-NOC 关联的电子医疗记录系统被用于记录护理程序。评估始于在标准化问卷中输入患者资料，这些资料可生成常见的 NANDA-I 诊断性假设，可被护士进行验证或删除。另外，还有额外的空白框，供护士输入其他诊断。一些常见的诊断包括保护无效；自理缺陷：沐浴；组织灌注无效：心肺；气体交换受损；有血糖水平不稳定的危险；心输出量减少；有感染的危险。其次，该系统可针对每一项诊断生成可能的 NOC 结局，护士可选择一种最能代表其目标的一项结局。最后，系统会建议 NIC 干预和措施，供护士作为照护计划。在每一班，护理诊断都会被作为改善、恶化、无改变或已解决进行再评价。

5.7 评价

护理诊断为"选择护理干预措施以达到护理负责实现的结局提供了基础"（NANDA-I，2013）。护理程序常常被描述为阶段性过程，但实际上护士会在程序中的两个步骤间反复。例如，护士会在评估和护理诊断之间徘徊，正如护士收集额外的资料，将这些资料归入有意义的类型中，并对护理诊断的准确性进行评价。同样，干预的有效性和确认结局的实现情况会随着患者状况的评估而持续进行评价。在护理程序中，评价应最终出现在每个阶段，特别是在照护计划实施的情况下。许多应考虑的问题如下：我遗漏了哪些资料？我是否做了不合理的判断。我对这项诊断的信心如何？我需要咨询更有经验的人吗？我是否和患者 / 家庭 / 群体 / 社区确定了诊断。根据患者的现实情况和可用资源，在这种情况下，设定的结局是否适合该患者？干预是否基于研究证据或传统经验？我们通常做些什么？

5.8　护理诊断的应用

　　虽然本书主要针对护生和护士新手学习护理诊断，但书中对护理诊断基础的描述可使许多护士受益。这些描述强调了在应用护理诊断过程中的关键步骤，并提供了会出现不正确诊断领域的范例。例如，需要继续强调的一个方面是关联基础护理概念知识、评估和最终护理诊断的过程。护士对核心概念（或诊断核心）的理解引导评估过程和对评估资料的解释。相关的还有护理诊断问题、危险状况和健康促进意愿。这些诊断类型的任何一种均可成为首优诊断（或诊断群），并由护士做出临床判断。

　　在体现护理学科的知识中，分类系统为交流护理诊断的标准化语言提供了框架。通过应用 NANDA-I 术语系统（诊断本身），护士彼此可进行交流，特别是和其他健康照护学科的专业人员交流关于护理独特性的"方面"。在与患者 / 家庭的互动中应用护理诊断，有助于他们理解护士将要关注的问题，并帮助他们参与自我照护。术语系统为护士处理健康问题、危险状况和健康促进意愿提供了公共语言。NANDA-I 的护理诊断已在全球应用，并被翻译为近 20 种语言。在全球化和电子化的今天，NANDA-I 也允许护士加入学术组织，以标准化的方式在论文和会议中交流护理关注的现象，由此促进护理学科的发展。

　　护理诊断经过同行评审，并由全球临床护士、护理教育者和护理研究者提交至 NANDA-I 来进行接收 / 修订。新诊断和（或）修订现有诊断的提交数量在 NANDA-I 护理诊断术语系统 40 余年的历史中不断增加。向 NANDA-I 继续提交（和修订）诊断将会进一步扩大术语系统的范围、程度和支持性证据。

5.9 小 结

本章描述了护理诊断类型（即问题聚焦型、危险型、健康促进型、综合征型）和护理程序步骤。护理程序始于对护理学科基础概念的理解。评估跟随并包括资料收集，以及将资料归入有意义的类型。护理程序接下来的步骤是护理诊断，涉及关于个体、家庭、群体或社区对健康状况或生命过程的反应，以及对这些反应敏感性的临床判断。本章回顾了护理诊断构成要素，包括标签、定义和诊断性指标，即相关因素、危险因素、危险人群和相关情况。鉴于患者评估通常会产生一系列护理诊断，需要对护理诊断进行优先排序，以指导照护的实施。下一个关键的护理程序步骤包括确定护理结局和护理干预措施。评价见于护理程序的每个步骤及其总结。

参考文献

American Psychiatric Association. Diagnostic and Statistical Manual of Mental Disorders. 5th ed. Arlington, VA: American Psychiatric Association, 2013, Available at. dsm psychiatryonline. org

Cambridge University Press. Cambridge Dictionary on-line. Cambridge, UK Cam Bridge University Press, 2017.Available at: http://dictionary. cambridge.org/diction Ary/english/

Center for Nusig Classification & Clinical Effectiveness（CNC）, University of lowa College of Nursing. N.d. Overview: Nursing Interventions Classification（NIC）. Available at: www.nursing.uiowa.edu/cncce/nursing-interventions-classification overview.

Center for Nursing Classification & Clinical Effectiveness（CNC）, University of Iowa College of Nursing n.d. Overview: Nursing Outcome Classification（NOC）. Avail. Able at: www.nursing.uiowa.edu/cncce/nursing-outcomesclassification-overview

Herdman TH. Manejo de casos empleando diagnostics de enfermeria de la NANDA Internacional （Case management using NANDA International nursing diagnoses）. XXX Congreso FEMAFEE 2013. Monterrey, Mexico

Levett-jones T, Hofman K, Dempsey J, et al, 2010. The "five rights" of clinical reasoning: an educational model to enhance nursing student's ability to identify and manage clin Ically "at risk" patients. Nurse Educ Today, 30(6): 515-520

NANDA International （NANDA-I）. Nursing diagnosis definition// Herdman TH, Kamitsuru S, eds, 2013. NANDA International Nursing Diagnoses: Definitions and Classi fication, 2012-2014. Oxford: Wiley: 464

Tanner CA, 2006. Thinking like a nurse: a research-based model of clinical Judgment in nursing. J Nurs Educ. 45 （6）: 204-211

6 临床推理：从评估到诊断

T. Heather Herdman

6.1 引 言

临床推理在健康学科中有多种不同的定义。Koharchik 等指出临床推理需要应用理论知识和经验以达到有效的结论（koharchik et al, 2015）；在护理学科中，临床推理描述了护士"分析和了解患者状况并得出结论"的方法（第 56 页）。Tanner 将临床推理视为护士通过方案选择、证据权衡、直觉和模式认知应用做出临床判断的过程（Tanner, 2006）。同样，Banning 针对临床推理进行了概念分析，回顾了 1964—2005 年发表的 71 篇文献（Banning, 2008）。该研究将临床推理定义为将知识和经验用于临床环境，明确在护理实践中测量临床推理需要的工具，从而使临床推理更易于理解。

需要特别注意，将临床推理看作一个过程并非指其是一个按部就班的线性过程。相反，它随着时间的推移而发生，常常涉及许多患者 / 家庭冲突。这在我们从业初期尤其如此，正如我们从患者的全面情况中发展洞察力，从而快速形成图式或明确问题。

图式形成是什么意思？它主要指我们的思维如何将大量的信息点进行整合，从而形成我们所观察事物的图像。我们首先来看一个非临床情境。

假设你外出散步，并经过了在公园内野餐长凳上坐着的一群人。你发现他们在用小的矩形物体做些什么，而且他们说话声音非常大——有些人甚至在大声喊叫。同时，他们彼此还在桌子上来回推这些矩形物体。这些人看起来非常热情，表明他们正在争论这些物体，但是你不明白这些物体是什么，或者这些人究竟在用这些物体做什么。随着你放慢脚步观察他们，你发现有一小群人集中在一起。有些人偶尔点头，或者谈论哪些看起来是鼓励的方式，哪些是担忧的，还有其他看起来是不清楚的，就像你所观察到的一样。

这里发生了什么？你观察到的是什么？如果你没有经历过这些事情，那么你很难描述所看到的事物。当我们不理解某个概念时，我们的思维过程很难进行下去。假设我们告诉你，你所看到的是这些人在玩麻将，一种基于麻将牌的游戏类型。这些麻将牌的使用如同卡片一样，只是麻将牌是一些小型的矩形物体，通常由骨头或竹子做成。虽然你对麻将一无所知，但你明白"游戏"的概念。带着这种理解，在你以不同的方式看待之前，你会开始以展开的方式观察这些情境。你会发现，有 4 个人是竞争者，每一个人都希望赢得这场比赛，这就可以解释他们的投入程度。你会开始将他们逐渐升高的音量视为一种彼此间和善调侃的方式，而不是生气的叫喊。当你理解"游戏"的概念时，你会开始在头脑中勾画所观察情境中正在发生的事情，并解释在游戏情境内所收集到的有意义的资料。然而，即使没有"游戏"的概念，你也会继续对所观察到的事物赋予含义。

在护理中，概念的重要性同样如此。许多作者关注护理程序，但未考虑时间，以确保我们理解护理科学的概念；然而，在护理程序开始的同时就要求护士理解这些潜在概念。如果不理解基础的学科概念，护士将会在确认所看到的患者、家庭和社区图式中纠结。因此，学习（指导）这些概念，从而使护士能够明确正常的人类反应，特别是和这些反应相关的异常、危险和健康促进状态至关重要。如果护士在没有充分理解护理程序（诊断）的情况下，从评估过程收集到的资料图式中识别这些诊断，那么说应用护理程序（评估、诊断、结局确定、干预和评价）毫无意义才是公平的。

我们的学科若没有一个坚实的概念基础，我们就不会建立关于患者情况（他们的反应或护理诊断）的假设，也不会有实施更深入评估来排除或确认这些假设。因此，尽管概念性知识尚未普遍纳入护理程序过程中，但没有这些知识则不可能应用护理程序。

现在，让我们用一个临床情境看一看护理概念的内涵。斯塔西作为一名护生，首次进入临床，指导老师是独立/辅助老年生活机构的注册护士大卫。在斯塔西工作的某一天，兰德尔夫人留在家中等待护士。她88岁了，但仅仅在机构中生活了两周。她告诉大卫，自己很疲劳，而且无法集中注意力。她非常担心自己的心脏出了问题。大卫先和兰德尔夫人谈论其生命体征，但当大卫这样做的时候，他要求兰德尔夫人告知，她入住这个机构前生活中所发生的事情。兰德尔夫人表示未发生任何她认为异常的情况，除了搬家。她说这是她的选择，因为她在家里不再感到安全。她否认胸痛、心悸或气短。当大卫问及为什么担心心脏时，兰德尔夫人说："我老了，心脏也会变坏了。"

大卫问兰德尔夫人的既往运动量，以及她后来是否感到紧张。兰德尔夫人说，自从搬家以来，未进行任何锻炼，因为她不喜欢小组运动班，而且也没有她自己可以使用的锻炼器材。她之前在家中使用运动自行车，每天最少30分钟。她发现离开邻居很困难，因为她有一个非常好的朋友，和她住得很近，她们每天互相探望。现在，她们只能通过电话交谈。虽然兰德尔夫人很高兴能够和朋友交谈，但她说这和朋友在厨房里共享茶水完全不同。大卫询问兰德尔夫人，公寓是否舒适。她说公寓有一扇大窗户，有充分的自然光线，这是她所喜欢的，但是房间太热了；她住在3楼，即使把暖气关掉，室温也比她想要的温度高。

大卫告诉兰德尔夫人，她的生命体征非常好，但提出睡眠型态有所变化，并声明护士会尝试新的适应方式，看看能否影响兰德尔夫人的睡眠和安闲感受。首先，大卫建议和与环境相关的服务主管沟通，使兰德尔夫人的室内温度达到一个适宜的水平。大卫还告诉兰德尔夫人，机构内有一些运动自行车和脚踏车，位于辅助生活室，所有住户在任何时间都可以使用这些器械。大卫告诉兰德尔夫人这些器械所在的房间，并确认她对使用这些器械的方式感到满意，兰德尔夫人对此表示感谢。最后，大卫和兰德尔夫人谈论关于联系住所主管的事项，以寻求她能够拜访朋友的可能，或者让朋友到机构来看她的新住所。

斯塔西对大卫几乎同时明确兰德尔夫人的潜在问题感到非常震撼。大卫将斯塔西的注意力转移到护理诊断失眠（00095），斯塔西发现大卫的评估资料是诊断的定义性特征和相关因素。大卫和斯塔西讨论了睡眠的概念以及影响睡眠的因素，如压力（兰德尔夫人最近搬家了；缺少和朋友的联系；在新公寓中居住）和外部因素（太热的新环境），特别是能够改善睡眠的身体锻炼的影响。大卫快速考虑到，这个护理诊断是因为他理解正常睡眠型态，并能够识别干扰正常睡眠型态的因素。另外，由于大卫理解失眠是由外部因素引起，他确定了可能的病原性（相关）因素。作为一名护生，斯塔西没有可以提取的概念性知识；对于她而言，这项诊断看起来不明确。

这是为什么学习诊断背后的概念至关重要的原因。如果我们不理解正常人类反应型态，我们便无法诊断问题或危险情况，也无法考虑健康促进的机会。

6.2 护理程序

评估是护理程序至关重要的一个步骤。在以患者为中心的互动中，如果该步骤未完成，护士将会在护理程序的后续步骤中失去控制权。没有合理的护理评估，就没有以患者为中心的护理诊断，没有合理的护理诊断，就没有循证、以患者为中心和独立的护理干预。评估不应仅仅是填写表格或电脑屏幕中的空格。如果这种机械的评估方式向你敲响了警钟，是时候以新视角看待评估的目的了！

6.2.1 评 估

在护理程序的评估和诊断步骤中，护士从患者（家庭/群体/社区）角度收集资料，将资料加工为信息，并将这些信息归入有意义的代表护理学科的知识体系，也就是公认的护理诊断。评估为护士提供了和患者建立有效治疗关系的最佳机会。换句话说，评估既是智力活动，也是人际交往活动。

护理评估的目的是什么？

正如你在图 6.1 中所见，评估包括许多步骤，目标是建立诊断性假设，验证/排除这些假设，以确定诊断，优先排序这些诊断，作为护理治疗的依据。这听起来像是一个漫长、包括许多程序的过程，坦白说，谁有时间做完所有这一切？然而，在现实情况中，这些步骤发生在瞬间，尤其是护理专家。例如，如果一名护士看到一名新生儿处于激惹状态，表现出呼吸困难的体征，无法吸吮，该护士会立即测量体温，发现体温是 36℃（96.8°F），护士会随之得出该新生儿正处于体温过低的状态。因此，从资料收集（观察新生儿的行为）到确定潜在诊断（如体温过低）发生于数分钟内。

筛检性评估
· 筛检工具
· 初始评估

资料分析
· 资料提示
了什么?
· 需要考虑
和当前收集
资料相关的
护理概念

归纳信息/构
建图式
· 考虑如何与
整合主观信息、
客观信息,
以发现问题、
明确优势、
易感性和问
题/担忧

明确潜在护
理诊断(诊
断性假设)
· 开始考虑
需要确定或
排除的潜在
诊断

深度评估
· 进一步收
集资料,以
做出正确诊
断
· 需要考虑
筛检性评估
和护理诊断
的知识,以
促进更多资
料的收集

确定/排除潜
在诊断
· 确定定义
性特征、相
关因素或危
险因素
· 考虑危险
人群和相关
情况

优先排序诊断
· 与患者、
环境或资源
相关
· 在此时此
地针对治疗
优先排序

图 6.1　从评估到诊断的步骤

然而，这项快速确定的诊断可能不正确——或者该诊断不是患者的首优诊断。你怎样做出正确的诊断呢？只有始于正确的评估，合理使用评估中收集的资料——你才能确保诊断的准确性。本章针对处理所收集的所有信息方式的基本知识做了详细阐述。毕竟，如果不使用这些资料，为什么要收集这些资料呢？

在以下内容中，我们将详细介绍带领护士学习从评估走向诊断的护理程序的每一个步骤。让我们花一些时间讨论这样做的目的，因为评估不单纯是护士完成的任务，我们需要理解它的目的，从而理解评估用于护理专业角色的方式。

6.2.2　护士为什么要评估？

护士需要从护理学科的角度评估患者，以做出正确诊断和提供有效照护。什么是"护理学科"？简而言之，它包含了护理学科的知识体系。护理诊断提供了标准化术语，具有明确的定义和评估标准，这些均代表了护理学科的知识体系——如同医疗诊断代表了医学专业的知识体系一样。然而，基于医疗诊断或医疗信息的患者诊断既不是推荐的，也不是安全的诊断程序。这种过于简单的结论可导致不合理的干预，延长住院时间，以及不必要的再入院。

谨记，护士诊断的是人类对健康状况/生命过程的反应，或对这种反应的易感性，诊断会作为护理干预措施选择的依据，从而达到护士所应负责的结局——这里的重点是"人类反应"。人是复杂的个体，每一个人对同样的情境都会有不同的反应。我们的反应基于很多种因素——遗传、生理、健康状况、既往患病/创伤经历。然而，反应还会受到患者文化、种族、宗教/精神信仰、性别和家庭培养方式的影响。这意味着人类反应难以确定。如果我们单纯的假设每一位有医疗诊断的患者会以特定的方式做出反应，我们会因为处理不存在的状况而耗费护士的时间和其他资源，却忽略了其他真正需要关注的信息。

部分护理诊断和躯体疾病有可能存在密切的关系。然而，至今仍没有充分的科学证据将所有护理诊断和医疗诊断明确连接起来。例如，仅仅依据新的医疗诊断或程序，我们无法知道患者是否存在知识缺乏（00126）。该患者可能有另一位家属具有同样的诊断，或之前经历了同样的过程。我们也无法假设每一位具有医疗诊断的患者将会以同样的方式做出反应；例如，每一位经历外科手术的患者不一定会经历焦虑（00146）。因此，护理评估和诊断应符合护理学科的观点，而且只能在以患者为中心的评估基础上做出护理诊断。

诊断过程的问题是什么？

遗憾的是，你在实践过程中会发现，护士在评估患者之前选择或"挑选"护理诊断。例如，护士会根据焦虑（00146）的护理诊断，为产房分娩的患者完成照护计划，甚至在患者到达产房前或评估前就完成了。在产科工作的护士会面对许多正在分娩的患者，而且这些患者通常很焦虑。这些护士知道分娩指导和深呼吸对缓解焦虑是有效的干预措施。

因此，假设分娩和焦虑之间的关系在实践中具有实用性。然而，"分娩的患者存在焦虑"这样的陈述不适用于每一位患者（它仅仅是一种假设），因此，该假设必须经过每一位患者的验证。这点尤其重要，因为焦虑是一种主观体验。虽然我们会认为患者看起来焦虑，或者我们期望患者存在焦虑，只有患者本人能告诉我们她是否感到焦虑。换句话说，只有患者告知护士自己的真实感受时，护士才能理解患者的感受。因此，焦虑是一项问题聚焦型护理诊断，需要来自患者的主观资料。焦虑的表现实际上是分娩痛（00256）或分娩过程无效（00221）。只有我们评估和验证了所观察到的信息时，才能做出正确判断。因此，护士在诊断患者之前，充分的评估非常必要。然而，对潜在、高频诊断（那些常常出现在特定情境或特定患者群体中的诊断）的理解对确定诊断非常有帮助，因为与这些诊断相关的诊断标准知识，有助于护士在尝试排除或确定许多诊断性假设的过程中关注评估。

6.2.3 筛检性评估

有两种评估方式：筛检性评估和深度评估。两种方式均需要收集资料，但它们服务于不同的目标。筛检性评估是初始资料收集阶段，并且最容易完成。

不仅仅是单纯的填空

许多学校和健康照护组织为护士提供了一种标准化格式，可以是纸质版或电子健康记录，要求每位患者填写，并且在特定的时间内完成。例如，入院的患者需在入院 24h 内完成评估。门诊部的患者需要在初级照护提供者（如医生或执业护士）诊察前完成评估。这种初始评估包括标准化筛检工具，如主观整体评估（SGA）和（或）简式营养评估（MNA）分别用于评估现存营养不良和营养不良的风险（Young et al, 2013），或临床适用性抑郁结局问卷（CUDOS）用于成人抑郁筛检（Zimmerman et al, 2008）。还会有一些开放性筛检问题，例如，如果你有困难的情况需要处理时，你可以求助的人是谁？还有一些有助于完成评估的工具，这些工具会基于特定的护理理论或模式［如戈登的功能健康型态（FHP）］、人体系统回顾和其他一些组织收集资料的方法。

实时筛检性评估需要特定的能力，以正确完成收集资料的过程，它也需要高水平的人际沟通技能。患者必须可以在舒适的回答私人问题时或做出回答前感受到安全并相信护士，特别是患者感觉他们的回答在文化/精神方面有可能不是"正常"或"可接受的"。

我们认为初始筛检性评估是最简单的步骤，因为在某些方面，筛检性评估是一个"填空"的过程。筛检表格可能需要患者生命体征的信息，因此，护士获得这些信息，并将其输入评估表格。表格还需要收集患者不同生理系统的信息，护士在表格中填写所有关于这些系统的信息（心率、存在的杂音、足动脉搏动、肺呼吸音、肠鸣音等），同时还有基本的心理社会和精神资料。

然而，优秀护理评估的要求远远高于这些初始筛检。很明显，当护士回顾评估过程中所收集的资料，并开始确定潜在的诊断时，护士还会进一步收集更多的资料，以帮助其确定是否还有其他应关注的、提示患者风险的或健康促进机会的反应发生。护士还需要确定所关注领域的病原性或触发性因素。这些深度问题很有可能未被包含在机构的评估表格中，因为没有空间能够涵盖可能问到的每一种潜在反应的问题！

利用护理学科潜在的概念知识，在筛检性评估过程中所获得的患者 / 家庭反应的基础上，推动更深入的问题。例如，如果患者主诉其在上楼时出现呼吸困难，护士应依靠其不同的概念性知识进一步获取资料，以确定或排除潜在诊断。如果护士不理解活动耐受性、气体交换或能量平衡的概念，他就不会知道应该问哪些问题，以继续评估和确定合理的诊断。

6.2.4　护士在哪里评估和诊断？

应简明扼要说明专业护士和评估的角色。护士在不同的环境中工作——从初级照护到医院，从妇产科病房到手术室。无论何种环境或病房，专业护士均应该评估患者，考虑与患者需求相关的诊断，明确相关结局，并实施干预措施。

护理诊断可用于手术室、门诊部、精神科机构、家庭健康和临终关怀组织，特别是公共卫生、学校护理、职业健康，当然还有医院。和护理实践的多样性相同，有些核心诊断涵盖了所有领域：例如，急性疼痛（00132）、焦虑（00146）、知识缺乏（00126）和愿意加强健康管理（00162）可见于护士实践的任何领域。再如，手术室护士评估患者的焦虑水平，特别是患者的皮肤状况。随着患者做术前准备，那些诊断为焦虑（00146）的患者会得到温和的触摸，建立眼神交流，聆听舒缓的音乐，疑问可以得到答复，并得到鼓励，练习呼吸的技巧，从而有助于放松。随着患者皮肤的切开，应考虑肿胀、水肿、按压点和体位，以减少皮肤完整性受损的危险（00047）和围手术期体位性损伤的危险（00087）。

有时，护士认为护理诊断与重症监护病房无关，因为大部分实践直接指向医疗诊断。这种观点从基本上表明，护士在重症照护中并未从事护理工作——然而，我们当然知道情况并非如此。毫无疑问，重症护理的护士主要集中在与躯体疾病相关的干预措施上，并常常需要判断思考，以正确实施的"现成方案"（现成的医疗指令）干预患者。但是，我们必须清楚——重症监护病房的护士需要进行护理实践！

危重患者有许多并发症的危险，这些并发症可以通过独立、专业的护理实践来预防：通气相关性肺炎（有感染的危险，00004），压力性溃疡（有压力性溃疡的危险，00249），角膜损伤（有角膜损伤的危险，00245）。患者通常很害怕（恐惧，00148），家属也很痛苦，但是他们需要知道，当患者回到家后如何照护患者，即知识缺乏（00126），压力过多（00177），有照顾者角色紧张的危险（00162）。如果护士仅仅关注明显的躯体疾病，如同谚语所说，他们会赢得这场战斗，但仍旧会失去战争！这些患者会出现本应可以预防的后遗症，住院时间会延长，出院回家会导致意外事件，并增加再入院率。重症监护的护士要关注躯体疾病吗？当然！他们是否也应该注重人类反应？毫无疑问！

6.2.5 评估框架

让我们花点时间思考一下支持完整护理评估的框架类型。循证评估框架应用于准确的护理诊断，特别是安全的患者照护。它还应该代表所应用专业的学科：在这种情况下，评估格式应体现来自护理学科的知识。

我们是否应该采用 NANDA-I 分类系统作为评估框架?

有时,对于 NANDA-I 护理诊断分类系统 Ⅱ 和功能健康型态(FHP)评估框架之间的差别会存在混淆(Gordon, 1994)。NANDA-I 分类系统是基于戈登的工作而建立的;这也是两种框架看起来相似的原因。然而,它们的目标和功能却完全不同。

NANDA-I 分类系统的目标是排序 / 归类护理诊断。每一个领域和分类都明确,因此,该框架有助于护士在该分类系统中定位护理诊断。另一方面,FHP 框架是科学建立的用于标准化护理评估的结构(Gordon, 1994)。它指导护士进行病史采集和体格检查,提供评估的项目,以及组织评估资料的框架。另外,11 种型态的序列还为护理评估提供了充分和有效的连贯性。

关于 NANDA-I 分类系统的更多详细信息见第 7 章和第 8 章。

正如 NANDA-I 立场声明中所述(2011),采用循证评估框架,如戈登的 FHP,被优先推荐用于准确的护理诊断和安全的患者照护。这并未说明,NANDA-I 分类系统应被用作评估框架。

6.3　资料分析

护理程序的第二步是将资料转换为信息,其目的是帮助我们思考在筛检性评估中所收集资料的含义,或者帮助我们明确还需要收集的其他信息。"信息"和"资料"常常互换使用;然而,资料和信息的实际特点完全不同。为了更好地理解评估和护理诊断,有必要花些时间区别资料和信息。

资料是护士通过观察和患者 / 家属提供的主观数据收集到的原始材料。护士通过患者 (或家庭 / 群体 / 社区) 收集资料,然后,运用护理知识将收集的资料转换为信息。信息是被赋予判断和含义的资料,如"高"或"低","正常"或"异常","重要"或"不重要"。图 6.2 提供了客观资料和主观资料通过应用护理知识转换为信息的例子,案例为 79 岁的 E 夫人,患有急性腹痛。

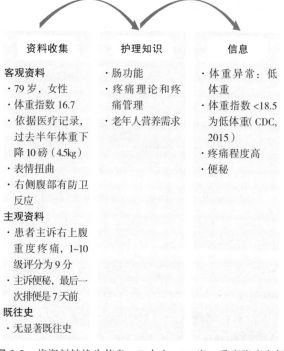

资料收集	护理知识	信息
客观资料	·肠功能	·体重异常：低
·79 岁，女性	·疼痛理论和疼	体重
·体重指数 16.7	痛管理	·体重指数 <18.5
·依据医疗记录，	·老年人营养需求	为低体重（CDC,
过去半年体重下		2015）
降 10 磅（4.5kg）		·疼痛程度高
·表情扭曲		·便秘
·右侧腹部有防卫		
反应		
主观资料		
·患者主诉右上腹		
重度疼痛，1~10		
级评分为 9 分		
·主诉便秘，最后一		
次排便是 7 天前		
既往史		
·无显著既往史		

图 6.2　将资料转换为信息：E 夫人，79 岁，重度腹痛案例

　　我们会从初始筛检性评估跟踪这个案例，直到我们确定了最佳护理诊断作为该患者的照护依据。

　　需要注意，相同资料的解释会因情境或新资料的收集而异。例如，假设一名护士在学校检查 9 岁的罗克珊，她在去学校的路上从自行车上跌下来了。在检查过程中，护士发现罗克珊表皮擦伤，疼痛评分为 3 分（1~10 分），以 10 分表示最严重的疼痛。然而，护士关注到罗克珊表现出浅快呼吸（40 分），并伴有间断性喘息。护士对罗克珊肺部做了听诊，发现呼吸音减弱出现在右肺下叶，上叶有爆裂音。护士为罗克珊测量了口温，为 37.7℃（99.9°F），体温有所上升。当护士将这些资料转换为信息时，这些资料在与正常表现比较之后便有了临床意义。护士发现罗克珊有低热，可能存在呼吸道感染。在询问罗克珊的感受之后，罗克珊告诉护士，她在 3 天前因"肺部异物"离开了学校，并服用了一些药物，症状有明显改善。根据这些新资料，护士可得出罗克珊的情况已经有所好转的结论，但仍需监测数天。护士还希望和罗克珊的父母交谈，以获得医疗诊断和处方信息，从而在考虑合适的护理诊断时有更多的可用资料。

因此，在记录护理评估时，同时纳入资料和信息很重要。如果未提供原始资料，信息也无法得到验证。例如，单纯陈述"罗克珊有发热和呼吸杂音"毫无临床意义。发热的严重程度如何？资料如何收集（口腔、腋窝、体核温度）？肺呼吸音怎样，两侧是否对称？罗克珊发热，口温 37.7℃（99.9°F），右肺下叶呼吸音减弱和上叶爆裂音的记录是新资料。另一位护士将新收集的资料和原先的资料对比，以明确患者情况是否改善。

6.3.1　主观资料和客观资料

主观资料和客观资料的区别是什么？

护士收集和记录与患者相关的两类资料：主观资料和客观资料。当医生评价客观资料多于主观资料时，护士为做出护理诊断，应同时评价主观资料和客观资料（Gordon，2008）。《剑桥在线词典》（2017）将主观定义为"依赖或受到个体信仰或感受、而非现实的影响"；客观定义为"不受个体信仰或感受的影响；公平或真实的"。这里需要注意一点，当这些术语用于护理评估环境中时，它们在词典中的定义仅有细微差异。虽然基本含义相同，但"主观"不代表护士的信仰或感受，而是护理照护对象的信仰或感受：患者／家庭／群体／社区。另外，"客观"意味着护士或其他健康照护专业人员观察到的事实。

换句话说，主观资料来自患者关于对自身健康、日常生活、舒适、人际关系等的感知和想法的口头报告。例如，患者报告，"我需要更好地管理自己的健康"，或者"我的同伴从来不和我谈论任何重要的事情"。家属／好友也可以提供这类资料，即使在任何可能的情况下。护士主要获取来自患者的资料，因为这是关于患者本人的资料。然而，有时患者无法提供主观资料，因此，我们必须依赖其他来源。例如，一位患有重度痴呆无法说话的患者，其家属可依据对患者行为的理解提供主观资料。患者的长子会告诉护士，"她进餐的时候通常喜欢听轻音乐，这可以使她安静"。

护士通过既往史采集或访谈过程，收集这些主观资料。既往史采集不是以常规形式询问患者一个又一个问题。为了获取患者准确的资料，护士必须综合采用主动倾听技巧，尽量使用开放式问题，特别是对潜在异常资料明确后的随访性问题。

客观资料是护士观察患者所得到的资料。客观资料通过体格检查和诊断试验获得。这里的"观察"不仅仅表示用眼睛观看，而且需要使用所有的感官。例如，护士视诊患者的一般外观，听诊肺呼吸音，嗅诊带有恶臭的伤口分泌物，并通过触诊感受皮肤温度。另外，护士采用各种仪器和工具收集数据型资料（如体重、血压、氧饱和度、疼痛水平）。为了获得可靠和准确的客观资料，护士必须具备充分的知识和技能，实施体格评估，并使用标准化工具或监测仪器。

> **自问……资料是否预示：**
>
> – 问题？
>
> – 优势？
>
> – 易感性？

6.3.2　整合信息 / 呈现图式

当护士收集到资料并将其转换为信息时，下一步便开始询问：患者的反应是什么（护理诊断）？这需要各种护理理论和模式的知识，特别是许多相关的学科。如前所述，护理诊断需要潜藏在其下的概念性知识。你还记得第 1 章介绍的改良护理程序示意图吗（图5.2）？在这个示意图中，赫德曼（2013）强调了护理概念潜在的理论 / 护理学科的重要性。同时，请思考之前关于打麻将人群的讨论，以及对该情境理解的困难，除非你知道自己正在观察一种游戏（概念）（图6.3）。

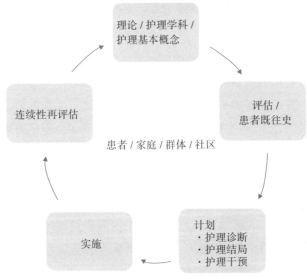

图 6.3　改良的护理程序（摘自 Herdman，2013）

换句话说，如果我们不知道如何使用资料，评估技巧毫无意义！如果评估 E 夫人（图 6.2）的护士不知道 E 夫人那个年龄段的正常体重指数（BMI）范围，她就无法解释患者的体重属于低体重。如果该护士不理解和营养、排便以及疼痛相关的理论，她就不能确定 E 夫人存在的其他易感性或对问题的反应。

6.4　明确潜在护理诊断（诊断性假设）

在本阶段，护士寻找能够整合并形成图式的信息；它为护士提供了观察患者所经历反应的方式。起初，护士考虑所有能想到的潜在诊断。护理专家能在数秒内完成这项工作——护士新手或护生会向护理专家或指导老师寻求支持，以指导他们对护理诊断的思考。

现在，我已经收集了评估资料，并将其转换为信息，我如何知道哪些信息对患者重要，哪些信息与患者无关？

从资料中发现图式，需要理解支持每一项诊断的概念。例如，你会发现照护对象是一个家庭，有一对 45 岁左右的夫妇，两人都有全职工作，要照顾患有痴呆的老人（W 先生），特别还要照顾他们自己的 3 个孩子（分别是 9 岁、14 岁和 17 岁）。在你访视 W 先生的时候，你发现自从 28 天前的访视后，患者对辅助照护的需求增加了。患者的儿子约翰告诉你，患者开始四处游荡，并变得具有身体攻击性。患者也需要更多的日常活动帮助，如卫生和进食。该家庭 20 天前失去了日间照顾者，因为 W 先生对照顾者出现了身体抵抗，并攻击了她两次。虽然照顾者知道患者不是故意造成伤害，但 W 先生比照顾者强壮很多，照顾者感到在这个环境中不安全。约翰不得不请假，直到找到新的照顾者。约翰还告诉你，他发现 W 先生独处时变得易于躁动，所以很难离开患者的房间去做其他事情，并且只能在患者房间的小床上休息。之前，W 先生在重定向、提醒进食和清洁卫生方面只需要很少的帮助；而现在需要几乎 24 小时的监护和照护。约翰的确非常疲惫，并承认自己缺乏充足的睡眠，因为他害怕父亲晚上醒来和伤害自己。

通过你和约翰的谈话，你发现他看起来非常疲惫和紧张，而且常常对自己是否对 W 先生做了正确的事情无确定感。很明显，约翰非常担心父亲，但也表示使自己的妻子成了孩子们的"单身母亲"，他无法参加家庭的任何课外活动，甚至无法参加家长会。约翰说这对自己的小女儿来说尤其困难。他还表示在上司认为离职成为问题之前，不确定有多长时间能以合理的理由请假。

所有这些资料提示了什么？如果你对家庭动力学、压力、应对、角色紧张和悲伤理论没有良好的理解，这些资料对你而言毫无用处！你会知道 W 先生的照护需求增加了。但你是否知道，还应关注该家庭，寻找原因（相关因素）或其他资料（定义性特征），为约翰确定准确的诊断？

虽然你分管 W 先生，但你如果没有注意到该家庭所发生的事情，你会真正关注 W 先生的需求吗？这种情况会导致护士只关注患者的记录，而不是考虑整个家庭及其对患者结局的影响。或者，如果你意识到需要处理发生在约翰身上的事情时，但缺乏之前所提到的良好理论知识基础，你仅仅是从清单中"选择一项诊断"，来描述约翰的反应。每一项护理诊断的概念性知识，使护士能够对收集的患者资料赋予准确的含义，并准备好实施深度评估。

当你具备这些概念性知识时，你将开始观察以不同的方式收集到的资料。你会将这些资料转换为信息，并开始观察这些信息如何整合，以构成图式，或者针对患者可能发生的情况"绘出蓝图"。请再看一看图 6.2。具备了营养、疼痛和肠功能的概念性护理知识时，你会开始将信息视为可能的护理诊断，例子如下：

- 营养失衡：低于机体需要量（00002）

- 便秘（00011）

- 胃肠运动功能障碍（00196）

- 急性疼痛（00132）

遗憾的是，护士常常在该步骤停滞——他们会制定一个诊断清单，并直接开始实施（确定干预措施），或者基于诊断标签简单"选择"一项看起来非常合适的诊断，然后为这些诊断选择干预措施。其他护士会确定，他们希望得到一个肯定的结局，所有的干预措施只针对这个结局。这种方法的问题在于，除非我们知道问题及其原因，否则干预措施的选择对特定患者完全不合适。同样，这些方法是既无效也不合理的实施过程！为了使诊断准确，它们必须经过验证——这需要进一步的深度评估，对诊断进行确定、排除或"剔除"。

通过将护理知识和护理诊断知识结合，护士现在可以基于筛检性评估从确定潜在诊断进入深度评估，然后确定准确的护理诊断。

6.5 深度评估

在患者评估的阶段，你应该回顾从筛检性评估获得的信息，以确定哪些项目表示正常、异常、风险（易感性）或优势。那些被认为异常或有易感性的项目，应考虑问题相关聚焦型或风险型诊断。患者表示希望改善的方面（如加强营养），应作为潜在健康促进型诊断。

如果有些资料提示异常，进一步深度评估对正确诊断患者至关重要。然而，如果护士仅仅是收集资料，而未认真关注患者，将会遗漏很多重要的资料。请再看一看图 6.2。护士在此时停止评估，仅仅做出急性疼痛和便秘的诊断——可能是关于患者"最明显"的两个诊断。例如，护士会提供关于摄入高纤维素饮食和饮水的教育，特别是活动对保持正常肠蠕动的重要性，并采用热敷或冷敷处理急性疼痛。然而，尽管所有这些措施都合理，该护士仍旧疏于明确一些主要问题，这些问题很重要，如果未得到妥善处理，将会导致 E 夫人健康状况的持续性问题。

然而，E 夫人的护士了解深度评估的需要，因此能够明确患者近期的丧偶、悲伤和社交隔离（图 6.4）。护士知道 E 夫人存在和压力性新生活环境（近期搬入独立的生活机构，缺乏交通工具，缺乏已建立的关系）一致的易感性，以及患者对急性患病和死亡的恐惧。然而，护士还发现 E 夫人具有获得来自教会组织支持的优势，并表达了对环境的反应方式做出改善的意愿——这些均是制定照护计划重要的信息！因此，通过进一步深度评估，护士现在可以修订潜在诊断：

- 急性疼痛（00132）

- 营养失衡：低于机体需要量（00002）

- 体液容量不足（00027）

- 便秘（00011）

- 胃肠运动功能障碍（00196）

- 哀伤（00136）

- 住址改变应激综合征（00114）

- 应对无效（00069）

- 死亡焦虑（00147）

- 愿意加强韧性（00212）

资料收集

客观资料
- 79 岁，女性
- 体重指数 16.7
- 依据医疗记录，过去半年体重下降 10 磅（4.5kg）
- 表情扭曲
- 右侧腹部有防卫反应

主观资料
- 患者主诉右上腹重度疼痛，1~10 级评分为 9 分
- 主诉便秘，最后一次排便是 7d 前

既往史
- 无显著既往史

护理知识

肠功能

疼痛理论和疼痛管理

老年人营养需求

信息

体重异常：低体重
- 体重指数 <18.5 为低体重（CDC，2015）
- 疼痛程度高
- 便秘

潜在诊断

急性疼痛（00132）

便秘（00011）

胃肠运动功能障碍（00196）

营养失衡：低于机体需要量（00002）

深度评估

配偶 5 个月前突然死亡；未曾患病
- 他体形高大，食欲很好，每天散步
- 不明白这是怎样发生的，她是否遗漏了其他发生于丈夫的事情？
- 无法停止想他，"非常思念他"
- 对营养需求关注下降
- 对食物没有兴趣，"我忘了吃东西，我没有一点食欲"
- 喝水很少
- 黏膜和皮肤非常干燥
- 皮肤肿胀减轻
- 孤独

近期搬入独立生活机构
- 感到彷徨嗜睡，不能外出，朋友也不能来探望
- 认识新朋友困难
- 担心自己的健康 / 可能死亡
- "我丈夫的身体比我健康。如果我丈夫会死，我也会死的！"
- 主诉害怕睡觉，因为她的丈夫就是在睡眠中去世的
- 发现患者能够得到来自救生组织的有力支持
- 主诉愿意改善对环境做出反应的方式
- 主诉希望对自己的健康有更多的控制感

修改潜在诊断

急性疼痛（00132）

便秘（00011）

胃肠运动功能障碍（00196）

营养失衡：低于机体需要量（00002）

体液容量不足（00027）

哀伤（00136）

住址改变应激综合征（00114）

应对无效（00069）

死亡焦虑（00147）

愿意加强韧性（00212）

图 6.4　深度评估：E 夫人案例，79 岁，伴有重度腹痛

6.5.1 确定 / 排除潜在护理诊断

无论何时收集新资料并将其转换为信息，均应考虑之前的潜在诊断或已经确定的诊断。在这个阶段，应考虑 3 件重要的事情：

– 深度评估是否提供了新资料，能够排除或删除一项或更多的潜在诊断？

– 深度评估是否指向你之前未考虑到的新诊断？

– 你如何鉴别相似的诊断？

同样重要的是，谨记其他护士能够继续验证你做出的诊断，并理解你如何做出诊断。因此，采用标准化术语很重要，如 NANDA-I 护理诊断，不仅提供了标签（如愿意加强韧性），而且提供了定义和诊断性指标（定义性特征、相关因素或危险因素），随着更多新资料用于患者，使其他护士能够继续验证诊断或排除诊断。仅仅由护士在临床构建的术语，缺乏有效的定义和评估标准，没有一致的含义，并且不能经过临床验证和确定。当一项 NANDA-I 护理诊断不存在于患者当前符合的类型，比较安全的做法是详细描述这种情况，而非"捏造"一个对不同护士有不同含义的术语。谨记，患者的安全取决于良好的沟通——因此，仅使用具有明确定义和评估标准的标准化术语，从而使这些诊断易于验证！

6.5.2 删除可能的诊断

深度评估的目的之一是删除或剔除一项或多项你所考虑的潜在诊断。这些通过回顾已获得信息和对该诊断已知内容的比较来实施。评估资料对支持诊断至关重要。

当我审阅患者信息时

– 它是否与潜在诊断的定义一致？

– 所明确的患者客观 / 主观资料是否是诊断的定义性特征？

– 它是否包括潜在诊断的原因（相关因素）？

缺乏 NANDA-I 提供的诊断性指标（定义性特征、相关因素或危险因素）良好支持和（或）缺乏病原性因素（诊断的原因或促发因素）支持的诊断，不适用于患者。

如图 6.4 所示，思考护士确定的 E 夫人的潜在诊断，我们可以删除一些诊断使其更有效。有时，并排比较护理诊断、关注从评估和患者既往史中明确的定义性特征和相关因素具有帮助作用（表 6.1）。

例如，经过反思和斟酌，E 夫人的护士很快删除了死亡焦虑的诊断。虽然 E 夫人表示她害怕发生在丈夫身上的事也会发生在她身上，但护士认为，这更多与患者的哀伤相关，而不是对生活中真实或想象性威胁的恐惧。另外，E 夫人没有死亡焦虑诊断的相关因素，而且事实上，描述的优势与该诊断截然相反！

6.5.3　潜在的新诊断

新资料会产生新信息，继而产生新诊断的可能性很大，如 E 夫人的案例（图 6.4）。你用于删除潜在诊断的相同问题，也应该用于考虑这些新诊断。

6.5.4　鉴别相似诊断

通过考虑相似但又具有和患者更相关的显著特征的诊断，有助于减少潜在诊断。让我们再看一下 E 夫人的案例。深度评估后，护士有 10 项潜在诊断；1 项诊断被删除，还有 9 项潜在诊断。开始鉴别过程的一个途径，是看一看诊断位于 NANDA-I 分类系统中的哪一部分。这会给你一个关于这些诊断如何在广泛的护理知识（领域）和亚分类或具有相似特征（分类）的诊断群中进行分组的线索。

在删除了 1 项 E 夫人缺乏相关因素的诊断后，快速浏览表 6.1，显示 E 夫人的护士正在考虑以下诊断：两项营养领域内的诊断（营养失衡：低于机体需要量和体液容量不足）；两项排泄和交换领域内的诊断（便秘和胃肠运动功能障碍）；4 项应对 / 压力领域内的诊断（哀伤、住址改变应激综合征、应对无效和愿意加强韧性）；

表 6.1 E 夫人的案例：已明确的领域、分类、定义、定义性特征和相关因素比较

	营养失衡：低于机体需要量（00002）	急性疼痛（00132）	体液容量不足（00027）	便秘（00011）	胃肠运动功能障碍（00196）	哀伤（00136）	住址改变应激综合征（00114）	应对无效（00069）	死亡焦虑（00147）	愿意增加强韧性（00212）
领域	2. 营养	12. 舒适	2. 营养	3.排泄与交换	3.排泄与交换	9.应对/压力	9.应对/压力	9.应对/压力	9.应对/压力	9.应对/压力
分类	1. 消化	1. 躯体舒适	5. 水电解质平衡	2. 胃肠功能	2. 胃肠功能	2. 应对反应	1.创伤后反应	2.应对反应	2.应对反应	2.应对反应
定义	营养不良，摄入的不满足代谢需要	对现存或潜在组织损伤相关的不适感和情绪体验，或描述这类损伤的术语（国际疼痛研究协会）；突发或缓慢发生，可以是轻度至重度的任何程度，结局可预期，持续时间少于3个月	血管，间质（或）细胞内液减少。这仅指脱水（水丢失），无血钠改变	正常排便次数减少，伴有排便困难和排便不尽感，或排出过多的干硬便	胃肠系统蠕动活动增加，减少，无效或缺乏	是个体，家庭或社区在应对日常生活中现存，预期或感知丧失的正常复杂过程，包括情感，躯体，社会，智力反应和行为	从一个环境转移到另一个环境后出现的躯体和（或）心理障碍	对紧张性刺激无效评估的一种类型，伴有认知和（或）行为付出，但未能处理和健康相关的需求	对不舒适的模糊不定的感受，或对某人存在的现实或想象性变化或威胁的感知而产生的恐惧	通过一个可以强化的动态适应的应对过程，从负性情感或变化的环境中恢复的一种复杂的能力类型

表 6.1（续）

	急性疼痛（00132）	营养失衡：低于机体需要量（00002）	体液容量不足（00027）	便秘（00011）	胃肠运动功能障碍（00196）	哀伤（00136）	住址改变应激综合征（00114）	应对无效（00069）	死亡焦虑（00147）	愿意增加强韧性（00212）
定义性特征	－ 防卫行为 － 食欲改变 － 采用标准化疼痛评估工具自我报告疼痛特征	－ 体重低于理想体重的 20% 或以上 － 食物摄入量低于每日推荐量 － 错误认知	－ 皮肤肿胀改变 － 黏膜干燥 － 皮肤干燥 － 体重突然下降	－ 腹痛 － 厌食 － 排便次数减少 － 疲乏 － 无法排便	－ 腹痛 － 排便困难	－ 活动水平改变 － 睡眠型态改变 － 在丧失中寻找对逝者的意义 － 保持对逝者的怀念 － 心理困扰	－ 孤单 － 睡眠型态改变 － 恐惧 － 孤独	－ 睡眠型态改变 － 疲乏 － 无法应对环境 － 应对策略无效 － 获得社会支持不足 － 目标指向性行为障碍	－ 对发展为终末期疾病的恐惧 － 对早死的恐惧 － 无法应对 － 无能为力	－ 表达增加强韧性的意愿 － 表达增加强控制感的意愿 － 表达增加应用对技能的意愿
相关因素	－ 创伤性因素	－ 食物摄入不足	－ 液体摄入不足	－ 日均活动量低于推荐的同性别同年龄活动量 － 近期出现与环境相关的改变 － 脱水 － 进食习惯改变	－ 焦虑 － 营养不良 － 静坐的生活方式	－ 无	－ 从一个环境转移到另一个环境 － 社交隔离	－ 对处理环境能力的信心不足 － 控制感不足 － 社会支持不足	－ 无	－ 无

1 项舒适领域内的诊断（急性疼痛）。

> **当我看到关于相似护理诊断的患者信息时：**
>
> － 这些诊断是否共享相似的重点，或不同？
>
> － 如果这些诊断共享相似的重点，一项诊断是否比另一项诊断更具有针对性／特异性？
>
> － 我确定的诊断是否会生成另一项诊断？也就是说，已确定的诊断是否是另一项诊断的原因？

当护士在考虑对 E 夫人已知的信息时，她会明确和这些问题相关的、作为潜在诊断的反应。E 夫人脱水很明显；然而，营养（营养失衡：低于机体需要量）和水电解质紊乱（体液容量不足）以及后来的便秘，明显是对哀伤和住址改变应激综合征反应的真实后果，而不是特指食物／液体缺乏或胃肠运动问题（胃肠运动功能障碍）。因此，虽然护士关注到 E 夫人的液体和食物摄入，并准备处理便秘的症状，但她认为这些问题可以通过处理患者的哀伤和住址改变应激综合征得以长期解决，该护士认为，哀伤和住址改变应激综合征是患者当前健康状况的潜在原因。

和 E 夫人交谈后，护士还认为采用健康促进型诊断愿意加强韧性能够更好地支持患者围绕其营养和体液状况、躯体活动和排便制定目标，同时强化患者重新获得控制自己的生活和改善自身韧性的能力。

在应对／压力领域范围内的护理诊断中，所有诊断均属于同一种分类（应对反应），除了住址改变应激综合征（创伤后反应）。虽然 E 夫人存在应对无效的相关因素，但护士发现 E 夫人表达了改善其韧性的意愿，并认为从健康促进角度（愿意加强韧性）处理患者的问题，对患者具有更积极的作用。这与之前提到的目标设定可用于诊断内，以解决患者营养、体液和便秘问题的观点结合，共同制定了对 E 夫人更合理的诊断。

很明显，E 夫人对失去年近 60 岁的丈夫感到非常哀伤。虽然这是一个正常过程，但护士发现，患者并未关注自己的基本需求。护士认为，承认哀伤和帮助患者应对哀伤对 E 夫人很重要。这项诊断更为关键，因为 E 夫人还要在搬入独立生活机构后，应对住址改变应激综合征。

最后，处理 E 夫人正在经历的急性疼痛非常重要。由于护理目标之一是使患者增加活动量，以支持正常排便和辅助整体健康。因此，增加患者舒适，从而避免患者的疼痛，对改善活动水平的限制是关键。

临床工作人员使用的思考工具（图 6.5）作为确定最终诊断前的评估非常实用：它采用首字母缩略词的方式，SEA TOW（Rencic，2011）。该工具对护理诊断也非常简单实用。

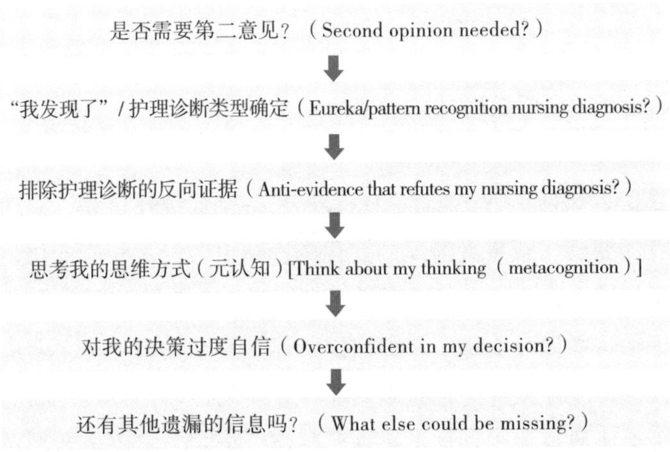

是否需要第二意见？（Second opinion needed?）

↓

"我发现了" / 护理诊断类型确定（Eureka/pattern recognition nursing diagnosis?）

↓

排除护理诊断的反向证据（Anti-evidence that refutes my nursing diagnosis?）

↓

思考我的思维方式（元认知）[Think about my thinking（metacognition）]

↓

对我的决策过度自信（Overconfident in my decision?）

↓

还有其他遗漏的信息吗？（What else could be missing?）

图 6.5　SEA TOW：一种用于诊断性决策的思考工具（摘自 Rencic，2011）

如果你不确定合适的诊断，询问同事或专家征求第二意见是一种很好的方法。"诊断"是你在"得出结论"的时刻所考虑的吗？你是否从患者评估和访谈资料中发现了诊断类型？你是否通过回顾诊断性指标（定义性特征、相关因素）来确定诊断类型？你是否收集了反向证据：排除诊断的资料？你能否综合这些资料调整诊断，或这些资料是否提示你需要更深入的思考？思考一下你的思维方式——它是否具有逻辑性，是否合理，以及是否构建了你做出诊断所需要的护理学科和人类反应的知识？在你准备好确定诊断前，你是否需要关于患者反应的其他信息？你是否过于自信？这会发生于你对表现出特定诊断的患者习以为常的情况下，而且你会"跳到"某项诊断，而不是真正采用临床推理技能。最后，还有其他遗漏的信息吗？是否还有其他你需要收集和回顾的资料，以便验证、确定或排除某项潜在护理诊断？采用首字母缩略词 SEA TOW 可帮助你验证你的临床推理过程，并提高准确诊断的可能性。

6.5.5 做出诊断 / 优先排序

最后一步是确定诊断，作为制定患者护理干预措施的依据。在回顾所有资料后，护士对患者 E 夫人有所了解，会做出 4 项主要诊断：

- 急性疼痛（00132）

- 哀伤（00136）

- 住址改变应激综合征（00114）

- 愿意加强韧性（00212）

谨记，包括评估诊断的护理程序是一个连续性过程，并随着更多信息的获得，或患者情况的变化，诊断也会发生相应变化；诊断的优先排序会发生变化。重新思考一下护士对 E 夫人实施的初始筛检性评估。如果没有进一步的跟踪，你是否会发现，护士会遗漏哀伤和住址改变应激综合征这两项非常重要的诊断，以及伴随的健康促进机会（愿意加强韧性），进而制定一个并未解决患者潜在问题的护理计划。

你能明白仅仅"选择"护理诊断以附和医疗诊断并非是简单的一件事吗？深度、持续性评估提供了丰富的、有关 E 夫人的信息，这些信息不仅能够用于确定合理的诊断，而且能够用于确定满足患者个体需求的最佳结局和干预措施。

6.6 小 结

评估在专业性护理中具有重要的作用，并需要理解作为制定护理诊断基础的护理概念。为了完成某些必填表格或计算机表格而收集资料很浪费时间，而且这样做并不支持患者的个体化照护。应以明确关键信息、考虑护理诊断、驱动深度评估以验证和优先排序诊断为目的收集资料：这是专业性护理的标志。

因此，虽然护理程序看似简单，但没有评估的标准化护理诊断，常常会导致不正确的诊断、不合理的结局以及与患者无关诊断的无效和（或）不必要的干预措施，也可能会导致遗漏患者最重要的护理诊断！

参考文献

Banning M, 2008. Clinical reasoning and its application to nursing: concepts and research studies. Nurse Educ Pract, 8（3）: 177–183

Bellinger G, Castro D, Mills A, 2017. Date, Information, Knowledge, and Wisdom. Available at: otec. oregon. edu/data-wisdom. htm. Accessed February 27

Bergstrom N, Braden BJ, Laguz za A, et al, 1987. The Braden scale for predicting pressure sore risk. Nurs Res, 36（4）: 205–210

Cambridge University Press. Cambridge Dictionary on-line. Cambridge, UK. CambridgeUniversityPress, 2017.[2017]. http://dictionary.cambridge.org/us/dictionary/english/subjective

Centers for Disease Control Prevention. About adult BMI 2015. Available at: www. cdc. gow/healthyweight/assessing/bmi/adult bmi

Goreon M, 1994 Nursing Diagnosis: Process and Applieation. 3rd ed. St Louis: MO Mosby

Gordon M, 2008 Assess Notes: Nursing Assessment and Diagnostic Reasoning. Philadephia PA: FA Davis

Herdman, T H, 2013. Maneio de casos cmpleand diagnostics de enfermeria de la NANDA Internacional （Case management using NANDA International nursing diagnoses）. XXX CONGRESO FEMAFEE 2013 Monterrey, Mexico

Koharchik L, Caputi L, Robb M, 2015. Fostering clinical reasoning in nursing how can instructors in Practice settings impart this essential skill? Am J Nurs, 115（1）:58–61

Merriam–webster.com.SubjectiveMerriam-webster:n.d.availableatwww.merriam-webster.com/dictionary/subjective

Oliver D, Britton M, Seed P, et al, 1997. Development and evaluation of evidence based risk assessment tool（STRATIFY）to predict which elderly inpatients will fall: case-control and cohort studies. BM, 315（7115）: 1049–1053

Rencic I, 2011. Twelve tips for teaching expertise in clinical reasoning. Med Teach, 33（11）:887–892

Simmons B, 2010. CIinical reasoning: concept analysis.. J Adv Nurs, 66（5）:1151–1158

Tanner CA, Thinking like a nurse: a research-based model of clinical judgment in nursing. J Nurs Educ, 45（6）: 204–211

Young AM, Kidston S, Banks MD, et al, 2013. Malnutrition screening tools: comparison against two validated nutrition assessment methods in older medical inpatients. Nutrition, 29（1）: 101–106

Zimmerman M, Chelminski I, Mcglinchey JB, et al, 2008. A clinically useful depression outcome scale. Compr Psychiatry, 49（2）: 131–140

7　NANDA-I 护理诊断分类系统介绍

T. Heather Herdman

7.1　引　言

　　NANDA 国际公司提供了护理诊断的标准化术语，是护理诊断在类别系统领域中的代表，是一种更具有针对性的分类系统。了解分类系统及其与术语系统的区别很重要。因此，让我们来谈一谈分类系统究竟代表了什么。

　　术语系统是特定术语的体系，而分类系统是用于创造系统的科学或技术，从而能够对术语进行分类。

　　对于护理，NANDA-I 护理诊断术语系统包括定义性术语（标签），用于描述专业护士做出的临床判断，即诊断本身。NANDA-I 分类系统的概念是"定义护理学科知识的有序现象 / 临床判断体系"。更简单地说，护理诊断 NANDA-I 分类系统是一种类别体系，有助于我们针对护理实践组织所关注的概念（护理判断或护理诊断）。

　　分类系统是一种将某事物进行归类或排序的途径。它是主要群体、亚群体和事项的分级分类体系。分类系统可被比作档案橱柜——在一个抽屉（领域），你可装入关于账单 / 债务相关的所有信息文件。在这个抽屉中，你可以有个人文件夹（分类），用于不同的账单 / 债务类型，如家庭、车辆、卫生保健、儿童照护、动物照护等。在每个文件夹（分类）中，你还会有代表每种债务类型（护理诊断）的独立账单。目前的生物分类系统由卡尔·林奈于 1735 年提出。他最初确定了 3 个领域（动物、植物和矿物质），之后又被细分为各种类型、序列、族、类和物种（Quammen, 2007）。你可能在高中或大学课程中学过基础科学中的修订版生物分类系统。

　　另一方面，术语系统是用于描述特定事物的语言。该语言被用于特定学科，描述该学科的知识体系。因此，护理诊断构成了学科特定性语言，当我们讨论护理诊断时，就是在讨论护理知识的术语系统。当我们讨论构建或归类 NANDA-I 诊断的方式时，就是在讨论分类系统。

让我们思考一下分类系统，因为它和我们日常生活中处理的很多事情相关。当你需要买食物的时候，你会去商店。假设你家附近开了一家新商店——分类食品公司，你会决定去那儿购物。你进入商店的时候，发现店里的布局和其他商店非常不同，但门迎会递给你一份图解，帮助你熟悉店里的布局（图 7.1）。

你会发现这家商店已经将食品项目分为 8 个主要的类别或通道，即蛋白质、谷物制品、蔬菜、水果、加工类食品、快餐食品、熟食和饮料。这些类别 / 通道也被称为"领域"——它们是广泛的分类水平，将现象分为主要的类型。在这个例子中，现象代表"食品"。

你也会注意到，图解并未展示这 8 个通道；每一个通道都有一些主要标识，使我们能够理解每一个通道的食品种类。例如，在标有"饮料"的通道（领域），我们看到了 6 个亚分类：咖啡、茶、苏打、水、啤酒 / 烈性苹果酒和葡萄酒 / 日本米酒。换句话说，这些亚分类是在饮料"领域"下的食品"分类"。

当人们建立了一种分类时，他们尝试遵循的原则之一是分类应该互不相交——也就是说，一种食品类型不应在多种分类中出现。虽然实际情况并非总是如此，但"分类不相交"仍然是分类的目标，这是因为分类的方法可以让采用该方法的人思路更加清晰。如果你在蛋白质通道发现了车达芝士，但又发现车达芝士分布在快餐食品通道，这样会使人们很难理解所采用的分类系统。

让我们再看一下商店的图解，还有许多其他需要添加的信息（图7.2）。每一个食品通道都有进一步的说明，为各种通道的食品提供了更详细的信息。作为例子，图 7.2 显示了"饮料"通道的详细信息。你会看到 6 种"分类"均有附加的详细说明。这些代表了不同的饮料产品类型或定义，所有这些产品共享相似的特征，将它们纳入同一类别。

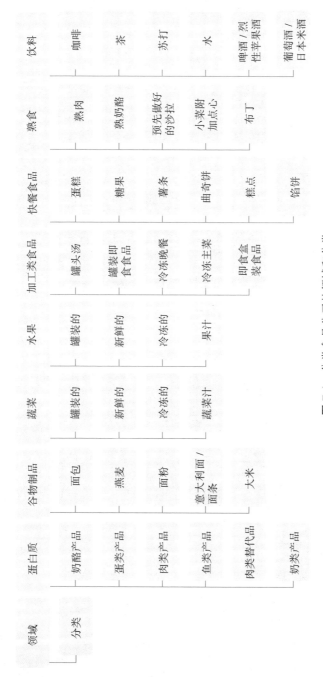

图 7.1 分类食品公司的领域和分类

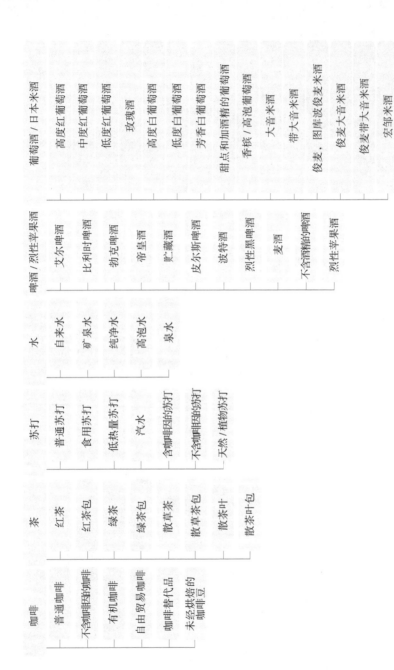

图 7.2 分类食品公司的饮料分类和类型（定义）

　　根据已提供的信息，我们很容易管理购物清单。如果我们想找一些草药苏打，我们能够很快找到标有"饮料"的通道和标有"苏打"的货架，并确定在这里能够找到草药苏打。同样，如果我们想要一些绿茶，我们还会先找到"饮料"通道和"茶叶"货架，然后找到"绿茶"。

　　这个食品分类系统的目的是帮助购物者快速确定其待购物品在商店里的分布区域。如果没有这个信息，购物者会在每一个通道徘徊，并尝试确定每一个通道内的食品种类；根据商店的规模，这将会是一个非常疲惫和混乱的经历！因此，由商店工作人员提供的图式展示了一个"概念性地图"，或者是一个指南，来帮助顾客快速理解所有食品在商店里的归类方式，以达到改善购物经历的目的。

　　现在，你可能对制定一种尽可能以清晰、简洁和一致的方式对概念进行归类的分类系统的难度有了清晰的认识。思考一下食品店的例子，你能想到将店里的食品进行归类的不同方法吗？

　　这个食品分类系统的例子可能没有满足以适合所有购物者的方式来避免概念和分类之间重叠的目标。例如，番茄汁见于蔬菜（蔬菜汁）领域，而不是在饮料领域。虽然一部分人能够合理和明确地找到这种分类，其他人则会认为所有饮料都应该放在一起。重要的是，不同领域之间的区别已经有了明确的定义，即所有的蔬菜和蔬菜产品都见于蔬菜领域内，而饮料领域则包括非蔬菜类饮品。这种分类的问题在于，我们会对葡萄酒和烈性苹果酒是否应该在水果通道，以及啤酒和日本米酒是否应该在谷物类通道而争论！

　　分类系统正在发展过程中——它们在持续成长、发展，甚至随着所研究领域知识的发展而发生显著的变化。关于将所关注的现象分为不同学科的最佳结构的争议常常很激烈。对事物进行分类有许多种方法，事实上，也没有"绝对正确"的方法。分类的目标是找到一种符合逻辑的、一致的方法，将相似的事物进行分类，同时避免概念和分类之间的重叠。对于分类系统的使用者而言，分类的目标是理解其如何将相似的概念归入相应的领域和类别，以快速确定所需要的特定概念。

7.2　护理中的分类系统

　　每一种专业将其规范的知识组织成一致、具有逻辑性和概念化的维度，从而使该专业能够反映专业性的领域，并使其与临床实践相关。针对健康照护中的专业人员，诊断知识是专业知识的重要组成部分，对临床实践也必不可少。因此，护理诊断知识必须通过将专业护理实践合法化和巩固护理专业权限的方式加以组织（Abbott，1988）。

　　在 NANDA-I 护理诊断分类系统中，我们采用分层的图形展示护理诊断的领域和分类（图 7.3）。这些诊断本身并未在图中描述，尽管应该这样做。我们没有包括诊断的主要原因在于，诊断多达244 项，这样会使图非常大——而且非常难以阅读！

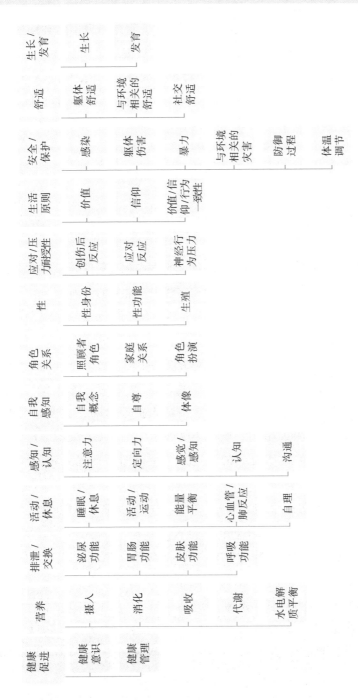

图 7.3 NANDA-I 分类系统 II 领域和分类

分类系统是一种以命名和排序项目、物体和现象为类别的方式来理解实际情况（von Krogh, 2011）。在健康照护中，分类系统代表了学科知识，并表明了一个特定专业群体如何理解该学科知识的重要方面。因此，健康照护中的分类系统具有多重功能，包括如下：

– 提供一个特定专业的知识和实践领域框架。

– 通过根据该专业所关注的健康、过程和机制变化的方式归纳现象。

– 展示因素之间的逻辑联系，这些因素能够被该学科专业人员所控制和操纵（von Krogh, 2011）。

在护理专业中，以具有临床意义的方式对诊断进行分类至关重要，从而使护士在尝试确定一种在实践中不常见的诊断时，能够合理采用分类系统找到关于潜在相关诊断的合理信息。虽然 NANDA-I 分类系统 Ⅱ（图 7.3）的功能并不是作为护理评估框架，但它的确提供了将护理诊断归入不同领域和分类的架构，每一种领域和分类都有明确的定义。

如果我们在分类系统的图示中纳入护理诊断，该图示看起来会怎样呢？为了举例，图 7.4 仅展示了一个领域及其分类和护理诊断。就像你所看到的，这是一个以图的形式展示的庞大信息。

护理诊断包括个体、家庭、群体和社区反应、风险及优势。NANDA-I 分类系统的功能如下：

– 提供护理学科知识的模型，或认知地图。

– 交流知识，以及相关观点和理论。

– 为该专业知识提供结构和序列。

– 作为临床推理的支持性工具。

– 在电子健康记录中提供一种组织护理诊断的方式（von Krogh, 2011）。

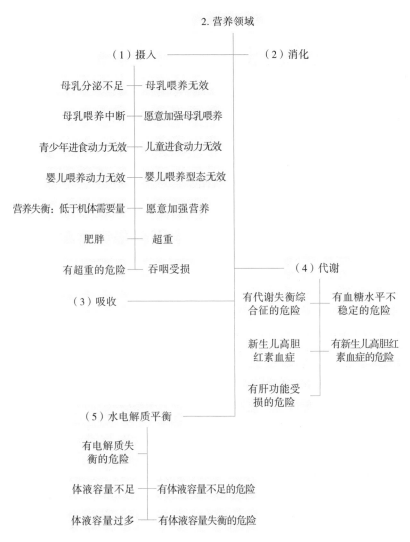

图 7.4　NANDA-I 领域 2，营养及其分类和护理诊断

7.3　NANDA-I 分类系统应用

虽然分类系统提供了将护理现象进行归类的方式，但它还具有其他功能。例如，分类系统能够帮助教师制定护理课程，并且有助于护士明确不常使用、但需要用于特定患者的诊断。让我们来看一看这两种情况。

7.4　构建护理课程

尽管 NANDA-I 护理分类系统的目的不是作为护理评估框架，但它能够支持护理本科教育的规划。例如，课程设置可围绕护理领域和分类，使所教授的课程能够以护理实践的核心概念为基础，这些核心概念已经在每一个 NANDA-I 领域中进行了归类。

一门课程可围绕营养领域（图 7.4）进行设置，每一个单元可基于每一种分类。第一单元中，重点为摄入，而且平衡营养的概念能够得到深入的探讨。什么是摄入？它如何影响个体和家庭健康？患者面临的一些常见营养相关问题是什么？哪些类型的患者最可能出现这些情况？主要原因是什么？如果这些情况未被诊断和（或）未被治疗，后果会怎样？我们如何预防、治疗和（或）改善这些情况？我们如何管理这些症状？

围绕这些护理知识的关键概念设置课程，能够使学生在护理学科知识领域中真正理解课程，并积累相关经验，同时也学习和理解他们在日常实践中将会遇到的相关医疗诊断与疾病。

通过这种方式设置护理课程，能够使学生学到更多关于护理学科领域的知识。饮食模式、喂养动力学、母乳喂养、营养平衡以及有效吞咽是领域 2（营养）的部分关键概念（图 7.4）——它们是"中性状态"，在我们能够识别关于这些反应的潜在或现存问题之前，必须理解这些概念。

例如，将营养平衡理解为护理实践的核心概念，需要充分理解解剖、生理和病理生理（包括相关医疗诊断），而且来自其他领域的反应也会伴随营养平衡的问题。当你真正理解营养平衡的概念时（"正常"或中性状态），很容易识别非正常状态，因为你知道营养平衡时的表现，如果你没有看到这些体征，你会开始怀疑问题的存在（或者存在发生问题的危险）。因此，围绕这些核心概念设置护理课程，能够使护理教师关注护理学科的知识，然后通过使护士首先注重护理现象、而后将特定专业知识用于护理患者的跨学科观点来改善患者照护的方式，将相关医疗诊断和（或）跨学科理念与护理学科知识相结合。之后的目的在于现实的护理结局和循证干预，护士将运用这些干预（依赖和独立性护理干预）尽可能为患者提供最佳照护，以达到护士所应负责的结局。

7.5　明确专业领域之外的护理诊断

护士通过其临床实践中最常见到的护理诊断获得经验。如果你感兴趣的领域是心血管护理，那么你的经验会包括诸如活动耐力、呼吸型态和心输出量之类的关键概念，仅举几例！尽管患者由于心血管事件成为你的主要照护对象，但他们还会存在其他需要你关注的问题。NANDA-I 分类系统能够帮助你明确这些患者的潜在诊断，并通过确定对快速准确诊断患者必要评估资料 / 诊断指标的方式，来支持你的临床推断技能。

也许，就像你收入的一名 45 岁腹股沟疝老年女性患者，你会发现她有严重的类风湿性关节炎（RA）和许多心血管病危险因素。患者告诉你，她的疼痛通常为 5~6 分（10 级评分），今天的评分达到了 6 分；她的手和腕部有明显的风湿结节和水肿。她是一名现时吸烟者，显示其躯体活动水平最低，BMI（体重指数）为 27.6。患者有高血压和心律失常病史，虽然她今天的血压被抗高血压药物进行了较好的控制，并且你没有发现患者心律失常。

你很少照护合并 RA 的患者，因此你回顾了 RA 对心血管疾病风险的影响，并发现这是一个严重的问题；RA 患者的心血管病发病率与死亡率均高于一般人群。在你回顾相关研究时，你发现炎症负担和抗风湿类药物相关的心脏毒性作用是心血管病风险的重要促发因素。你想反映患者的危险，但你不确定哪种护理诊断对这种情况的患者最适合。通过查询分类系统，你能够快速构建一个"认知地图"，帮助你找到更多与该患者相关诊断的更多信息（图 7.5）。

类风湿性关节炎患者的心血管疾病风险：基于初始（筛检性）评估，能够反映患者风险状态的最佳护理诊断是什么？	明确代表人类反应/风险状态的 NANDA-I 领域/分类（领域 4：心血管/肺反应）	完成目标评估，删除或确定最佳护理评估
·手、腕部水肿 ·心律失常病史 ·消炎药和糖皮质激素类药物 ·慢性高水平炎性状态史 ·15 年的吸烟史 ·高血压病史 ·抗高血压药物 ·静坐的生活方式 ·肥胖	·心输出量减少 ·有心输出量减少的危险 ·有心肌组织灌注不足的危险	·评估资料是否明确支持诊断？ ·还有哪些遗漏的信息？ ·确定或删除这些诊断还需要哪些信息？

图 7.5 采用 NANDA-I 分类系统明确和验证护理专业领域之外的护理诊断

你关注的是心血管反应，通过快速浏览分类系统可引导你找到领域 4（活动/休息）的分类 4（心血管/肺反应）。你会看到，有 3 项诊断与心血管反应有关，你还可以回顾相关定义、病因和诊断性指标，以明确患者最佳的诊断。采用这种方式应用分类系统，可支持临床推断，并帮助你以有效和快捷的方式驾驭大量的信息/知识（244 项诊断！）。回顾这 3 项诊断的危险因素、相关因素和定义性特征能够：①提供所需要获得的其他信息，以便做出正式决策；②将评估内容和这些诊断性指标进行比较，为患者做出准确的诊断。

思考一位近期入院的患者——你是否纠结诊断该患者的反应？你是否发现很难知道如何明确潜在诊断？采用分类系统可支持你明确可能的诊断，因为诊断被归类为分类和领域的方式代表了特定的知识范畴。然而，请不要忘记，**单纯的查找诊断标签和"挑选诊断"并非安全的照护！** 你需要回顾所明确的每一项潜在诊断的定义和诊断性指标（定义性特征、相关因素或危险因素），这将有助于你确定应该收集的其他资料，或者你是否有足够的资料针对患者的反应做出准确诊断。

让我们回顾一下 S 先生的案例，以理解你如何采用分类系统帮助明确潜在诊断。

案例学习：S 先生

假设你的患者是 S 先生，87 岁，男性，丧偶，主诉右侧髋部有严重的放射性疼痛。他在辅助生活机构居住了两年。自从妻子去世以来，工作人员发现 S 先生非常烦躁，无论什么时候帮助他步行，他都表现出严重的疼痛体征。工作人员将 S 先生带到诊室，以排除任何可能的骨折或髋关节置换的需要。他们发现，S 先生 3 年前因骨质疏松症做了髋关节置换。很明显，手术非常成功。

S 先生右侧髋部没有明显的水肿或擦伤，但在触诊时，患者主诉疼痛明显。他的下肢双侧末梢脉搏和下肢 4 秒毛细血管再充盈良好。患者既往史包括 80 岁时的脑血管损害（脑卒中）。根据既往史，患者最初存在右侧身体的瘫痪，并丧失了所有的语言功能。他在服用阿替普酶Ⅳ r-Tpa，一种组织纤维蛋白溶酶原激活剂（TPA），并恢复了所有的运动和语言功能。患者在住院康复中心住了 26d，接受了语言、躯体和职业疗法，并在出院回家后，能够独立照顾自己。患者有中度冠状动脉性疾病，但没有明显的既往史。根据陪同工作人员的陈述，S 先生一直能够活动，直到数周前开始主诉疼痛。

患者喜欢交际舞，定期在机构中锻炼，经常围绕建筑群步行，并和其他人说话，或者在天气好的时候，围绕建筑群做户外步行活动。工作人员还指出患者最近的社交变少了，而且没有参加他平时喜欢的各种活动。工作人员认为这些情况导致了患者的不舒适。

然而，你发现的最多关于 S 先生的情况是他看起来孤僻，很少说话和进行眼神交流。患者对回答你的问题很纠结，而且，工作人员常常插手，替患者回答，而不是让患者自己回答。虽然患者的语言功能看起来没有明显的损害，但患者在努力寻找答案，甚至是针对最基本的问题，如年龄或妻子去世的时间。

完成了评估和回顾患者的病史后，你认为 S 先生面临认知相关问题，但你在这个护理领域的经验很少；你需要对潜在诊断做一些回顾。当你考虑认知问题的时候，你查询 NANDA-I 分类系统，以明确这些诊断的逻辑区域。你发现领域 5——感知 / 认知，和人类信息处理系统相关，包括注意力、定向力、感觉、感知、认知和沟通。因为你在考虑和认知相关的问题，你认为这个领域将包括和 S 先生有关的诊断。然后，你会快速确定分类 4——认知。回顾该分类能够引导明确 3 项潜在诊断：急性精神错乱、慢性精神错乱和记忆受损。

你应该自问的问题包括：我应该排除或考虑的其他反应有哪些？我应该寻找哪些体征 / 症状或病因来确定该诊断？

在你回顾了定义和诊断性指标（相关因素、定义性特征和危险因素）后，你会将 S 先生诊断为慢性精神错乱（00129）。

最后，还有一些问题应包括：我是否遗漏了其他信息？我是否在缺乏充分证据的情况下做出了诊断？如果你认为所做出的诊断正确，需要继续提问的问题是：我能够真正预期和 S 先生共同达到的结局是什么？我应该考虑的循证护理干预措施是什么？我将如何评价干预措施是否有效？

7.6　NANDA-I 护理诊断分类系统简史

1987 年，NANDA-I 出版了分类系统 I，其结构用于反映来自北美的护理理论模式。2002 年，分类系统 II 被采用，该系统源自马乔里·戈登博士的功能性健康模式评估框架。这个评估框架可能是全球最常用的护理评估框架。在过去 3 年，NANDA-I 会员和使用者考虑，是否建议将分类系统 II 替换为贡纳·冯·克罗赫博士制定的分类系统 III（本书第 10 版有详细的讨论）。2016 年，该分类系统被提交给 NANDA-I 全体会员，以确定该组织是否应保留分类系统 II，或可能转向新的观点，并采用分类系统 III。经过反复斟酌、研究和讨论，全体会员的共同决策是保留分类系统 II。分类系统 III 的工作还会继续，并且该系统在后期会被提交给全体会员进行再次商讨。

表 7.1 展示了领域、分类和护理诊断，以及这些诊断目前在 NANDA-I 分类系统 II 中的位置。

表 7.1　NANDA-I 分类系统 II 中的领域、分类和护理诊断

编码	诊断
领域 1. 健康促进	对健康或正常功能的认识，以及用于保持控制和加强健康或正常功能的策略
分类 1. 健康意识	对正常功能和健康的认知
00097	从事娱乐活动减少
00262	愿意加强健康素养
00168	静坐的生活方式
分类 2. 健康管理	明确、控制、执行和整合活动，以维持健康状态
00230	虚弱的老年综合征
00231	有虚弱的老年综合征的危险
00215	社区健康缺陷

表 7.1（续）

00188	有危险倾向的健康行为
00099	健康维持无效
00078	健康管理无效
00162	愿意加强健康管理
00080	家庭健康管理无效
00043	保护无效
领域 2.营养	摄入、吸收和利用营养的活动，目的是维护组织、修复组织和产生能量
分类 1.摄入	身体摄入食物或营养
00002	营养失衡：低于机体需要量
00163	愿意加强营养 [a]
00216	母乳分泌不足
00104	母乳喂养无效
00105	母乳喂养中断
00106	愿意加强母乳喂养
00269	青少年进食动力无效
00270	儿童进食动力无效
00271	婴儿喂养动力无效
00107	婴儿喂养型态无效
00232	肥胖
00233	超重
00234	有超重的危险
00103	吞咽受损
分类 2. 消化	将食物转化为适于吸收和同化的物质的生理和化学活动
该分类目前无诊断	
分类 3. 吸收	通过机体组织接收营养的活动
该分类目前无诊断	

表 7.1（续）

分类 4. 代谢	为了原生质的产生和利用而发生于活的有机体和细胞中的化学和生理过程，有废物和能量的产生，并伴随满足所有生命过程的能量释放
00179	有血糖水平不稳定的危险
00194	新生儿高胆红素血症
00230	有新生儿高胆红素血症的危险
00178	有肝功能受损的危险
00263	有代谢失衡综合征的危险
分类 5. 水电解质平衡	液体和电解质的摄入和吸收
00195	有电解质失衡的危险
00025	有体液容量失衡的危险 [b]
00027	体液容量不足
00028	有体液容量不足的危险
00026	体液容量过多
领域 3. 排泄 / 交换	从机体分泌和排出代谢废物
分类 1. 泌尿功能	分泌、再吸收和排出尿液的过程
00016	排尿受损
00020	功能性尿失禁
00176	充盈性尿失禁
00018	反射性尿失禁
00017	压力性尿失禁
00019	急迫性尿失禁
00022	有急迫性尿失禁的危险
00023	尿潴留
分类 2. 胃肠功能	吸收和排泄终末消化产物的过程
00011	便秘

表 7.1（续）

00015	有便秘的危险
00012	感知性便秘
00235	慢性功能性便秘
00236	有慢性功能性便秘的危险
00013	腹泻
00196	胃肠运动功能障碍
00197	有胃肠运动功能障碍的危险
00014	大便失禁
分类 3. 皮肤功能	通过皮肤分泌和排泄的过程
该分类目前无诊断	
分类 4. 呼吸功能	气体交换和排出终末代谢产物的过程
00030	气体交换受损
领域 4. 活动 / 休息	能量的产生、保存、消耗或平衡
分类 1. 睡眠 / 休息	熟睡、安眠、轻松、放松或无活动
00095	失眠
00096	睡眠剥夺
00165	愿意改善睡眠
00198	睡眠型态紊乱
分类 2. 活动 / 运动	移动部分肢体（运动），做工作，或从事活动，常常（但不总是）对抗阻力
00040	有失用综合征的危险
00091	床上活动障碍
00085	躯体移动障碍
00089	轮椅移动障碍
00237	坐位障碍
00238	站立障碍

00090	移动能力受损
00088	步行障碍
分类 3. 能量平衡	能量摄入与消耗的和谐动态平衡状态
00273	能量场失衡
00093	疲乏
00154	漫游
分类 4. 心血管 / 肺反应	支持活动 / 休息的心肺机制
00092	活动不耐受
00094	有活动不耐受的危险
00032	呼吸型态无效
00029	心输出量减少
00240	有心输出量减少的危险
00033	自主通气受损
00267	有血压不稳定的危险
00200	有心肌组织灌注减少的危险
00201	有脑组织灌注无效的危险
00204	周围组织灌注无效
00228	有周围组织灌注无效的危险
00034	呼吸机戒断反应性功能障碍
分类 5. 自理	从事自理和躯体功能活动的能力
00098	家庭维持障碍
00108	沐浴自理缺陷
00109	更衣自理缺陷
00102	进食自理缺陷
00110	如厕自理缺陷
00182	愿意加强自理
00193	自我忽视

表 7.1（续）

领域 5. 感知 / 认知	包括注意力、定向力、感觉、感知、认知和沟通的人类信息处理系统
分类 1. 注意力	注意或观察的心理准备就绪状态
00123	单侧忽略
分类 2. 定向力	对时间、地点和人的意识
该分类目前无 诊断	
分类 3. 感觉 / 知觉	通过触觉、味觉、嗅觉、视觉、听觉和运动觉感知信息，并且各种感官信息的综合能够进行命名、关联和（或）型态认知
该分类目前无 诊断	
分类 4. 认知	记忆、学习、思维、解决问题、抽象、判断、洞察力、智力、计算和语言的应用
00128	急性精神错乱
00173	有急性精神错乱的危险
00129	慢性精神错乱
00251	情绪控制不稳
00222	冲动控制无效
00126	知识缺乏
00161	愿意加强知识
00131	记忆受损
分类 5. 沟通	发送和接收语言和非语言信息
00157	愿意加强沟通
00051	语言沟通障碍
领域 6. 自我感知	个体对自我的认识
分类 1. 自我概念	对整体自我的感知
00124	绝望

00185	愿意加强希望
00174	有人格尊严受损的危险
00121	个人身份障碍
00225	有个人身份障碍的危险
00167	愿意加强自我概念
分类 2. 自尊	对自我价值、能力、重要性和成功的评估
00119	长期低自尊
00224	有长期低自尊的危险
00120	情境性低自尊
00153	有情境性低自尊的危险
分类 3. 体像	对自我身体的心理映像
00118	体像受损
领域 7. 角色关系	个体与群体之间的积极和消极联系或关系，以及这些联系的表现方式
分类 1. 照顾者角色	社会对非健康照护专业者提供照护的期望行为模式
00061	照顾者角色紧张
00062	有照顾者角色紧张的危险
00056	抚养障碍
00057	有抚养障碍的危险
00164	愿意加强抚养
分类 2. 家庭关系	有生物学相关或选择性相关者之间的关系
00058	有依恋受损的危险
00063	多重家庭作用功能障碍
00060	多重家庭作用中断
00159	愿意加强多重家庭作用
分类 3. 角色扮演	执行社会期望行为模式的质量
00223	关系无效

表 7.1（续）

00229	有关系无效的危险
00207	愿意加强关系
00064	抚养角色冲突
00055	角色扮演无效
00052	社交障碍
领域 8. 性	性身份、性功能和生殖
分类 1. 性身份	作为与性和（或）性别相关的特定个体的状态
该分类目前无诊断	
分类 2. 性功能	参与性活动的功能或能力
00059	性功能障碍
00065	无效性型态
分类 3. 生殖	人类生产的过程
00221	分娩过程无效
00227	有分娩过程无效的危险
00208	愿意加强分娩过程
00209	有母婴关系受损的危险
领域 9. 应对 / 压力耐受性	与生活事件 / 生命过程的斗争
分类 1. 创伤后反应	躯体或心理创伤后发生的反应
00260	有复杂的移民过渡危险
00141	创伤后综合征
00145	有创伤后综合征的危险
00142	强奸创伤综合征
00114	住址改变应激综合征
00149	有住址改变应激综合征的危险

分类 2. 应对反应	管理与环境相关的压力的过程
00199	活动计划无效
00226	有活动计划无效的危险
00146	焦虑
00071	防御性应对
00069	应对无效
00158	愿意加强应对
00077	社区应对无效
00076	愿意加强社区应对
00074	家庭应对受损
00073	家庭应对失能
00075	愿意加强家庭应对
00147	死亡焦虑
00072	否认无效
00148	恐惧
00136	哀伤
00135	复杂性哀伤
00172	有复杂性哀伤的危险
00241	情绪调节受损
00125	无能为力
00152	有无能为力的危险
00187	愿意加强能力
00210	韧性受损
00211	有韧性受损的危险
00212	愿意加强韧性
00137	长期悲伤
00177	压力过多

分类 3. 神经行为压力	行为性反应，反映了神经和脑功能
00258	急性物质戒断综合征
00259	有急性物质戒断综合征的危险
00009	自主神经反射异常
00010	有自主神经反射异常的危险
00049	颅内适应能力下降
00264	新生儿戒断综合征
00116	婴儿行为紊乱
00115	有婴儿行为紊乱的危险
00117	愿意加强婴儿行为的有序性
领域 10. 生活原则	被认为真实或具有内在价值的活动、风俗习惯或机构相关组织、思想和行为潜在的原则
分类 1. 价值	对所偏好的组织模式或终末状态的认同和排序
该分类目前无诊断	
分类 2. 信仰	对被认为真实或具有内在价值的活动、风俗习惯或机构的看法、期望或判断
00068	愿意加强精神健康
分类 3. 价值 / 信仰 / 行 为一致性	价值、信仰和行为之间达到的一致性或平衡
00184	愿意加强决策
00083	决策冲突
00242	自主决策受损
00244	有自主决策受损的危险
00243	愿意加强自主决策
00175	道德困扰
00169	宗教信仰受损
00170	有宗教信仰受损的危险
00171	愿意加强宗教信仰

00066	精神困扰
00067	有精神困扰的危险
领域 11. 安全 / 保护	避免危险、躯体伤害或免疫系统损伤；保护免受损失；保护安全
分类 1. 感染	病原侵入后的宿主反应
00004	有感染的危险
00266	有术区感染的危险
分类 2. 躯体损伤	躯体伤害或受伤
00031	气道清除无效
00039	有吸入的危险
00206	有出血的危险
00048	牙齿受损
00219	有眼干的危险
00261	有口干的危险
00155	有跌倒的危险
00245	有角膜损伤的危险 c
00035	有受伤的危险
00250	有尿道损伤的危险
00087	有围手术期体位性损伤的危险 c
00220	有烫伤的危险 c
00045	口腔黏膜完整性受损
00247	有口腔黏膜完整性受损的危险
00086	有周围神经血管功能障碍的危险
00038	有躯体创伤的危险
00213	有血管创伤的危险
00249	有压力性溃疡的危险
00205	有休克的危险
00046	皮肤完整性受损

00047	有皮肤完整性受损的危险
00156	有婴儿猝死的危险
00036	有窒息的危险
00100	手术恢复延迟
00246	有手术恢复延迟的危险
00044	组织完整性受损
00248	有组织完整性受损的危险
00268	有静脉血栓栓塞的危险
分类 3. 暴力	使用过多的力量造成伤害或虐待
00272	有女性割礼的危险
00138	有他人指向性暴力的危险
00140	有自我指向性暴力的危险
00151	自残
00139	有自残的危险
00150	有自杀的危险
分类 4. 与环境相关 的灾害	环境中的危险来源
00181	污染
00180	有污染的危险
00265	有职业性损伤的危险
00037	有中毒的危险
分类 5. 防御过程	个体保护自我免受非自我因素伤害的过程
00218	对碘化造影剂有不良反应的危险
00217	有过敏反应的危险
00041	乳胶过敏反应
00042	有乳胶过敏反应的危险
分类 6. 体温调节	以保护有机体为目的的调节体内热量与能量的生理过程

00007	体温过高
00006	体温过低
00253	有体温过低的危险
00254	有围手术期体温过低的危险
00008	体温调节无效
00274	有体温调节无效的危险
领域 12. 舒适	**心理、生理和社交舒适或轻松的感觉**
分类 1. 躯体舒适	**健康或轻松和（或）免于疼痛的感觉**
00214	舒适受损
00183	愿意改善舒适
00134	恶心
00132	急性疼痛
00133	慢性疼痛
00255	慢性疼痛综合征 [d]
00256	分娩痛 [d]
分类 2. 与环境相关 的舒适	**健康或个体环境轻松的感觉**
00214	舒适受损
00183	愿意改善舒适
分类 3. 社交舒适	**健康或个体社交环境轻松的感觉**
00214	舒适受损
00183	愿意改善舒适
00054	有孤独的危险
00053	社交隔离
领域 13. 生长 / 发育	**经过发育性里程碑的躯体维度、器官系统成熟和（或）进展的适龄增加**

分类 1. 生长	躯体维度或器官系统成熟度增加
该分类目前无诊断	

分类 2. 发育	通过生命过程中一系列公认里程碑的进步或倒退
00112	有发育迟滞的危险

a 编辑声明此概念不是以字母为序；保持所有的"营养"诊断均按照顺序排列
b 编辑声明此概念不是以字母为序；保持所有的"体液容量"诊断均按照顺序排列
c 编辑声明此概念不是以字母为序；保持所有的"损伤"诊断均按照顺序排列
d 编辑声明此概念不是以字母为序；保持所有的"疼痛"诊断均按照顺序排列

参考文献

Abbott A, 1988. The Systems of Professions. Chicago IL: The University of Chicago Press,

Quammen D, 2007. A passion for order. National Geographic Magazine. Available at: ngm.nationalgeographic.com/print/2007/06/Linnaeus-name-giver/david-quammen-text（retrieved November 1, 2013）

Von Krogh G, 2011. Taxonomy Ⅲ Proposal. NANDA International Latin American Sympo-sium. Sao Paulo, Brazil. May.

8 NANDA-I 护理诊断分类系统的特点及定义

T. Heather Herdman

8.1 分类系统 II 的结构

分类系统被定义为用于将事物归纳为共享相似特征群体的命名和组织的系统（Cambridge Dictionary On-Line, 2017）。在分类系统中，领域是"有兴趣的区域或个体能够掌控的区域"；分类则是"具有相似结构的群体"（Cambridge Dictionary On-Line, 2017）。

我们可针对一个护理诊断分类系统修改定义；尤其是护理问题诊断核心的分类顺序，以这些问题的假设自然关系为依据。分类系统 II 有 3 个层次：领域、分类和护理诊断。图 7.3 描述了分类系统 II 的领域和分类的组织结构；表 7.1 展示了分类系统 II 的 13 个领域、47 种分类和 244 项现用的诊断。

分类系统 II 的编码结构是一个 32 字节的整数（如果使用者的数据库采用的是另一种格式，编码结构则为 5 位数的编码）。这种结构提供了分类结构的稳定性，或成长与发展，同时避免了在添加新诊断、修改诊断和修订诊断时，改变编码的需要。新编码用于新通过的诊断。

分类系统 II 具有一种编码结构，与关注健康照护术语系统编码的国家医学图书馆（NLM）的建议一致。NLM 建议，编码不应含有和分类概念相关的信息，如分类系统 I 的编码结构，包括了关于诊断分布和层次的信息。

NANDA-I 术语系统是一种公认的护理语言，符合北美护士协会（ANA）护理实践信息基础设施委员会（CNPII）制定的标准（Lundberg et al, 2008）。公认的护理语言的益处在于，它表明了分类系统被作为通过提供临床有用的术语系统来支持护理实践而被广大护理工作者接受。该术语系统在国际 7 级健康（HL7）系统中进行了注册，健康照护信息被进行了标准化，正如一个术语在临床信息系统的电子信息中被用于明确护理诊断（www.HL7.org）。

8.2 构建诊断性概念的多轴系统

NANDA-Ⅰ诊断是通过多轴系统构建的概念。以 NANDA-Ⅰ分类系统Ⅱ为目标，轴的操作性定义为诊断过程中考虑的人类反应的维度。护理诊断的分类系统中共有 7 个轴。NANDA-Ⅰ护理诊断模型展示了 7 个轴及其相互间的关系。

- 轴 1：诊断的重点
- 轴 2：诊断的主体（个体、家庭、群体、照顾者、社区等）
- 轴 3：判断（受损、无效等）
- 轴 4：部位（口腔、肢体末梢、脑等）
- 轴 5：年龄（新生儿、婴儿、儿童、成人等）
- 轴 6：时间（慢性、急性、间断性）
- 轴 7：诊断的状态（问题聚焦型、危险型、健康促进型）

这些轴通过其含义，以护理诊断标签的形式展示。在一些情况下，轴的命名很清楚，如社区应对无效和多重家庭作用功能障碍。在这两项诊断中，主体的命名采用了轴 2（诊断的主体）的两个含义："社区"和"家庭"。"无效"和"功能障碍"则是轴 3（判断）所包括的两个含义。

有时，轴的命名不清楚，如无效性型态的例子，其中的诊断主体（轴 2）常常是患者。还有些情况下，轴可能与诊断无关，因此不属于护理诊断标签的组成部分。例如，时间轴可能不会和每一项诊断相关。在诊断无明确主体的情况下，请谨记，NANDA-I 对患者的定义为"个体、家庭、群体或社区"。

轴 1（诊断的重点）和轴 3（判断）是护理诊断的必要组成部分。然而，在一些情况下，诊断的重点包括判断，如恐惧。在这些情况下，诊断标签中的判断和诊断重点并无明显的区分。如前所述，虽然轴

2（诊断的主体）也必不可少，但它也可能会隐含，从而不会被包括在标签中。诊断发展委员会要求提交这些轴；其他轴可能在需要进一步澄清时用到。

8.3　轴的定义

8.3.1　轴 1：诊断的重点

诊断的重点是诊断性概念的原则要素、基本和必要组成部分以及基础。它描述了"人类反应"，这是诊断的核心。

诊断的重点包括 1 个或以上名称。当用到 1 个以上的名称时（如心境调整），每一个名称均对诊断的重点有唯一的含义，就像这两个名称是一个名称一样；然而，合并词汇的含义在其分开阐述的时候却具有不同的意义。通常情况下，一个名称（冲突）可能带有一个形容词（决策性的），以表示决策冲突诊断的重点。

有时，诊断的重点和诊断性概念完全相同，如我们看到的诊断"恐惧"。这种情况见于，护理诊断的陈述具有最高的临床适用水平，并且诊断重点的分割未增加额外的概念性意义。准确确定诊断重点应考虑的内容确实非常困难。例如，采用诊断大便失禁（00014）和压力性尿失禁（00017），会面临如下问题：诊断的重点是否只有失禁，或者是两个护理问题：大便失禁和尿失禁。在这种情况下，失禁是代表排便和排尿的重点和部位的词汇（轴4），为诊断重点提供了更明确的信息。然而，失禁本身是一个可以独立存在的判断性术语，因此它可以成为诊断的重点，而不用考虑部位。

在一些情况下，从诊断重点中删除部位（轴4），会妨碍其为护理实践提供含义。例如，我们看看"有肝功能受损的危险"这一诊断的重点，这个重点是肝功能，还是仅指功能？如果你看到个体认同障碍的诊断，诊断的重点是认同，还是个体认同？此时，构成诊断重点必要部分的决策是以帮助护理实践含义的事物以及该术语是否表达了人类反应为基础的。功能可能表示机械性功能，这并不是人类反应。因此，明确肝功能是诊断性概念至关重要。同样，认同只不过表示个体的性别、眼睛的颜色、身高或年龄——再次声明，这些都是个体特征，不是人类反应。然而，个体认同表示个体的自我感知，这是一种人类反应。有时，诊断重点看起来相似，但事实上区别很大：暴力和自我指向性暴力是两种不同的人类反应，因此，根据分类系统 Ⅱ 中的诊断性问题，两者必须区别对待。NANDA-I 护理诊断的诊断性问题见表 8.1。

表 8.1　　NANDA-I 护理诊断的诊断性问题

– 活动计划	– 进食自理	– 创伤后综合征
– 活动耐受性	– 女性割礼	– 能力
– 急性物质戒断综合征	– 体液容量	– 压力性溃疡
– 适应能力	– 虚弱的老年综合征	– 保护
– 碘化造影剂副作用	– 功能性便秘	– 强奸创伤综合征
– 气道清除	– 气体交换	– 关系
– 过敏反应	– 胃肠运动	– 精神信仰
– 焦虑	– 哀伤	– 住址改变应激综合征
– 吸入	– 健康行为	– 韧性
– 依恋	– 健康素养	– 依从性
– 自主神经反射异常	– 健康维持	– 角色冲突
– 能量场平衡	– 健康管理	– 角色扮演
– 体液容量平衡	– 健康	– 角色紧张
– 营养平衡	– 家庭维持	– 自理
– 沐浴自理	– 希望	– 自我概念
– 出血	– 人格尊重	– 自我指向性暴力
– 血糖水平	– 高胆红素血症	– 自尊
– 体像	– 体温过高	– 自残
– 乳汁分泌	– 体温过低	– 自我忽视

– 母乳喂养	– 移民过渡	– 性功能
– 呼吸型态	– 冲动控制	– 性型态
– 心输出量	– 失禁	– 休克
– 分娩过程	– 感染	– 坐位
– 慢性疼痛综合征	– 损伤	– 皮肤完整性
– 舒适	– 失眠	– 睡眠型态
– 沟通	– 知识	– 睡眠
– 精神错乱	– 分娩痛	– 社交
– 便秘	– 乳胶过敏反应	– 社交隔离
– 污染	– 生活方式	– 悲伤
– 应对	– 肝功能	– 精神痛苦
– 死亡焦虑	– 孤独	– 精神困扰
– 决策冲突	– 母婴关系	– 自主通气
– 决策	– 记忆	– 血压平稳
– 否认	– 代谢失衡综合征	– 站立
– 牙齿	– 运动	– 压力
– 发展	– 情绪调节	– 婴儿猝死
– 腹泻	– 道德困扰	– 窒息
– 失用综合征	– 黏膜完整性	– 自杀
– 从事娱乐活动	– 恶心	– 手术恢复
– 更衣自理	– 新生儿戒断综合征	– 术区感染
– 眼干	– 神经血管功能	– 吞咽
– 口干	– 营养	– 烫伤
– 进食动力	– 肥胖	– 体温调节
– 电解质平衡	– 职业性损伤	– 组织完整性
– 排泄	– 行为有序	– 组织灌注
– 自主决策	– 他人指向性暴力	– 如厕自理
– 情绪控制	– 超重	– 移动能力
– 跌倒	– 疼痛	– 单侧忽略
– 多重家庭作用	– 抚养	– 血压稳定

表 8.1（续）

– 疲乏	– 围手术期体温过低	– 静脉血栓栓塞
– 恐惧	– 围手术期体位性损伤	– 呼吸机反应
– 喂养型态	– 个体认同	– 语言沟通
	– 躯体创伤	– 步行
	– 中毒	– 漫游

8.3.2 轴 2：诊断的主体

诊断的主体被定义为护理诊断决定的对象。主体在轴 2 中的含义为个体、照顾者、家庭、群体和社区，代表了 NANDA-I 对"患者"的定义：

– 个体：与他人有明显区别的单一个体，一个人。

– 照顾者：家属或帮助者，定期照看孩子或患者、老人和有残疾的人。

– 家庭：两个或以上的人，有持续或稳定的关系，感受相互的义务，感知功能的含义，共享对他人的特定义务；通过血脉和（或）选择关联。

– 群体：具有共同特征的一群人。

–社区：在共同的管理下居住在同一地区的一群人，如邻居和市民。

当诊断的主体阐述不明确时，默认主体为个体。然而，这种诊断也适用于考虑为其他主体的诊断。舒适受损（00214）的诊断可用于缺乏充足环境控制、缺乏隐私和缺乏资源的个体，证据为个体对环境不满意，无法放松，以及个体睡眠型态的改变。该诊断也适用于经历了与环境相关的毒性刺激（如与环境相关的灾害）的社区，它缺乏对环境的控制，也缺乏处理所面临问题的资源，社区中的居民也经历了痛苦的症状、恐惧和焦虑等。

8.3.3 轴 3：判断

判断是对诊断重点含义的限定或特定说明的描述语或修饰语。诊断的重点和护士对其的判断，共同构成了诊断。采用的所有定义均来自牛津在线英语词典（2017）。轴 3 的含义见表 8.2。

表 8.2　NANDA-I 分类系统 Ⅱ 轴 3 判断性术语的定义

判 断	定 义
复杂的	包括许多相互关联的成分或要素；错综复杂；包含许多不同的和容易混淆的方面
受损的	使易感性增加，或降低功能有效性
减少的	在体积、数量、程度或等级方面变小或变少
防御的	习惯性或有目的的防御或保护
缺乏 / 缺少	未达到充分的特定质量或成分；缺少或不足
延迟的	晚、慢或延期
剥夺	缺乏或否认被认为必要的事情
失能的	在运动、感觉或活动方面的限制
无组织的	无合理的计划或控制；分散的或无效的
不均衡的	和其他事物（常模）相比太大或太小
被扰乱的	正常型态或功能受到干扰
功能障碍	运行不正常或不合理；不能有效遵守社会规范
不受约束的	免于法律、社会或政治的限制；自由的
有效的	成功建立期望或有目的的结果
加强的	强化、增加或进一步改善质量、价值或内涵
过多的	超过必需、允许或期望的大量事物
失败的	无功能性的活动或状态；缺乏成功
虚弱的	柔弱和纤弱；伴随老龄化的躯体或心理衰弱
功能性	和某事物的运作或操作方式有关；具有特定的行为、目的或任务
失衡的	在相应的两种事物之间缺乏比例或关系
受损的	削弱的或破坏的（事物，特别是一种能力或功能）
无效的	未产生任何有意义的或期望的效果
不充分的	不足、无效；无能力、不胜任

表 8.2（续）

判 断	定 义
被阻断的	连续过程（一种活动或程序）的终止；打破了某事物的连贯性
不稳定的	易于变化；容易改变；情绪特征为易于激动、随意表达、倾向快速和自发性改变
偏低	在数量、范围或程度方面低于平均水平；小
无 –	表示否定或缺失
有组织的	在一个系统性方式中有序或有结构；有效
超负荷	负担过重
感知的	开始认识或意识到（某事物）；开始发现或理解
愿意	希望做某事；声明已做好充分准备做某事
有危险	涉及危险暴露的情境；不愉快或不受欢迎的事情可能会发生
有危险倾向的	可能或易于遭受、做或经历某些不愉快或令人遗憾的事情
静坐的	（一种生活方式）特征为过多坐位，少有躯体活动
情境的	关联或依赖一系列事件的环境或状态；和地点的位置及周围环境有关
不稳定的	易于改变，失败；未稳固的建立；可能退缩；不稳定

8.3.4 轴 4：部位

部位描述了躯体的定位/区域及其相关功能——所有组织、器官、解剖位置或结构。采用的所有定义均来自牛津在线英语词典（2017）。轴 4 的含义见表 8.3。

表 8.3 NANDA-I 分类系统 Ⅱ 轴 4 中的部位及其定义

术 语	定 义
听觉	与听感有关
膀胱	腹部的肌性膜性囊；接受和储存来自肾脏的尿液，然后进行排泄
躯体	个体的生理结构，包括骨骼、肌肉和器官
肠	胃部以下的部分消化道；肠道
乳房	覆盖在胸部（胸）肌肉上的组织。女性乳房由特殊组织构成，类似脂肪组织，可产生乳汁（腺体组织）

术 语	定 义
心脏	与心有关
心肺	与心脏和肺有关
心血管	与心脏和血管有关
脑	与脑的结构有关
眼睛	位于头部的成对球状视觉器官
胃肠道	与胃和肠道有关
生殖器	与人类生殖器官有关
味觉	与味觉或味感有关
颅内	颅骨内部
肌肉运动知觉	通过肌肉和关节中的感觉器官，感受部分肢体的位置和运动
肝脏	腹部的大型叶状腺体器官，参与许多代谢过程
口	面部下半部分可以张开的腔状结构，周围有口唇，由此可进食和发出声音
黏膜	分泌黏液的上皮组织，沿着许多身体的腔状和管状器官排列，包括肠道和呼吸道
神经血管	包括神经和血管结构；与神经和血管系统及其相互作用有关
嗅觉	与嗅感有关
口腔	口的腔状结构
末梢	与身体或器官的远端或表面有关；外周
末梢血管	未在胸部或腹部的静脉和动脉系统
肾脏	和肾有关
皮肤	构成覆盖身体的天然屏障的薄层组织
触觉	与触感有关
组织	构成人体的任何特定类型的材料，包括特殊的细胞及其产物
血管	关联、影响或组成脉管，特别是输送血液的管道
静脉	与静脉或静脉系统有关
视觉	与视感或视力有关
泌尿器官	和排尿有关
泌尿道	关联或表示产生和排泄尿液的器官、结构和管道系统，包括肾脏、输尿管、膀胱和尿道

8.3.5　轴 5：年龄

年龄指作为诊断主体（轴 2）的岁数。轴 5 的内涵如下所述，除了老年人，其他定义均来自世界卫生组织（2013）。

- 胎儿：妊娠 8 周至分娩前的未出生个体

- 新生儿：年龄 <28 天的个体

- 婴儿：年龄 ≥ 28 天并 <1 岁的个体

- 儿童：1~9 岁的个体，包括男女

- 青少年：10~19 岁的个体，包括男女

- 成人：年龄 >19 岁的个体，除非国家法律规定 19 岁以前的个体为成人

- 老年人：年龄 >65 岁的个体

8.3.6　轴 6：时间

时间描述了诊断重点（轴 1）的持续过程。轴 6 的内涵为：

- 急性：持续时间 <3 个月

- 慢性：持续时间 ≥ 3 个月

- 间断性：间隔性、周期性、循环性反复停止或开始

- 持续性：无中断的，持续进行无中止

8.3.7　轴 7：诊断的状态

诊断的状态指现存或潜在的问题 / 综合征，或指诸如健康促进型诊断的诊断分类。轴 7 的内涵如下：

- 问题聚焦型：对存在于当前状况的健康状态 / 生命过程的不良反应（包括综合征型诊断）。

- 健康促进型：改善现存的健康状况和实现人类健康潜力的动机和期望（Pender et al, 2006）。

- 危险型：未来易于出现的对健康状况 / 生命过程的不良反应（包括综合征型诊断）。

8.4　护理诊断的发展与提交

护理诊断的结构包括合并来自轴 1（诊断的重点）、轴 2（诊断的主体）和轴 3（判断）的内涵，并附加来自其他轴的内涵，以做出进一步的明确说明。研究者或有兴趣的专业护士可以从诊断的重点（轴 1）开始，并附加合适的判断性术语（轴 3）。谨记，这两个轴有时会合并为单一的诊断性概念，如护理诊断恐惧（00148）。其次，还需要特别说明诊断的主体（轴 2）。如果主体是"个体"，则诊断中不需要明确说明。最后，如果情况允许，还可以使用其他轴补充更多的细节。

NANDA-I 不支持诊断性概念的随意构建，这种情况见于在患者评估的基础上，单纯匹配两个轴的术语，以生成一个诊断标签来代表判断。护理问题所明确的、无 NANDA-I 标签的临床问题 / 领域应该在记录时详细描述，以确保其他护士 / 健康照护专业人员对临床判断做出准确的解释。

通过匹配来自不同轴的术语而做出一项将要用于临床和（或）记录的诊断，未以循证的方式发展诊断的定义和其他构成要素（定义性特征、相关因素、危险因素、相关情况和危险人群，合适的情况下），会使作为真实表达、预示和指导临床判断和实践方法的标准化语言的目标失去作用。

这是关于患者安全的一个严重问题，因为缺乏诊断构成要素内在的知识不可能保证诊断的准确性。从照护的角度武断生成的护理术语，会导致对临床问题 / 重点领域的误解，继而引起不合理的结局设定和干预措施选择。它也不可能正确研究护理诊断的影响，或者实施与诊断相关的结局或干预措施研究，因为没有明确的诊断构成要素（定义、定义性特征、相关因素或危险因素），就不可能知道所研究的概念是否真正代表了相同的现象。

因此，本章在讨论诊断性概念的结构时，目的是告知临床医生诊断性概念的发展方式，以及它们是如何为制定诊断者提供明确说明，从而提交至 NANDA-I 分类系统；而不应被误解为建议 NANDA-I 支持临床医生以患者照护的角度制定诊断标签。

8.5　未来的工作重点

NANDA-I 将会重点关注目前术语系统中所包含诊断的修订，但不包括 2002 年采用的低于证据水平标准的"原始"诊断。这种诊断有 50 余项，如果在本版中未进行修订，将在下一版修订过程中，从诊断术语系统中删除。因此，我们不建议在现阶段发展新诊断，而是把重点放在处于最低证据水平 2.1 的诊断，并提高其他诊断的证据水平。本组织的其他工作重点还包括加强诊断性指标的临床适用性（定义性特征和相关 / 危险因素）。我们希望，能够通过临床研究和 meta 分析 /meta 综合明确这些制定诊断所必要的定义性特征（严格的定义性特征），并删除那些临床不适用的诊断。这将会加强我们为临床护士提供决策支持的能力。

推荐读物

Matos FGOA, Cruz DALM. Development of an instrument to evaluate diagnosis accu-racy. Rev Esc Enferm USP, 2009, 43（Spe）:1087–1095

Paans I, Niewney RMB, van der Schans CP, et al. What factors influence the prevalence and accuracy of nursing diagnoses documentation in clinical practice? A systematic literature review. J Clin Nurs, 2011, 20（17–18）: 2386–2403

参考文献

Lundberg C, Warren J, Brokel I, et al, 2008, Selecting a standardized terminology for the electronic health record that reveals the impact of nursing on patient care. Online J Nurs Inform, 12（2）.Availableathttp:/ojni.org/12_2/lundberg,pdf

Oxford University Press, 2017. Oxford English Living Dictionary on-line. Oxford

University Press. Availableathttps://en.oxforddictionaries.com

Pender NJ, Murdaugh CL, Parsons MA, 2006. Health Promotion in Nursing Practice. 5th ed.Upper Saddle River N: Pearson prentice-hall

World Health Organization. Health topics: Infant,newborn, 2013.Available at:http:// www.whoint/topics/infantnewborn/en/

World Health Organization. Definition of key terms, 2013.Available at: http://www. who. int/hiv/pub/guidelines/arv2013/intro/keyterms/en/

9 常见问题

9.1 引 言

我们通常经过网站和邮件接收问题，以及 NANDA-I 董事会或 CEO/ 常务董事在出席各种会议时接收问题。我们在这里收集了最常见的问题及其答案，希望能够帮助其他有相同问题的读者。

9.2 何时需要护理诊断

护士的服务对象通常是患者。然而，从法律的角度来看，医生负责对疾病进行诊断和治疗。同样，护士负责诊断和处理护理问题。重点在于，护理问题不同于医疗问题。为了更明确地说明这一点，让我们在护理实践的三支柱模型基础上，以更广泛的视角审视护理实践如何存在于健康照护中（Kamitsuru, 2008）。该模型展示了护理实践的三个主要部分，它们既相互区别，又相互联系。

在临床实践中，护士需要执行许多任务。首先，我们有医疗诊断驱动的实践 / 干预。这些护理活动与疾病治疗、患者监测以及跨学科合作有关。护士针对医疗诊断做出反应，并将照护的医疗标准作为护理活动的基础。

其次，我们有护理诊断驱动的实践。这些独立的护理干预措施不需要医生的确认或许可。这些活动以照护的护理标准为基础。

最后，我们有组织协议驱动的实践。这些实践可以是和基础护理相关的活动，如更换床单、提供清洁卫生和日常照护。这些活动并不与特定的医疗诊断或护理诊断相关，但是它们建立在照护的组织化标准基础上。

以上三种活动共同构成了护理实践。每一种活动均有不同的知识基础和不同的责任。这三个方面对护士的理解同等重要，但仅有一种活动和我们独特的学科知识相关，这就是我们所认识的护理诊断领域。该模型也展示了我们为什么不需要重新将医疗诊断命名为护理诊断。医疗诊断已经存在于医疗领域。但是，医疗诊断并非都能够解释护士对患者的理解、护士对患者反应的判断或者护士为患者实施的干预措施。因此，我们采用护理诊断来解释护士对患者做出的独立临床判断。基于此，护理诊断为独立护理干预措施提供了基础。

9.3　关于标准化护理语言的基本问题

什么是标准化护理语言？

标准化护理语言（SNL）是一组公认的术语，用于描述涉及评估（护理诊断）的临床判断，并有与护理照护记录相关的干预措施和结局。标准化要求术语、定义和指标（诊断性或结局性指标）均具有临床适用性。

有多少标准化护理语言？

美国护士学会为护理专业确定了 12 种语言。NANDA-I 是唯一的诊断性语言，在将诊断纳入其分类系统的过程中，采用同行评审系统。它也是唯一提供严格诊断性指标（定义性特征、相关因素、危险因素、相关情况和危险人群）的术语系统，以支持护士的临床推断。

不同标准化护理语言之间的差别是什么？

许多护理语言都要求进行标准化；部分护理语言仅仅是一系列术语，其他护理语言只针对这些术语提供了定义。NANDA-I 坚持，一种代表某种专业的标准化语言至少应提供循证性定义、一系列定义性特征（体征 / 症状）和相关因素（病原因素），并附加其他支持诊断的资料，如危险人群和相关情况。危险型诊断应包括一个循证性定义和一系列危险因素，这些危险因素能够通过独立的护理干预措施进行控制。如果没有这些组成要素，任何人可以按照其方式对任何一个术语进行定义，这样做很明显违反了标准化的目的。它也会妨碍任何直接与护理评估关联的电子化决策支持系统。

我见到人们使用术语，如"挑选一项诊断"、"选择一项诊断"和"提取一项诊断"。听起来是一种明确使用某项诊断的简单途径。这样是正确的吗？

当我们讨论诊断的时候，我们实际上并不是在讨论类似从一个清单中挑选一个术语或选择一个对患者"听起来正确"的术语这样简单的事情。我们讨论的是诊断性决策过程，护士在这个过程中做出诊断。因此，与使用这些简单的词语（挑选、选择、提取）不同，我们应该真正描述诊断的过程！不应该说"选择一项诊断"，而应该说"诊断患者/家庭"；不应该说"挑选一项诊断"，而应该说"确保诊断的准确性"，或者再强调一下，仅仅是"诊断患者/家庭"。语言是有力的——因此，当我们陈述诸如选择、提取或挑选这样的事情时，听起来很简单，就像我们只需要浏览一个术语清单，然后选择一个术语一样。然而，采用诊断性推断远不止如此——我们所做的是诊断，远远超过了"挑选"某事的范畴！

9.4 关于 NANDA-I 的基本问题

什么是 NANDA-I？

护理诊断的实施加强了护理实践的每一个方面，从获得专业尊重到确保代表护士的专业性临床判断的一致性记录，以及以能够获得补偿的准确的记录。NANDA-I 的存在就是发展、修订和促进能够准确反映护士临床判断的术语系统。

为什么 NANDA-I 对获取其护理诊断要收取费用？

在任何领域中，以研究为基础的工作体系的发展和维持均要求投入时间和技能，并且这种工作的普及是一种额外的花费。作为一种志愿者组织，我们资助委员会的会议，以评审提交的诊断，确保这些诊断符合证据水平（LOE）的标准。我们还提供教育性课程，以及因高度需求而提供英语、西班牙语和葡萄牙语版本的诊断。我们的委员会成员来自世界各地，电话会议的花费和偶尔的面对面会议花费非常昂贵——正如我们的会议和教育性事件一样。我们的经费支持仅够支付这些工作，与用于支付其他可获得的健康照护数据库许可和电子许可的费用相比，我们的经费还是偏少。

如果我们购买了本书，并将书中的内容输入软件，是否仍需要付费？

NANDA 国际公司的资金基础自来其图书的销售，以及保持和完善该学科在我们术语系统状态的电子许可。NANDA-I 术语系统是一个版权系统。因此，NANDA-I 出版物的任何一部分——《NANDA-I 护理诊断：定义和分类》均不能在检索系统中进行复制和储存，或者在未预先获得出版商许可的情况下通过任何方式——电子、机械、影印、录音或其他方式进行传播。这包括在线博客、网站等的出版。

无论你使用哪种语言版本，版权问题均存在。除了阅读或检索本书，其他使用方式的许可需要从蒂姆医学出版公司处获得，或允许本书以其他语言版本进行出版。除了英语版本，官方翻译权所有者在本书中的语言工作可见以下链接。使用这些内容需要读者申请并获得出版社对以任何形式复制本书的许可。更多的信息请登录我们的网站（www.nanda.org），或者通过 nanda-i@thieme.com 与蒂姆医学出版社联系。

分类系统 II 的结构能否用作护理评估框架？

分类系统的目的是在 NANDA-I 中为术语（诊断）提供组织性。它的目的绝不是作为评估框架。请参见我们对分类系统作为护理评估框架的立场声明（第 24 页）。

什么是 PES，它是如何发展的，它的起源是什么？ NANDA-I 是否需要"PES 格式/体系"？

"PES"是问题（problem）、病因（etiology）（相关因素）和

体征（signs）/ 症状（symptoms）（定义性特征）的首字母缩略词。PES 格式最初由马乔里·戈登博士提出，他是 NANDA-I 的创始人和前任主席。目前，NANDA-I 诊断的构成要素是指相关因素和定义性特征，因此，"PES 格式"的表述在当前的 NANDA-I 教材中不再使用，但在其他国家和出版物中仍在使用。制定准确的诊断取决于评估和记录相关因素与定义性特征，PES 格式支持这些方面，这对 NANDA-I 支持的重点——护理诊断的准确性至关重要。

然而，NANDA-I 并不要求 PES 格式，或任何其他的格式来记录护理诊断。我们知道，目前有大量的电子记录系统在应用，并在全球不断发展，看起来提供护理记录的方式和这些系统一样多！许多计算机系统不允许使用"与……相关，证据为……"的格式。然而，护士就支持其所做诊断的评估资料进行沟通很重要，这是其他照护患者的人员能够理解选择该诊断的原因。请参见 NANDA-I 立场声明 2：在纳入照护计划时，护理诊断陈述的结构（第 25 页）。

PES 格式为指导临床推断和支持护生与护士在学习诊断技巧时保留了有效的方法。由于患者通常具有 1 个以上的相关因素和（或）定义性特征，许多地方将"表现为……/证据为……"和"与……相关"的表述替换为诊断性陈述后的一系列定义性特征和相关因素。这些定义性特征和相关因素取决于患者个体的情况，以及采用的标准化 NANDA-I 术语。

在不考虑记录要求的情况下，谨记在临床领域中为患者提供安全照护的关键在于调查或评估护理诊断的定义性特征（诊断的表现）和相关因素（或原因）。有效干预措施的选择以相关因素和定义性特征为基础。

我如何书写危险型、问题聚焦型和健康促进型诊断的诊断性陈述？

记录系统因组织而异。因此，在某些情况下，你会书写（或从计算机化清单中选择）和诊断的人类反应相一致的诊断性标签。

评估资料可见于计算机系统的不同部分或筛检，你会在相应的部分选择相关因素和定义性特征，或者危险因素。PES 记录的例子如下。

问题聚焦型诊断：采用 PES 格式时，以诊断本身开头，后跟病原因素（问题聚焦型诊断中的相关因素）。最后，确定主要体征/症状（定义性特征）。

抚养障碍：与愿意抚养的认知不足和父母年轻有关（相关因素），证据为**缺乏亲子互动，感知角色不适当，以及不合理的照护技能（定义性特征）**。

危险型诊断：危险型诊断无相关因素（病原因素），因为你已经明确了患者对潜在问题的易感性；问题目前还未出现。不同的专家推荐不同的表述方式，有些专家在危险型诊断中使用"与……有关"，其他专家使用"证据为……"。由于"与……相关"在问题聚焦型诊断中用于表示原因，在危险型诊断使用时，仅存在对问题的易感性，NANDA-I 决定，如果采用 PES 格式，推荐使用"证据为……"的表述方式，说明现存危险的证据。

有照顾者角色紧张的危险，证据为无法预期的疾病轨迹和照顾任务的复杂性（危险因素）。

健康促进型诊断：由于健康促进型诊断不要求相关因素，在书写这类诊断时，可能没有"与……相关"的部分。相反，定义性特征被作为患者期望改善其当前健康状况的证据，或者专业护士认为的健康促进的现存机会，以及为改善无法自理患者的健康所采取的行为。

愿意改善睡眠，证据为表达改善睡眠的希望。

NANDA-I 是否为其诊断提供清单？

单纯提供术语清单没有真实的用处。这样做会破坏标准化语言的目标。除非定义、定义性特征以及相关因素和（或）危险因素已经得到公认，否则诊断标签本身毫无意义。因此，我们不认为单纯制定临床环境中有可能误解或不合理使用的术语清单是为了患者安全的利益。

有必要将诊断的定义，甚至更重要的诊断性指标（评估资料 / 患者的既往史资料）作为制定诊断的必须要素。例如，你通过评估（定义性特征）收集的体征 / 症状，诊断的原因（相关因素），或者那些将患者置于诊断显著危险的事物（危险因素）。在评估患者的时候，你会依赖临床知识和"书本知识"来发现资料中的问题。收集在一起的诊断性指标，可能与诊断相关。明确和验证正确诊断的问题包括：

1. 患者是否存在大部分定义性特征 / 危险因素？

2. 患者是否有病原因素（相关因素）作为诊断的证据？

3. 你是否和患者 / 家庭或其他护士同行（可能的情况下）对诊断进行了验证？

9.5 关于护理诊断的基本问题

NANDA-I 分类系统中的护理诊断类型有哪些？

NANDA-I 明确了三种护理诊断类型：问题聚焦型诊断、健康促进型诊断和危险型诊断。在问题聚焦型诊断和危险型诊断类型中，你还会发现综合征的使用。每种类型和综合征的定义见术语词汇表（第 137 页）。

什么是护理诊断，为什么要用护理诊断？

护理诊断是关于个体、家庭、群体或社区对健康状况 / 生命过程反应或对该反应敏感性的临床判断。它需要护理评估以正确诊断患者。采用医疗诊断不能安全地对护理诊断进行标准化。虽然，有许多常见的护理诊断经常见于医疗诊断不同的患者，但事实上，你并不知道护理诊断是否准确，除非你针对定义性特征进行评估，并确定关键的现存相关因素。

护理诊断为选择护理干预措施，达到护士所负责的结局提供了基础。这意味着，护理诊断用于为患者确定合理的照护计划，从而驱动患者结局和干预措施。你不能对护理诊断进行标准化。然而，当你为护理诊断选择了合理的结局时，有可能对干预措施进行标准化，因为在任何可能的情况下，干预措施均应以证据为基础！

护理诊断也为电子健康记录（EHR）提供了可用的标准化语言，使健康照护团队成员能够明确地进行沟通，并为持续改善患者的照护收集资料。通过采用诊断性术语清楚地表达诊断性指标（体征、症状、病因），为临床决策提供支持，能够将护理评估工具关联起来，从而提高诊断的准确性和护士的临床推断技能。

医疗诊断和护理诊断之间的区别是什么？

医疗诊断针对的是疾病或疾患。护理诊断针对的是人们对健康和生命过程现存或潜在问题的反应。例如，脑血管病（心血管意外或脑卒中）的医疗诊断提供了关于患者病理的信息。语言沟通受损、有跌倒的危险、多重家庭作用中断、慢性疼痛和无能为力的护理诊断则提供了脑卒中对患者及其家庭影响的更全面的理解。这些诊断也指明了护理干预措施，以达到患者特定的结局。如果护士仅关注脑卒中，有可能会遗漏患者遭受的慢性疼痛，患者的无能为力感，甚至是多重家庭作用中断。这些问题会影响患者的后期出院情况、患者管理新治疗方案的能力，以及患者的整体生活质量。同样重要的是，当医疗诊断仅仅属于患者时，**护理则注重患者及其家庭**，因此，关于家庭的诊断至关重要，因为它们会积极或消极地影响护士努力帮助患者达到的结局。

诊断的构成要素有哪些，这些要素对临床中的护士有什么意义？

护理诊断有许多"构成要素"：诊断性标签、定义、用于诊断的评估标准、定义性特征以及相关因素或危险因素。如第 8 章所述，NANDA-I 对安全使用那些没有标准化含义和没有评估标准的术语（诊断标签）非常重视。从清单中选择一项诊断，或在患者床旁制定一种术语是一种非常危险的行为。重要原因如下：首先，健康照护团队成员之间的沟通应明确、简洁和一致。如果每一个成员均以不同的方式定义一项"诊断"，则诊断的含义缺乏明确性。其次，如果没有资料支持诊断，我们如何评估诊断的有效性，或者护士的诊断能力？

例如，某项护理诊断可能在特定人群中高频出现时，回顾危险人群和相关情况以考虑该诊断也具有帮助作用。

让我们来看一看下述案例中 M 夫人的例子。这个例子展示了在缺乏定义的知识或缺乏对反应做出诊断所需要的评估资料时，从术语清单中"选择"诊断所存在的问题。

案例学习：

M 夫人，72 岁，因浸润性癌实施乳房切除术入院。她和女儿按照安排好的时间，早上 6 点来到了术前病房。夜班护士为患者建立了静脉通路，并完成了患者生命体征和部分入院评估。你发现照护 M 夫人的护士之前在表格中记录了 3 项护理诊断：焦虑（00146）、体像受损（00118）和知识缺乏（00126）。经过沟通，你在头脑中形成了对患者的印象，以及如何帮助患者。焦虑诊断提示：你在帮助患者的过程中应保持平静和可靠；而体像受损的诊断则表明：患者将要接受的手术会影响和女性性征相关的身体部位；知识缺乏的诊断提示：你必须让患者在进入手术室前明白此次住院的原因、手术的目的和潜在的并发症。

很快，你完成了评估，并发现自己的评估和之前护士评估之间的差异。虽然你明白同事选择焦虑诊断的原因，但你知道恐惧（00148）的诊断更准确——尽管 M 夫人主诉自己焦虑，但她告诉你对手术结果的担心，害怕手术不能"切除所有的癌组织"。由于恐惧是对有意识认为具有危险性威胁的一种反应，但焦虑却和未知或非特定性威胁相关，因此，你做出了更准确的恐惧诊断。

你的评估未确定知识缺乏诊断的任何定义性特征，而且也没有明确任何相关因素。事实上，你知道这是患者第二次行乳房切除术（第一次手术是在 5 年前）；患者已经被详细告知了所患癌症的类型，以及根据术后结果，可能实施的治疗选择。患者能够很容易地告诉你，她将要接受的治疗过程，这个过程的预期时间，以及将会经历的常见风险和不良结局。患者退休前是一名大学教授，你发现她有很高的智商，能够有目的地做出良好的决策，而且知识渊博。

最后，患者未出现体像受损的表现。她在首次乳房切除术时未选择乳房重建术，并表明在本次治疗中也做了同样的决策。患者丧夫，并主诉未感觉到其他需要处理的风险。患者对自己的体像表现得非常适应，甚至开玩笑，说自己的乳房"是从小号开始"，所以"很少能够被人注意到有差异"。

你还发现，M 夫人在活动的时候，似乎表现出一些防卫行为，而且看起来不舒适。当你在询问患者时，你得知患者有严重的椎管狭窄，而且几乎每天使用"麻醉镇痛贴"来应对疼痛，在过去 24 小时，患者因手术无法使用"麻醉镇痛贴"。患者对疼痛的评分为 6~7 分，量表为 1~10 分，以 10 分表示极度疼痛。患者还发现，自己已经在平车上躺了将近 2 个小时，她通常会在上午尝试走动以进行"放松"，这可以帮助她缓解疼痛。虽然你不能为患者开具药物，而且患者马上要进行手术，你可帮助患者改变体位，并对不舒适的部位进行热敷，这些方法也是患者在家中的时候，用来帮助缓解疼痛。

你修改了护理记录，以表明另外两项护理诊断：恐惧和慢性疼痛（00133）。

当你在第二天向同事说明评估的不同方面时，她回答："我对每位患者都选择了知识缺乏的诊断。每个人都能学一些东西。患者要行乳房切除术，因此很明显，她会存在体像的问题"。

很明显，这是错误的想法，如果你的同事通过回顾诊断的定义、定义性特征以及相关因素来验证诊断，并经过和患者的交谈，就会很容易地发现这些并不是相关的护理诊断。

关注你的同事对乳房切除术患者所做出的"典型诊断"——知识缺乏与体像受损对 M 夫人并不合适，因为患者对自己的疾病、治疗选择以及可能的后果很清楚。另外，患者对体像并未表现出担忧，并自行对乳房重建术做了决定。关注这些没有评估支持的"标准"诊断会浪费护士的时间，并导致提供不必要的护理，同时会限制实施能够影响患者结局的照护时间。同样，你的同事未能实施完整的评估，从而做出慢性疼痛的重要诊断。这种临床推断的错误延迟了非药物性干预措施的实施，而这些措施能够使患者在病房等待的过程中更加舒适。

我如何为特定疾病的患者书写包括护理诊断的照护计划，如充血性心力衰竭患者或膝关节置换患者？

护理诊断是个体（家庭、群体或社区）对健康问题或生命过程的反应。这意味着，护理诊断不能基于医疗诊断或过程进行标准化。虽然，许多充血性心力衰竭的患者都会存在诸如活动不耐受（00092）或心输出量减少（00029）的护理诊断，但其他患者可能不存在这些反应，或在这些患者疾病发展轨迹的某一阶段仅存在这些反应的危险。将要行关节置换术的患者可能会出现急性疼痛（00132）、慢性疼痛（00133）、有跌倒的危险（00155）和（或）步行障碍（00088）；其他患者的反应可能有焦虑（00146）或疲乏（00093）。如果没有护理评估，绝对不可能做出正确的诊断，因此，不进行护理评估对安全合格的患者照护没有任何帮助。

每一位患者的照护计划取决于评估资料。评估资料和患者偏好可指导护士对护理诊断和干预措施进行优先排序——医疗诊断仅仅是片面的评估资料，因此不能作为选择护理诊断的唯一决定因素。我们的医学同事常用的思维工具对你确定诊断很有帮助：它采用首字母缩略词 SEA TOW（Rencic, 2001; 图 6.5）。

　　如果你无法确定诊断，询问同事或专家以获得第二意见是一种很好的方法。该诊断是你在考虑"发现"当时结果的诊断吗？你是否从评估和患者访谈中发现了问题？你能否通过回顾诊断性指标确定这些问题？你是否收集了反对该诊断的资料？你能够根据资料调整诊断，或者资料是否提示你做更深入的考虑？思考一下你的思路：它是否具有逻辑性，是否合理，是否建立在护理学科知识以及所诊断的人类反应基础上？在准备确定诊断前，你是否需要关于反应的额外信息？你是否过于自信？这会发生在你对存在特定诊断的患者产生习惯的情况下，这时，你会直接"跳向"该诊断，而不是真正使用临床推理技能。最后，你还需要收集或回顾其他资料，以便验证、确定或剔除潜在的护理诊断。采用首字母缩略词 SEA TOW 可帮助你验证临床推理过程，并增加准确诊断的可能性。

患者应具有多少护理诊断？

　　护生通常被鼓励明确患者所具有的每一项诊断。这是一种促进临床推理和掌握护理学科的学习方法。然而在实践中，对护理诊断进行优先排序很重要，因为这些诊断构成了护理干预措施的基础。你应该考虑哪些诊断最重要：从患者的角度和护士的角度同时考虑，以及针对治疗的可用资源和时间。其他诊断需要参考其他健康照护提供者或情况，如家庭健康照护、不同的医院病房、有技术的护理机构等。在实际意义上，每一个 NANDA-I 领域中具有一项诊断，或至少 5~10 项诊断，并不能反映实际情况。虽然明确所有的诊断（问题聚焦型、危险型和健康促进型诊断）很重要，但护士必须首先关注首优和高危险型诊断；其他诊断在后期可能会补充（在优先排序清单中上移），以替换已经解决的或干预措施已经产生效果的诊断。同样，如果患者的情况恶化或支持更加紧急诊断的其他资料被明确，诊断的优先排序必须重新进行。为患者制定照护计划不是"一次性事件"，而是伴随护理程序的所有方面，需要持续再评估和调整，以满足患者及其家庭的需求。

护理诊断被记录在患者记录单上后可以再更改吗？

当然可以！随着你持续评估患者和收集其他资料，你会发现最初的诊断不再重要了——或者患者的情况已经得到处理，或者进行重新优先排序的新资料可获得使用。持续评估患者，以确定诊断是否仍然是患者在任何时间点的最准确的诊断非常重要。

我可以在患者记录单中记录家属的护理诊断吗？

记录规范因不同机构和特定地区及国家的要求而异。然而，基于家庭照护的概念开始变得更加规范，护士当然应该考虑影响患者并有助于患者结局的诊断。例如，如果一名患者因慢性病恶化而入院，并且护士发现患者的配偶表现出照顾者角色紧张（00061）的体征/症状，确定或排除该诊断至关重要。利用患者住院的便利，护士可以和患者家属共同动员家庭照顾的资源，如明确压力管理、休息和经济方面的支持来源。回顾治疗方案和建议，对简化和安排照护非常有帮助。患者配偶的照顾者角色紧张的诊断和治疗不仅影响照顾者，也会显著影响患者回家后的结局。

是否所有的护理诊断均能够在每一个国家安全合法的使用？

NANDA-I 分类系统代表了国际化护理实践；因此，所有的诊断并不适合全球每一位护士使用。参见 NANDA-I 护理诊断应用的国际化思考（第 22 页）。

9.6　关于定义性特征的问题

什么是定义性特征？

定义性特征是可观察到的线索/参考，作为问题聚焦型、健康促进型诊断或综合征的集中表现。这不仅包括护士能够看到的情况，也包括能够被看到、听到（如患者 / 家属告知）、触到或嗅到的情况。

本书中的许多诊断使用了"相关情况"和"危险人群"的表述。这些都不是护士能够独立处理的情况。我们在评估中如何使用它们？

这些新分类的目的是为护士提供信息，以支持其诊断，并清楚地明确那些能够或不能直接影响的评估资料。通过区别这些指标，护士能够更快地确定针对干预措施的相关因素，或者确定需要控制症状的定义性特征。这些资料的新分类是为护士从照护的角度提供决策支持的另一种方式。

本书中的定义性特征是按照重要程度排序的吗？

不是！定义性特征（和相关 / 危险因素）是基于英语版本，按照字母顺序进行排序的。最终目的是明确关键的定义性特征——必须在做诊断时进行展示。在这种情况下，我们可以按照重要程度对诊断性指标进行再排序。

对存在特定护理诊断的患者，我需要明确多少定义性特征？

这是一个难题，而且确实取决于诊断。对于一些诊断而言，一种定义性特征就是所需要的全部。例如，针对健康促进型诊断，患者对加强某些反应方面的期望表达便是要求的全部。其他诊断需要一组症状，可能有 3~4 种症状，以保证诊断的准确性。在未来，我们希望能够限制 NANDA-I 提供的诊断性指标的数量，因为太长的体征 / 症状清单并不具有临床适用性。随着更多关于护理概念研究的开展，此项工作能够得到很大的推动力。

9.7　关于相关因素的问题

对存在特定护理诊断的患者，我需要明确多少相关因素？

如同定义性特征，这也确实取决于诊断。一种因素可能不够充分，如果你仅仅采用医疗诊断作为相关因素时尤其如此。如 M 夫人案例中所见，这意味着每一位入院行乳房切除术的患者均会被贴上体像受损（00118）的标签，或者每一位经过手术的患者均会被贴上急性疼痛（00132）的标签。这种行为不是诊断行为；它实际上是基于一个人的反应可能和另一个人的反应完全相同的假设基础上，对患者贴标签。这充其量是一个错误的假设，会造成误诊的危险，并导致护士在不必要的干预措施上浪费时间。最坏的情况下，它会导致遗漏性错误，重要的诊断会被忽略，并引起患者照护与合理结局方面的严重问题。

NANDA-I 诊断中的相关因素并非都是护士能够排除或减少的因素。我应该在诊断陈述中纳入它们吗？

从上一版术语系统中分出危险人群和相关情况的相关因素后，有许多诊断少有或没有护士可以处理的相关因素。因此，在下一版修订过程中，我们将注重发展更具有临床适用性的相关因素，这些因素可以由护士干预，或通过干预可以减少危险因素，或终止所诊断的不适反应。

9.8 关于危险因素的问题

对存在特定护理诊断的患者，我需要明确多少危险因素？

如同定义性特征和相关因素，这也确实取决于诊断。例如，在新诊断有压力性溃疡的危险中，儿童布雷登 Q 评分 ≤ 16 分，或成人布雷登 Q 评分 ≤ 18 分，或者压疮危险评估量表得分低，可能是诊断该危险所需的全部证据。这是因为，这些标准化工具已经通过了临床验证，可以作为压力性溃疡危险的预测指标。对于其他尚不具备这种有效诊断性指标的诊断而言，需要一组危险因素，尽管可能的因素不超过 3~4 个。

相关因素和危险因素之间是否有关系，正如以问题为基础和（或）健康促进型诊断和危险型诊断之间是否有关系？

是的！你应该注意问题聚焦型诊断的相关因素，与同一概念相关的危险型诊断的危险因素之间的高度相似性。的确，因素的清单也很相近。当某种反应发生时，使你处于这种未知反应危险的相同情况，常常是这种反应的原因。例如，在"有婴儿行为紊乱的危险（00115）"的诊断中，与环境相关的过度刺激被作为一种危险因素。在问题聚焦型诊断"婴儿行为紊乱（00116）"中，与环境相关的过度感官刺激被作为相关因素。在这两种情况中，有许多可用的护理干预措施，能够减少患儿的不适反应，或改变这些因素出现的危险。

9.9　相似护理诊断之间的鉴别

我在两个非常相似的诊断之间如何做决定，我如何知道哪一个诊断最准确？

诊断的准确性至关重要！避免过快得出结论，并采用一些简单的工具反思你的决策过程。SNAPPS（Rencic, 2011）是一种用于医疗鉴别诊断的诊断辅助工具，能够方便地用于护理。通过使用该工具，你可以总结从访谈和评估中收集到的资料，特别是从患者记录中收集到的其他相关资料。然后，你会寻求缩小诊断之间的差异——删除对这两种诊断均适用的资料，剩余的资料就有很明显的区别了。分析资料：你在寻找范围更窄的一组资料时，是否有更明显的问题出现？当你有疑问或无法回答的问题时，请教同事、教授或专家；但不要寻求答案；让他们和你一起思考这些问题，帮助你确定更合理的诊断。计划一项管理策略，应包括经常评估，特别是在计划开始时，以确保你的诊断确实正确。最后，选择案例相关的问题，进行进一步调查和研究。在期刊中检索文献和个案报道，或者从最新的教材中寻找能够加深你对所诊断的人类反应理解的相关信息（图 9.1）。

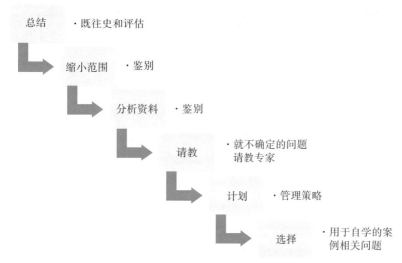

图 9.1　SNAPPS 诊断助手（Rencic, 2011）

我可以在问题聚焦型诊断中添加"有……的危险"字样来使其成为危险型诊断吗？或者从危险型诊断中删除"有……的危险"，使其成为问题聚焦型诊断吗？

简单而言，该问题的答案是"不可以"。事实上，我们认为，随便"制定"一个标签毫无意义，而且也非常危险。为什么？请自问这些问题：该诊断如何定义？在护理评估过程中，应该明确哪些危险因素（针对危险型诊断）或定义性特征／相关因素（针对问题聚焦型诊断）？如果诊断没有明确定义，或以原格式（文本、计算机系统）提供进行评审和使诊断具有有效性，其他人如何理解你的意思。

如果你发现一名你认为可能有某种危险的患者，而且该危险并不是护理诊断，你最好非常详细地记录所观察到的患者情况，以及你认为患者处于危险情况的原因，从而使其他人能够容易跟随你的临床推断。这对患者的安全至关重要。

在考虑一项危险型诊断是否应该修改，从而制定一项现存的诊断时，应询问以下问题："这已经被确认为是一项医疗诊断了吗？"如果是，则没有理由将该诊断再命名为护理诊断。除非有明确的观点认为，护理能够引起这种现象，与医疗情况不同。例如，"焦虑"是一项护理 / 医疗 / 精神病诊断。所有学科均可以从该角度，通过不同的方式处理焦虑。另一方面，在考虑诸如"肺炎"（感染）的诊断时，护士提出的观点和医生提出的观点有何不同？目前，我们尚未明确，不同学科的治疗之间应该存在的差异，因此，"肺炎"是一项医疗诊断，而护士采用的则是护理干预措施。这完全可以接受！

最后，如果你发现了一种你认为应该作为护理诊断的人类反应，查询我们关于诊断发展的信息，回顾文献或与专家合作共同制定该诊断，然后提交至 NANDA-I。通常情况下，是护士在临床实践中明确我们需要的诊断，使术语系统能够充实和完善，并更好地反映临床实际情况。

9.10 关于制定治疗计划的问题

我如何寻找适合护理诊断的干预措施？

任何可能的情况下，干预措施均应指向相关因素或病原因素。然而，这种做法在某些情况下不可能实现，因此，干预措施的选择是为了控制症状（定义性特征）。请看一下在两种不同的情况中使用同一项诊断：

－ **急性疼痛**(相关因素: 不合理的上举技巧和体位; **定义性特征**: 主诉背部锐痛，防卫行为，以及避免疼痛的体位）

－ **急性疼痛**（相关因素：手术；**定义性特征**：主诉伤口锐痛，防卫行为，以及避免疼痛的体位）

在第一个例子中，护士的干预措施可以针对症状（提供疼痛缓解的干预措施），也可以针对原因（提供关于合理的上举技巧、合理的人体力学以及加强核心肌群和背部肌群的指导）。

在第二个例子中，护士无法采取措施移除原发因素（手术），因此，干预措施均针对症状控制（提供疼痛缓解的干预措施）。

针对特定患者选择干预措施，也会受到护理诊断的严重性和持续时间、干预措施的有效性、患者的偏好、有组织的指导以及执行干预措施能力（如干预措施可行吗？）的影响。

护理照护计划何时需要修订？

对于修订的频率尚无明确的标准，它取决于患者的情况、照护的严格程度和复杂性以及组织机构的标准。通常情况下，基本指导原则是每 24 小时修订一次护理诊断，但是在重症监护环境或患者病情复杂的情况下，每一班会对护理计划进行多次修订。

照护计划的"修订"是什么意思？这要求对患者当前的情况进行再评估，以明确需要护理干预的当前反应。这也表示回顾那些之前确认的情况，以确定以下内容：

– 问题是否仍然存在？

– 问题是否仍然是首优问题？

– 情况是得到改善、仍然保持原状或变差了？

– 当前的干预措施是否有效？

– 最重要的一点，你是否确定了对治疗的正确反应（你的诊断是否准确）？

这些问题要求对患者持续进行再评估。当干预措施在达到确定的患者结局方面不成功时，继续原来的干预措施不是好办法！是否有可能存在一些之前未发现的情况？你还需要收集哪些资料，以明确其他问题？患者是否同意你对照护计划的优先排序？是否还有其他更有效的干预措施？所有这些都包含在照护计划的审阅和修订过程中。谨记，护理照护计划是临床判断的计算机化（或书面）体现，它不是你"做"的事情，之后就忘掉了；它应该驱动你在患者照护中所采取的每一个单独步骤。你问到的每一个问题，每一项诊断性试验结果，每一份体格检查数据都会补充新的信息，以考虑何时观察患者的反应，这意味着评估和评价应发生在你对患者观察、交谈或接触过程中的每一时刻，以及你和患者家属互动的时候，或者在查询／回顾患者的记录时。

临床推断、诊断与合理的治疗计划需要认真和反思性实践。它不是一项清点式任务，之后你可以转向下一个事物；它是专业性护理实践的关键构成要素。

9.11 关于指导 / 学习护理诊断的问题

我在学校从未学过护理诊断。学习护理诊断的最佳方法是什么？

使用本书就是一个良好的开端！但是，首先，我们还是要推荐你花些时间学习 / 回顾支持诊断的概念。思考一下，你对通气、应对、活动耐受力、运动、喂养型态、睡眠型态、组织灌注等了解多少。你确实需要从充分理解这些"中性"现象开始：什么是正常？对于健康的患者，你预期能观察到什么？哪些生理 / 心理 / 社会因素会影响这些正常型态？当你真正理解这些概念的时候，你可以转向偏离正常的情况。你将如何评估这些情况？如果偏离发生，个体健康还会受到哪些其他因素的影响？哪些情况会使个体处于发生不良反应的危险？个体可基于哪些优势来改善其健康状况？护士对这些现象的讨论是什么？已经实施了哪些研究？是否有临床实践指南？所有这些领域的知识都将有助于你对护理诊断的理解。毕竟，护理诊断命名了该学科的知识。仅仅选择本书或其他教材还不够，应开始书写那些"听起来像"符合患者的诊断，或者那些以标准化方式和医疗诊断关联的诊断。当你真正理解这些概念的时候，你将会在显示危险状况、问题状况和优势的评估资料中发现这些型态。然后，你会通过回顾诊断的定义和诊断性指标，加深对诊断的理解，这些诊断代表了你在实践中观察到的患者反应的主要方面。在实践中的每一个领域均有其核心诊断，这些都是你将要重点关注的诊断，从而在这些方面首先积累经验。

我可以从 13 个领域中分别选择一项诊断，然后在评估结束时将这些诊断合并吗？

虽然我们知道，部分教授向学生指导了这种方法，但我们不支持这种方法。武断的分配一系列诊断用于思考的做法不实际，也没有反应患者的实际情况。同样，如前所述，领域不是评估格式。你应该完成护理评估，并且在你实施评估的过程中，会开始假设潜在的诊断。这反过来也会引导你更关注评估，以剔除或确定这些假设。评估是一个连续性过程。一部分资料可能会引导你返回之前获得的资料，或者会要求进一步的深度评估，以收集额外的信息。我们推荐在护理模式的基础上使用评估，如戈登的功能性健康型态。尽管分类系统目前来自这些型态，但评估框架为护士实施访谈和患者评估提供了支持，允许（鼓励！）连续性思考在评估发生时，如何从其他型态互动中获得资料和信息。

我的教授不允许我们使用危险型诊断，因为他们认为，我们应该关注"真实的"诊断。患者的危险状态不是"真实的"吗？

当然不是！危险型诊断常常是患者的首优诊断。存在明显感染、跌倒、压力性溃疡或出血易感性的患者没有比危险型诊断更重要的诊断了。之前采用的"真实"诊断可能会引起这种混淆。一些人将其解释为，真实的（问题聚焦型）诊断比危险型诊断更加"真实"。思考一名将要分娩健康新生儿的年轻孕妇，但是该孕妇在怀孕期间发生了弥漫性血管内凝血，并且有产后出血史。她不可能有比有出血的危险（00206）更优先的诊断了！患者可能因会阴切开术而存在急性疼痛（00132），可能存在焦虑（00146），也可能存在愿意加强母乳喂养（00106）。但任何一名围产期护士都会告诉你，重点关注的护理诊断是——有出血的危险！

我们的基础护理课程已经排满了。什么时候以及由谁来指导护理诊断？

和其他学科一样，护理也致力于从内容繁多的教育体系转向以学习者为基础、注重合理化的教育过程。至少在过去数十年，护理教育的类型已经尝试在课堂、读物和作业方面纳入越来越多的信息——导向一个知识"记忆和复习"的型态，常常伴随学习后很快会遗忘"所学的"大部分知识。它并没有发挥作用！知识发展的速度以指数的形式增加，我们无法连续传授每一项必要的信息。相反，我们需要传授核心概念，指导学生如何推断，如何发现知识，明确这些知识是否可靠，并知道如何运用这些知识。我们应该为学生提供能够引导他们终生学习的工具，而临床推断可能是这些工具中最重要的。但严格推断需要一个领域的知识——护理，在这种情况下同时也需要掌握我们的学科知识，它们的代表就是护理诊断。

每一位护理专业教授在每一门课都需要传授护理诊断，并作为这门课程的重点。通过传授这些概念，学生将会明确相关学科的诊断以及标准化治疗。学生也会学习人类的反应，以及如何依据年龄、性别、文化等，在不同的情况下区分这些反应。重建课程真正关注护理，这听起来非常彻底，但它是未来为护士提供护理内容的唯一方式。首先传授适合所有领域的核心诊断，然后，随着学生获得新的知识，再传授核心的特定性诊断。剩余的诊断（那些不常见或仅见于非常特殊情况下的诊断）将会在学生临床实践中，或遇到表现这些反应的患者时学习。

9.12　关于在电子健康记录中应用 NANDA-I 的问题

电子健康记录中包括的患者问题、干预措施和结局的强制性规范，是否应该在使用 NANDA-I 术语系统时说明？我们为什么需要通过电子健康系统使用 NANDA-I 护理诊断？

这里没有强制规范。然而，标准机构强烈建议 NANDA-I 护理诊断纳入 EHR。许多国际化专业论文和研究促进了 NANDA-I 分类系统纳入 EHR，原因如下：

－患者的安全要求准确记录健康问题（如危险状况，真实的诊断，健康促进型诊断），并且 NANDA-I 是唯一具有广泛文献基础的分类系统（许多循证诊断都包含了 LOE 格式）。更重要的是，NANDA-I 诊断是综合性概念，包括了相关因素和定义性特征。这是它和其他护理术语的主要区别。

– 研究表明，NANDA-I、NIC 和 NOC（NNN）不仅是最常用的国际化分类系统，也是最常用的循证和综合分类系统。

–NANDA-I 诊断处于持续性完善和发展过程中。这种分类系统不是单一作者的产物，它是以全球专业护士，以及 NANDA-I 的会员和非会员的工作为基础（Anderson et al, 2009; Bernhart-Just et al, 2009; Keenan et al, 2008; Lunney, 2006; Lunney et al, 2005; Muller-Staub, 2007; Muller-Staub, 2009; Muller-Staub et al, 2007）。

9.13 关于诊断发展和修订的问题

NANDA-I 诊断的发展和修订者是谁？

新的和修订的诊断均由全世界各地的护士提交给 NANDA-I 诊断发展委员会（DDC）。这些护士主要来自临床和教育领域，虽然我们也有研究者和理论家偶尔提交诊断。DDC 组织和实施所提议诊断的评审过程。委员会的责任包括但不限于：评审新提议的护理诊断，建议修订或建议删除护理诊断，征求和传达专家的反馈意见；由会员实施评审过程，并通过会员大会 / 会员全体就诊断发展事项进行投票。

为什么要修订特定的诊断？

知识在护理实践中持续发展，随着研究对知识的澄清和完善，NANDA-I 术语系统能够反映这些变化很重要。护士在实践中，特别是教育者和研究者，基于其自身工作或回顾研究文献来提交修订的诊断。修订诊断的目的是完善诊断，提供能够增加诊断准确性的信息。

9.14 关于 NANDA-I 定义与分类系统版本的问题

我如何知道哪些诊断是新诊断？

新的和修订的诊断见本书的变动与修订部分（第 4 页）。

当我回顾本书提供的信息编码时，我发现有些编码丢失了——这是否意味着有丢失的诊断？

不，丢失的编码表示那些还没有分配的编码，或者废弃的诊断，或者随时间的推移，从分类系统中删除的诊断。编码不能重复使用，但废弃诊断的编码还可以使用。同样，未分配的编码后期不能随意再分配，仅仅保留在永远不能分配的状态。

当一项诊断被修订的时候，我们如何知道做了哪些变动？我发现了一些诊断的变动，但它们并未按照修订的形式列出——为什么？

变动与修订部分（第 4 页）就本版的变动做了详细说明。然而，了解每一个单独变动的最佳方法是比较当前版本的诊断和之前版本的诊断。在我们针对诊断性指标进行术语标准化时，未列出所有的变动，然而，这些变动也并未作为修订来考虑。在最后两轮修订中，重点是继续之前对定义性特征、相关因素和危险因素的完善和术语标准化工作。另外，许多当前的诊断性指标被分配到了危险人群和相关情况。这项工作还在进行过程中，它需要缓慢细致的工作，以确保这些变动没有影响这些术语的原本含义。

为什么不是所有的诊断都显示了证据水平（LOE）？

NANDA-I 直到 2002 年才开始采用 LOE 标准。因此，2002 年之前录入分类系统的诊断未显示证据水平，因为无法明确这些诊断提交的时间。2002 年在分类系统中存在的所有诊断均以"原始状态"进入分类系统，包括那些明显不符合标准的诊断（如无明确的相关因素，标签中有多个诊断问题等）是后期经过编辑后，修订或删除的对象。下一版中将删除这些不合格的诊断。我们强烈鼓励关注旧诊断，使它们能够提高到至少和 2.1 证据水平一致的状况，以便能够在分类系统结构中保留。

参考文献发生了什么变化？ NANDA-I 为什么不刊印用于所有诊断的全部参考文献？

NANDA-I 通过要求提交者确定 3 条最重要的参考文献来公布相关的参考文献。在 2009—2011 版本中，我们开始公布参考文献的全部清单，原因是收到了大部分对不同诊断进行文献回顾者的要求。我们现在也听到，许多人喜欢通过在线的方式获得参考文献，而不是通过书本。也有越来越多的关注指向大型书本对相关环境的影响，还有读者建议，向有兴趣的研究者和信息学家以电子化的方式公布特定信息。经过讨论，我们决定，电子化方式是针对本版的最佳方式。因此，所有诊断的全部参考文献将通过本版的合作网站（www.thieme.com/nanda-i and http://MediaCenter.thieme.com）进行公布，以方便读者查询和检索这些信息。

参考文献

Anderson CA, Keenan G, Jones J, 2009. Using A/Biometrics to support your selecton of a nursing ermineogyset. Comput Inform Nurs, 27（2）:82–90

Bernhart–Just A, Hillewerth K, Holzer-Pruss C, et al, 2009. Die elektronische Anwendung der NANDA, NOC-und nic-klassifikationenund Folgerungen für die Pflegepraxis. Pflege, 22（6）:443–454

Kamitsuru S, 2008. Kango shindan seminar shiyou（Nursing diagnosts semmar handou）. Kango Laboratory（Japanese）

Keenan GM, Tschannen D. Wesley ML, 2008. Standardized nursing terminologies can transform practice. J Nurs Adm, 38（3）: 103–106

Lunney M, 2006. NANDA diagnoses, NIC interventions, and NOC outcomes used in an electronic health record with elementary school children.. J Sch Nurs, 22（2）94–101

Lunney M, 2008. Critical need to address accuracy of nurses' diagnoses. OJIN: Online J Issues Nurs, 13（1）

Lunney M, Delaney C, Duffy M, 2005. Advocating for standarded nursing languages in electronic health records.. J Nurs Adm, 35（1）: 1–3

Müller-Staub M, 2007. Evaluation of the Implementation of Nursing Diagnostics: A Study on the Use of Nursing Diagnoses, Interventions and Outcomes in Nursing Documentation. Wageningen: Ponsen & Looijen

Müller-staub M, 2009. Preparing nurses to use standardized nursing language in the electronic health record. Studies in health technology and informatics. Connecting Health Humans, 146: 337–341

Müller-Staub M, Lavin MA, Needham I, 2007. Meeting the criteria of a nursing diagnosis classification: Evaluation of ICNP, ICE, NANDA and ZEFP. Int J Nurs Stud, 44（5）: 702–713

Rencic J, 2011. Twelve tips for teaching expertise in clinica reasoning. Med Teach, 33（11）: 887–892

10　术语词汇表

10.1　护理诊断

护理诊断是关于个体、家庭、群体或社区对健康状况 / 生命过程的反应，或对反应易感性的临床判断。护理诊断为护理干预措施选择提供了基础，以达到护士所负责的结局（第 9 次 NANDA 会议通过；2009 年和 2013 年分别进行了修订）。

10.1.1　问题聚焦型护理诊断

关于个体、家庭、群体或社区中现存的对健康状况 / 生命过程的不良反应。

制定问题聚焦型护理诊断应具备以下要素：定义性特征（表现、体征和症状），在相关线索或参考中集中出现。另外还需要与诊断重点相关、促进诊断重点或在诊断重点之前的相关因素（病原因素）。

10.1.2　健康促进型护理诊断

关于提高健康和实现健康潜力的动力和期望的临床判断。

这些反应通过愿意加强特定健康行为来表达，并且能够用于任何健康状态。对于无法表达自身愿意加强健康行为意愿的个体，护士可确定健康促进现存的状态，代患者表达。健康促进反应可存在于个体、家庭、群体或社区。

10.1.3　危险型护理诊断

关于个体、家庭、群体或社区出现对健康状况 / 生命过程不良反应的易感性的临床判断。

制定危险聚焦型诊断应具备以下要素：诊断必须有促进易感性增加的危险因素支持。

10.1.4　综合征

关于集中出现的特定护理诊断群的临床判断，这些诊断群能够通过相似的干预措施共同得到解决。

采用综合征型诊断应具备以下要素：两个或以上的护理诊断必须被作为定义性特征，必须列出相关因素。

10.2　诊断轴

10.2.1　轴

轴的操作性定义指诊断过程中所考虑的人类反应的维度。针对护理诊断，有 7 个和国际标准参考模型一致的轴。

- 轴 1：诊断的重点
- 轴 2：诊断的主体（个体、家庭、群体、照顾者、社区）
- 轴 3：判断（受损的、无效的等）
- 轴 4：部位（膀胱、听觉器官、脑等）
- 轴 5：年龄（新生儿、婴儿、儿童、成人等）
- 轴 6：时间（慢性、急性、间断性）
- 轴 7：诊断的状态（问题聚焦型，危险型，健康促进型）

轴通过其含义在护理诊断的标签中体现。在一些情况下，轴的命名很明确，如社区应对无效和家庭应对受损的诊断，其中的诊断主体（第一个诊断中是"社区"，第二个诊断中是"家庭"）采用来自轴 2（诊断的主体）的两个含义"社区"和"家庭"进行命名。"无效"和"受损"是轴 3（判断）包括的两种含义。

有时，轴的命名很模糊，如活动不耐受的诊断，其中的诊断主体（轴 2）通常是患者。在有些情况下，轴可能与特定诊断无关，因此不作为护理诊断标签的一部分。例如，时间轴并非和每一项诊断有关。在缺乏特定诊断主体的情况下，谨记 NANDA-I 对患者的定义为"个体、家庭、群体或社区"具有帮助作用。

轴1(诊断的重点)和轴3(判断)是护理诊断必不可少的组成部分。然而，有些情况下，诊断的重点包括了判断（如恶心）；此时，判断并未从诊断标签中明确分离出来。如上所述，虽然轴 2（诊断的主体）

也必不可少，但它可以隐含在诊断中，因此，可以不包括在诊断标签中。DDC 要求提交这些轴；其他轴在需要进行明确说明时可以使用。

10.2.2　轴的定义

轴 1：诊断的重点

诊断的重点是诊断性概念的主要成分、基本或必要部分以及根源。它描述了作为诊断核心的"人类反应"。

诊断的重点可包括一个或以上的名词。当使用 1 个以上的名词时（如活动不耐受），每一个名词对诊断重点的表达均有唯一的含义，两个名词如同一个名词一样；然而，合并名词的含义不同于名词分开陈述的含义。通常情况下，形容词（精神的）和名词（困扰）共同使用，以表达精神困扰诊断的重点（表 8.1）。

轴 2：诊断的主体

护理诊断针对的对象为诊断的主体。代表 NANDA-I 关于"患者"定义的轴 2 内涵如下：

– 个体：与他人有明显区别的单一个体，一个人。

– 照顾者：定期照看孩子或患者、老年人或有残疾者的家庭成员或帮助者。

– 家庭：具有持续或稳定关系的两个或以上的人，感知相互的义务，感受共同的含义，对他人共享特定的义务；通过血缘和（或）选择关联。

– 群体：具有共享特征的一群人。

– 社区：在相同管理下居住在同一区域的一群人，如邻居和市民。

轴 3：判断

对诊断重点的含义做出限定或特定说明的描述语或修饰语。诊断的重点和护士对其的判断共同构成了护理诊断。轴 3 的内涵见表 8.2。

轴 4：部位

描述躯体部位/区域和（或）其相关功能，包括所有组织、器官、解剖部位或结构。关于轴 4 的部位，见表 8.3。

轴 5：年龄

指作为诊断主体（轴 2）者的岁数。轴 5 的内涵如下所述，除了老年人，其他定义均来自世界卫生组织（2013）：

– 胎儿：妊娠 8 周至分娩前的未出生个体

– 新生儿：年龄 <28 天的个体

– 婴儿：年龄 ≥28 天且 <1 岁的个体

– 儿童：年龄为 1~9 岁的个体，不分性别

– 青少年：年龄为 10~19 岁的个体，不分性别

– 成人：年龄超过 19 岁的个体，除非国家法律规定较早年龄的个体为成人

– 老年人：年龄 >65 岁的个体

轴 6：时间

描述诊断性概念（轴 1）的持续时间。轴 6 的含义如下：

– 急性：持续时间 <3 个月

– 慢性：持续时间 ≥3 个月

– 间断性：以间隔、周期、循环的方式停止或开始

– 持续性：无中断、无停止的连续进行

轴 7：诊断的状态

指问题 / 综合征的现存性或潜在性，或将诊断作为健康促进型诊断分类的健康促进机会。轴 7 的内涵包括问题聚焦型、健康促进型和危险型。

10.3　护理诊断的构成要素

10.3.1　诊断标签

为诊断提供名称，至少反映诊断的重点（轴 1）和护理判断（来自轴 3）。它是一个简单的术语或短语，代表了相关线索的类型。它也可能包括修饰语。

10.3.2　定　义

提供清楚简洁的描述；描述诊断的含义，并帮助与相似诊断进行区别。

10.3.3　定义性特征

可观察的线索 / 参考，是问题聚焦型诊断、健康促进型诊断和综合征型诊断的集中表现。它不仅体现了护士可以看到的事物，也体现能够通过视觉、听觉（如患者 / 家属告知）、触觉或嗅觉观察到的事物。

10.3.4　危险因素

增加个体、家庭、群体或社区对非健康事件易感性的环境相关因素及生理、心理、遗传或化学因素。只有危险型诊断包括危险因素。

10.3.5　相关因素

显示和护理诊断有关的某些关系类型的因素。这些因素可能被描述为早于护理诊断，和护理诊断相关，促进护理诊断，或支持护理诊断。只有问题聚焦型护理诊断和综合征必须具有相关因素；健康促进型诊断可能具有相关因素，如果该因素能够对诊断做出明确说明。

10.3.6　危险人群

共享某种特征的一群人，这种特征会引起每一个成员对特定反应的敏感性。这些特征不能被专业护士改变。

10.3.7　相关情况

医疗诊断、损伤病程、医疗设备或药物；这些情况不能被专业护士独立改变。

10.4　护理诊断分类系统的定义

10.4.1　分类系统

依据所观察到的相似性，对分类群体中的相关现象进行排列；某事物被归入特定类别（English Oxford Living Dictionary On-Line,

2017）。

10.4.2 抽象水平

描述概念的具体性 / 抽象性：

－非常抽象的概念具有理论性特点，可能无法直接测量，通过具体概念进行定义，包括具体概念，与任何特定情况无关，独立于时间和地点，有多种通用描述，对计划治疗可能无临床适用性。

－具体概念可观察和测量，受时间和地点限制，构成具体的分类，更具有排他性，命名真实的事物或事物的分类，受特征限制，对计划治疗有临床适用性。

10.4.3 命名法

为事物进行名称的设计或选择，特别是在科学或其他学科中（English Oxford Living Dictionary On-Line, 2017）。

10.4.4 分类系统

关于分类的科学分支，特别是有机体；分类学（English Oxford Living Dictionary On-Line, 2017）。

参考文献

Oxford University Press, 2017. English Oxford Living Dictionary on-line, British and World Version. availableathttps://en.oxforddictionaries.com

Pender N, Murdaugh CL, Parsons MA, 2006. Health Promotion in Nursing Practice. 5th ed. Upper Saddle River, NJ: Pearson prentice-hall

World Health Organization. Health topics: infant, newborn, 2013. Available at: http://www.who.int/topics/infant_newborn/en/

World Health organization. Definition of key terms, 2013. Available at http://www. who. int/hiv/pub/guidelines/arv2013/intro/keyterms/en/

Part 3

第 3 部分

NANDA-I 护理诊断

领域 1. 健康促进

领域 2. 营养

领域 3. 排泄 / 交换

领域 4. 活动 / 休息

领域 5. 感知 / 认知

领域 6. 自我感知

领域 7. 角色关系

领域 8. 性

领域 9. 应对 / 压力耐受性

领域 10. 生活原则

领域 11. 安全 / 保护

领域 12. 舒适

领域 13. 生长 / 发育

领域 1. 健康促进

分类 1. 健康意识

编码	诊断	页码
00097	从事娱乐活动减少	145
00262	愿意加强健康素养	146
00168	静坐的生活方式	147

分类 2. 健康管理

编码	诊断	页码
00257	虚弱的老年综合征	148
00231	有虚弱的老年综合征的危险	150
00215	社区健康缺陷	152
00188	有危险倾向的健康行为	153
00099	健康维持无效	154
00078	健康管理无效	155
00162	愿意加强健康管理	156
00080	家庭健康管理无效	157
00043	保护无效	158

NANDA-I 护理诊断：定义与分类（2018—2020），第 11 版 .
主编：T. Heather Herdman, Shigemi Kamitsuru
2017 NANDA 国际公司，2017 年出版，蒂姆医学出版公司，纽约。
公司网址：www.thieme.com/nanda-i。

领域 1·分类 1·诊断编码 00097

从事娱乐活动减少

1980 年通过·2017 年修订·证据水平 2.1

定义：刺激、兴趣或参与娱乐或休闲活动减少。

定义性特征

- 心境改变
- 无聊
- 对环境不满意
- 情感淡漠
- 频繁小睡
- 躯体功能失调

相关因素

- 当前的情况不允许从事活动
- 与环境相关的阻碍
- 移动阻碍
- 娱乐活动缺乏
- 精力缺乏
- 动机不足
- 躯体不适
- 心理困扰

危险人群

- 极端年龄
- 长期住院
- 长期制度化

相关情况

- 医嘱制动
- 治疗性隔离

原始文献见 http://MediaCenter.thieme.com.

领域 1 · 分类 1 · 诊断编码 00262

愿意加强健康素养

2016 年通过 · 证据水平 2.1

定义： 使用和发展一系列技能和能力的方式（素养、知识、动机、文化和语言），以发现、理解、评价和使用健康信息和概念，做出日常健康决策，从而促进和维持健康，减少健康风险和改善整体生活质量，这种方式能够被强化。

定义性特征

– 表达为了日常健康需求而加强读、写、说和解释数字能力的意愿

– 表达加强对影响公共卫生的市民和（或）政府行为认识的意愿

– 表达加强和健康照护提供者进行健康信息沟通的意愿

– 表达加强关于目前社会和物理环境健康决定因素知识的意愿

– 表达加强个体健康照护决策的意愿

– 表达加强健康的社会支持的意愿

– 表达加强对风俗习惯和信仰的理解，以做出健康照护决策的意愿

– 表达加强对健康信息的理解，以做出健康照护选择的意愿

– 表达获得充分信息，以熟悉医疗体系的意愿

原始文献见 http://MediaCenter.thieme.com

领域 1·分类 1·诊断编码 00168

静坐的生活方式
2004 年通过·证据水平 2.1

定义：一种生活习惯，特征为低水平的躯体活动。

定义性特征
- 日均躯体活动量低于同性别和 同年龄推荐的活动量
- 躯体功能失调
- 偏好运动水平低的活动

相关因素
- 对躯体活动的兴趣不足
- 缺乏关于躯体锻炼相关的健康 益处的知识
- 躯体活动的动机不足
- 躯体活动的资源不足
- 躯体活动的训练不足

领域 1・分类 2・诊断编码 00257

虚弱的老年综合征

2013 年通过・2017 年修订・证据水平 2.1

定义：动态性的不稳定状态，会影响老年个体经历一个或多个健康领域的恶化（躯体、功能、心理或社会），并导致对不良健康影响的敏感性增加，特别是失能。

定义性特征

- 活动不耐受（00092）
- 沐浴自理缺陷（00108）
- 心输出量减少（00029）
- 更衣自理缺陷（00109）
- 疲乏（00093）
- 进食自理缺陷（00102）
- 绝望（00124）

- 营养失衡: 低于机体需要量（00002）
- 记忆受损（00131）
- 躯体移动障碍（00085）
- 步行障碍（00088）
- 社交隔离（00053）
- 如厕自理缺陷（00110）

相关因素

- 活动不耐受
- 焦虑
- 日均躯体活动量低于同性别和同年龄推荐的活动量
- 精力下降
- 肌力下降
- 抑郁
- 疲惫
- 害怕跌倒
- 移动障碍

- 平衡受损
- 移动受损
- 缺乏社会支持
- 营养不良
- 肌无力
- 肥胖
- 悲伤
- 静坐的生活方式
- 社交隔离
- 缺乏可调节因素的知识

危险人群

- 年龄 >70 岁
- 生活空间受限
- 经济窘迫
- 白种人以外的种族
- 女性
- 跌倒史
- 独居
- 文化程度低
- 长期住院
- 社会弱势

相关情况

- 认知功能改变
- 凝血过程改变
- 厌食
- 慢性病
- 血清 25– 羟化维生素 D 浓度减少
- 内分泌调节功能障碍
- 精神障碍
- 肌肉减少症
- 少肌性肥胖
- 感觉缺失
- 被抑制的炎症反应
- 1 年内不明原因的体重下降 25%
- 1 年内不明原因的体重下降 >10 磅（4.5kg）
- 步行 15 米所需时间 >6 秒（或步行 4 米所需时间 >5 秒）

领域 1 · 分类 2 · 诊断编码 00231

有虚弱的老年综合征的危险

2013 年通过 · 2017 年修订 · 证据水平 2.1

定义：对动态性的不稳定状态易感，这种状态会影响老年个体经历一个或多个健康领域的恶化（躯体、功能、心理或社会），并导致对不良健康影响的易感性增加，特别是失能。

危险因素

– 活动不耐受
– 焦虑
– 日均躯体活动量低于同性别和同年龄推荐的活动量
– 精力下降
– 肌力下降
– 抑郁
– 疲惫
– 害怕跌倒
– 移动障碍
– 平衡受损
– 移动受损
– 缺乏可调节因素的知识
– 缺乏社会支持不足
– 营养不良
– 肌无力
– 肥胖
– 悲伤
– 静坐的生活方式
– 社交隔离

危险人群

– 年龄 >70 岁
– 生活空间受限
– 经济窘迫
– 白种人以外的种族
– 女性
– 跌倒史
– 独居
– 文化程度低
– 长期住院
– 社会弱势

相关情况

- 认知功能改变
- 凝血过程改变
- 厌食
- 慢性病
- 血清 25– 羟化维生素 D 浓度减少
- 内分泌调节功能障碍
- 精神障碍
- 肌肉减少症

- 少肌性肥胖
- 感觉缺失
- 被抑制的炎症反应
- 1 年内不明原因的体重下降 25%
- 1 年内不明原因的体重下降 >10 磅（4.5kg）
- 步行 15 米所需时间 >6 秒（或步行 4 米所需时间 >5 秒）

领域 1·分类 2·诊断编码 00215

社区健康缺陷

2010 年通过·证据水平 2.1

定义：存在一种或以上的健康问题或因素，可损害健康或可增加群体发生健康问题的风险。

定义性特征

- 群体或人群经历的健康问题
- 干预措施不能消除群体或人群的健康问题
- 干预措施不能加强群体或人群的健康
- 干预措施不能预防群体或人群的健康问题
- 干预措施不能减少群体或人群的健康问题
- 群体或人群有住院的风险
- 群体或人群有躯体疾病的风险
- 群体或人群有心理疾病的风险

相关因素

- 服务对象对干预措施不满意
- 干预措施预算不足
- 干预措施评价计划不充分
- 干预措施结局资料不充分
- 干预措施的社会支持不充分
- 健康照护提供者不足
- 缺乏社区专家
- 缺乏资源
- 干预措施未解决所有健康问题

原始文献见 http://MediaCenter.thieme.com.

领域 1 · 分类 2 · 诊断编码 00188

有危险倾向的健康行为

1986 年通过 · 1998 年、2006 年、2008 年、2017 年修订 · 证据水平 2.1

定义：调整生活方式和（或）改善健康水平的行为方式受损。

定义性特征

– 未能达到最佳控制感　　　　– 拒绝接受健康状况的改变

– 未能采取预防健康问题的行为 – 吸烟

– 健康状态改变最小化　　　　– 物质滥用

相关因素

– 理解不充分　　　　　　　– 对推荐的健康照护策略的负性感知

– 缺乏社会支持　　　　　　– 社交焦虑

– 低自我效能　　　　　　　– 紧张性刺激

– 对健康照护提供者的负性感知

危险人群

– 酒精滥用家族史　　　　　– 经济窘迫

领域 1 · 分类 2 · 诊断编码 00099

健康维持无效

1982 年通过 · 2017 年修订

定义： 无法确定、管理和（或）寻求帮助，以维持健康。

定义性特征

- 缺乏对与环境相关的改变的适应性行为
- 对改善健康的行为缺乏兴趣
- 无法担负满足基本健康需求的责任
- 缺乏关于基本健康需求的知识
- 缺乏社会支持
- 缺少健康寻求行为的方式

相关因素

- 复杂性哀伤
- 决策受损
- 沟通技能无效
- 应对策略无效
- 缺乏资源
- 精神困扰

危险人群

- 发展迟滞

相关情况

- 认知功能改变
- 精细运动技能下降
- 粗大运动技能下降
- 知觉障碍

如果该诊断的证据水平未达到 2.1 及以上，在 2021—2023 版本的 NANDA-I 分类系统中将废弃该诊断。

领域 1 · 分类 2 · 诊断编码 00078

健康管理无效

1994 年通过 · 2008 年、2017 年修订 · 证据水平 2.1

定义：调节和融入日常生活的方式，一种治疗疾病的方案及其后果，该方式和方案未能满足特定健康目标。

定义性特征

- 医嘱方案执行困难
- 未能将治疗方案纳入日常生活
- 未能采取减少危险因素的措施
- 为满足健康目标，在日常生活中所做的无效选择

相关因素

- 决策冲突
- 管理负责的治疗方案困难
- 熟悉复杂的医疗体系困难
- 需求过多
- 家庭冲突
- 健康照护的家庭型态
- 采取措施的依据不足
- 缺乏治疗方案的知识
- 缺乏社会支持
- 感知障碍
- 感知益处
- 感知情况的严重性
- 感知敏感性
- 无能为力

危险人群

- 经济窘迫

原始文献见 http://MediaCenter.thieme.com.

领域 1·分类 2·诊断编码 00162

愿意加强健康管理

2002 年通过·2010 年、2013 年修订·证据水平 2.1

定义：调节和融入日常生活的方式，一种治疗疾病的方案及其后果，该方式和方案能够被加强。

定义性特征

– 表达加强选择日常生活以达到目标的意愿

– 表达加强免疫/接种状态的意愿

– 表达加强管理疾病的意愿

– 表达加强管理医嘱方案的意愿

– 表达加强管理危险因素的意愿

– 表达加强管理症状的意愿

领域 1·分类 2·诊断编码 00080

家庭健康管理无效

1992 年通过·2013 年、2017 年修订

　　定义：调节和融入多重家庭作用的方式，一种治疗疾病的方案及其后果，该方式和方案未能满足家庭的特定健康目标。

定义性特征

– 家庭成员的疾病症状增加
– 对疾病的关注减少
– 医嘱方案执行困难
– 未能采取减少危险因素的措施
– 为达到健康目标的家庭活动不合理

相关因素

– 决策冲突
– 管理复杂的治疗方案困难
– 熟悉复杂的医疗体系困难
– 家庭冲突

危险人群

– 经济窘迫

如果该诊断的证据水平未达到 2.1 及以上，在 2021—2023 版本的 NANDA-I 分类系统中将废弃该诊断。

领域 1·分类 2·诊断编码 00043

保护无效

1990 年通过·2017 年修订

定义： 保护自身免受内部或外部威胁（如疾病和损伤）的能力下降。

定义性特征

- 凝血功能改变
- 排汗改变
- 厌食
- 寒战
- 咳嗽
- 免疫力低下
- 定向障碍
- 呼吸困难
- 疲乏
- 移动障碍
- 失眠
- 瘙痒
- 压力反应适应不良
- 神经感觉受损
- 压力性溃疡
- 静坐不能
- 虚弱

相关因素

- 营养不良
- 物质滥用

危险人群

- 极端年龄

相关情况

- 血常规异常
- 癌症
- 免疫障碍
- 药物
- 治疗方案

如果该诊断的证据水平未达到 2.1 及以上，在 2021—2023 版本的 NANDA-I 分类系统中将废弃该诊断。

领域 2. 营 养

分类 1. 摄入

分类 2. 消化

分类 3. 吸收

分类 4. 代谢

编码	诊断	页码
00179	有血糖水平不稳定的危险	186
00194	新生儿高胆红素血症	187
00230	有新生儿高胆红素血症的危险	188
00178	有肝功能受损的危险	189
00263	有代谢失衡综合征的危险	190

分类 5. 水电解质平衡

编码	诊断	页码
00195	有电解质失衡的危险	191
00025	有体液容量失衡的危险	192
00027	体液容量不足	193
00028	有体液容量不足的危险	195
00026	体液容量过多	196

NANDA-I 护理诊断：定义与分类（2018—2020），第 11 版 .
主编：T. Heather Herdman, Shigemi Kamitsuru
2017 NANDA 国际公司，2017 年出版，蒂姆医学出版公司，纽约。
公司网址：www.thieme.com/nanda-i.

领域 2·分类 1·诊断编码 00002

营养失衡：低于机体需要量

1975 年通过·2000 年、2017 年修订

定义：营养摄入量不足，未满足机体代谢需要。

定义性特征

- 腹部痉挛
- 腹痛
- 味觉改变
- 体重低于理想体重范围的 20% 或以上
- 毛细血管脆性
- 腹泻
- 脱发过多
- 厌食
- 食物摄入低于日常需求推
  荐量（RDA）
- 肠鸣音亢进
- 缺乏信息
- 对食物的兴趣下降

- 肌张力不足
- 信息错误
- 错误知觉
- 黏膜苍白
- 感知摄入食物无力
- 进食后立即饱足感
- 口腔痛
- 咀嚼肌无力
- 吞咽肌无力
- 伴随摄食充分的体重下降

相关因素

- 食物摄入不足

危险人群

- 生物学因素
- 经济窘迫

相关情况

- 无法吸收营养
- 无法消化食物
- 无法摄入食物
- 心理障碍

如果该诊断的证据水平未达到 2.1 及以上，在 2021—2023 版本的 NANDA-I 分类系统中将废弃该诊断。

领域 2 · 分类 1 · 诊断编码 00163

愿意加强营养

2002 年通过 · 2013 年修订 · 证据水平 2.1

　　定义：营养摄入的方式，该方式能够被加强。

定义性特征

– 表达加强营养的意愿

领域 2·分类 1·诊断编码 00216

母乳分泌不足

2010 年通过·2017 年修订·证据水平 3.1

定义：母乳供应不足，不能支持婴儿 / 幼儿的营养状态。

定义性特征

– 乳头刺激性乳汁分泌不足
– 婴儿拒绝吸吮乳头
– 乳汁分泌低于婴儿需要量
– 婴儿排出少量浓缩尿
– 乳汁分泌延迟
– 婴儿体重每月增加 <500g
– 婴儿便秘
– 母乳喂养时间延长
– 婴儿频繁啼哭
– 非持续性吸吮乳头
– 婴儿频繁寻求吸吮乳头

相关因素

– 衔接乳头无效
– 母亲体液容量不足
– 吸吮反射无效
– 母亲营养不良
– 吸吮乳头的机会不足
– 母亲吸烟
– 吸吮乳头的时间不足
– 母亲的治疗方案
– 母亲饮酒
– 抑制泌乳

相关情况

– 妊娠

原始文献见 http://MediaCenter.thieme.com.

领域 2·分类 1·诊断编码 00104

母乳喂养无效

1988 年通过·2010 年、2013 年、2017 年修订·证据水平 3.1

定义：乳房哺乳困难，可能会损害婴儿 / 幼儿的营养状态。

定义性特征

- 婴儿排便减少
- 婴儿在哺乳时弓胸
- 婴儿在哺乳时啼哭
- 婴儿在哺乳初 1 小时内啼哭
- 婴儿在哺乳初 1 小时内烦躁
- 婴儿无法正确衔接母亲乳头
- 婴儿拒绝衔接乳头
- 婴儿对其他促进舒适的措施无应答

- 每次喂养后，单侧乳房乳汁排空不足
- 婴儿体重增加不足
- 催产素释放不足
- 感知乳汁供应不足
- 乳头疼痛持续超过一周
- 婴儿体重持续下降
- 非持续性吸吮乳头

相关因素

- 第二阶段泌乳延迟
- 乳汁供应不足
- 家庭支持不足
- 吸吮乳头的机会不足
- 缺乏关于母乳喂养技巧的抚养知识
- 缺乏关于母乳喂养重要性的抚养知识
- 母乳喂养中断

- 母亲心理矛盾
- 母亲焦虑
- 母亲乳头畸形
- 母亲疲乏
- 母亲肥胖
- 母亲疼痛
- 使用橡皮乳头
- 婴儿吸吮反射差
- 使用人工乳头补充喂养

危险人群

- 早产儿
- 既往乳房手术
- 既往母乳喂养失败史
- 产假时间短

相关情况

- 口咽部缺陷

领域 2·分类 1·诊断编码 00105

母乳喂养中断

1992 年通过·2013 年、2017 年修订·证据水平 2.2

> **定义**：母乳喂养连续性中断，可能会破坏母乳喂养成功和（或）婴儿 / 幼儿的营养状况。

定义性特征

– 非母乳喂养

相关因素

– 需要突然断奶的婴儿　　– 母婴分离

危险人群

– 住院的幼儿　　　　　　– 早产儿

– 母亲工作

相关情况

– 禁忌母乳喂养　　　　　– 母亲患病

– 婴儿患病

领域 2 · 分类 1 · 诊断编码 00106

愿意加强母乳喂养

1990 年通过·2010 年、2013 年、2017 年修订·证据水平 2.2

定义： 为婴儿或幼儿进行母乳喂养的方式，该方式能够被加强。

定义性特征

– 母亲表达加强专门进行母乳喂养能力的意愿

– 母亲表达加强为幼儿营养需要提供母乳的能力的意愿

原始文献见 http://MediaCenter.thieme.com.

领域 2 · 分类 1 · 诊断编码 00269

青少年进食动力无效

2016 年通过 · 证据水平 2.1

定义: 态度和行为改变, 导致损害营养健康的进食方式过度或不足。

定义性特征

– 避免参与按时进餐
– 主诉餐间饥饿
– 拒绝食物
– 经常吃零食
– 经常在快餐店进餐

– 经常吃劣质食品
– 经常吃加工食品
– 进食过多
– 食欲差
– 进食过少

相关因素

– 家庭动力改变
– 焦虑
– 进入青春期后自尊改变
– 抑郁
– 进食障碍
– 隔离进食
– 家庭进餐时间控制过多
– 过渡应激
– 食物选择不足
– 进餐时间不规律

– 媒体对进食高热量非健康食品行为的影响
– 媒体对高热量非健康食品知识的影响
– 父母对进食行为的负面影响
– 心理虐待
– 心理忽视
– 有压力的进餐时间

相关情况

– 伴随进食的躯体问题
– 伴随喂养的躯体问题
– 父母的躯体健康问题

– 父母的心理健康问题

原始文献见 http://MediaCenter.thieme.com.

领域 2 · 分类 1 · 诊断编码 00270

儿童进食动力无效

2016 年通过 · 证据水平 2.1

定义：变化的态度、行为及对儿童进食型态的影响，可引起营养健康损害。

定义性特征

- 避免参与按时进餐
- 主诉餐间饥饿
- 拒绝食物
- 经常吃零食
- 经常在快餐店进餐
- 经常吃劣质食品
- 经常吃加工食品
- 进食过多
- 食欲差
- 进食过少

相关因素

进食习惯

- 贿赂孩子吃饭
- 短期内进食大量食物
- 进食习惯不良
- 隔离进食
- 父母对孩子的进食习惯控制过多
- 父母对家庭的进餐时间控制过多
- 强迫孩子进食
- 食物选择不足
- 缺乏规律的进餐时间
- 限制孩子进食
- 奖励孩子进食
- 有压力的进餐时间
- 无法预知的进餐方式
- 餐间无管制的吃零食

家庭作用

- 虐待关系
- 焦虑的亲子关系
- 脱离父母的抚养方式
- 敌对的亲子关系
- 不安全的亲子关系
- 过度参与的抚养方式
- 紧张的亲子关系
- 参与不足的抚养方式

抚养
- 厌食
- 抑郁
- 无法区分父母和孩子之间的进食责任
- 无法区分父母和孩子之间的喂养责任
- 无法支持健康的进食方式

- 应对策略无效
- 缺乏对孩子建立健康进食习惯的信心
- 缺乏对孩子健康成长的信心
- 物质滥用

环境相关
- 媒体对进食高热量非健康食品行为的影响

- 媒体对高热量非健康食品知识的影响

危险人群
- 经济窘迫
- 无家可归
- 加入寄养系统

- 生活转型
- 父母肥胖

相关情况
- 伴随进食的躯体问题
- 伴随喂养的躯体问题
- 父母的躯体健康问题

- 父母的心理健康问题

原始文献见 http://MediaCenter.thieme.com.

领域 2 · 分类 1 · 诊断编码 00271

婴儿喂养动力无效

2016 年通过 · 证据水平 2.1

定义：父母的喂养行为改变，导致喂养方式过度或不足。

定义性特征

- 拒绝食物
- 向固体食物过渡不合理
- 进食过多
- 食欲差
- 进食过少

相关因素

- 虐待关系
- 依恋问题
- 脱离父母的抚养方式
- 缺乏对孩子建立健康进食习惯的信心
- 缺乏对孩子健康成长的信心
- 缺乏关于每个发展阶段合理喂养婴儿方法的知识
- 缺乏关于婴儿发展阶段的知识
- 缺乏关于父母对婴儿喂养责任的知识
- 媒体对喂养婴儿高热量非健康食品的影响
- 媒体对高热量非健康食品知识的影响
- 照顾者过多
- 过度参与的抚养方式
- 参与不足的抚养方式

危险人群

- 被遗弃的婴儿
- 经济窘迫
- 非安全的进食和喂养史
- 无家可归
- 加入寄养系统
- 生活转型
- 新生儿重症监护史
- 早产儿
- 长期住院
- 低胎龄

相关情况

- 染色体异常
- 唇裂
- 腭裂
- 先天性心脏病
- 遗传性疾病
- 神经管缺陷

- 伴随进食的躯体问题
- 父母的躯体健康问题
- 延长肠内喂养
- 父母的心理健康问题
- 感觉整合功能障碍

领域 2·分类 1·诊断编码 00107

婴儿喂养型态无效

1992 年通过·2006 年修订·证据水平 2.1

  定义：婴儿吸吮或协调吸吮 – 吞咽反应的能力受损，导致经口营养摄入不能满足代谢需要。

定义性特征

– 无法协调吸吮、吞咽和呼吸 – 无法持续有效吸吮
– 无法开始有效吸吮

相关因素

– 长期非口服（NPO）状态

危险人群

– 早产儿

相关情况

– 神经发育迟滞 – 口腔过敏
– 神经受损

原始文献见 http://MediaCenter.thieme.com.

领域 2·分类 1·诊断编码 00232

肥　胖

2013 年通过·2017 年修订·证据水平 3.2

定义：个体随年龄和性别不同而积累过多脂肪的状况，该状况超过了超重的标准。

定义性特征

– 成人：体重指数（BMI）>30kg/m^2

– 儿童（<2 岁）：肥胖不用于此年龄段儿童

– 儿童（2~18 岁）：BMI> 第 95 个百分点，或依据年龄和性别 >30kg/m^2

相关因素

– 日均躯体活动量低于同性别和同年龄推荐的活动量

– 饮用含糖饮料

– 进食行为障碍

– 进食感知障碍

– 基于标准评估，能量消耗低于能量摄入

– 饮酒过多

– 害怕缺少食物供应

– 经常吃零食

– 经常吃快餐和油炸食品

– 儿童饮食钙摄入偏低

– 菜量大于推荐量

– 每天静坐时间 ≥ 2 小时

– 睡眠时间不足

– 睡眠障碍

– 年龄 <5 个月时，以固体食物作为主食来源

危险人群

– 经济窘迫

– 标准喂养或复合喂养的婴儿

– 相关因子的遗传力

– 去抑制和限制饮食行为评分高

– 父母肥胖

– 阴毛早发育

– 儿童期体重增长过快

– 婴儿期体重增长过快，包括出

- 母亲糖尿病

生后第 1 周、4 个月和 1 岁

- 母亲吸烟
- 婴儿期超重

相关情况

- 遗传性疾病

领域 2 · 分类 1 · 诊断编码 00233

超　重

2013 年通过 · 2017 年修订 · 证据水平 3.2

定义：个体因年龄和性别不同而积累过多脂肪的状况。

定义性特征

– 成人：体重指数（BMI）>25kg/m²
– 儿童（<2 岁）：体重身高比 > 第 95 个百分点

– 儿童（2~18 岁）：同年龄、性别情况下，BMI> 第 85 个百分点 或 >25kg/m²，但 < 第 95 个百分点或 <30kg/m²

相关因素

– 日均躯体活动量低于同性别和同年龄推荐的活动量
– 饮用含糖饮料
– 进食行为障碍
– 进食感知障碍
– 基于标准评估，能量消耗低于能量摄入
– 饮酒过多
– 害怕缺少食物供应
– 经常吃零食

– 经常吃快餐和油炸食品
– 缺乏可调节因素的知识
– 儿童饮食钙摄入偏低
– 菜量大于推荐量
– 每天静坐时间 ≥2 小时
– 睡眠时间不足
– 睡眠障碍
– 年龄 <5 个月时，以固体食物作为主食来源

危险人群

– 成人：BMI 接近 25kg/m²
– 儿童（<2 岁）：体重身高比接近第 95 个百分点
– 儿童（2~18 岁）：BMI 接近第 85

– 儿童 BMI 百分点高
– 经济窘迫
– 标准喂养或复合喂养婴儿
– 相关因子的遗传力

个百分点或 25kg/m^2

- 儿童 BMI 百分点交叉上升
- 阴毛早发育
- 儿童期体重增长过快

- 去抑制和限制饮食行为评分高
- 母亲糖尿病
- 母亲吸烟
- 儿童期肥胖
- 父母肥胖
- 婴儿期体重增长过快，包括出生后第 1 周、4 个月和 1 岁

相关情况

- 遗传性疾病

原始文献见 http://MediaCenter.thieme.com.

领域 2・分类 1・诊断编码 00234

有超重的危险

2013 年通过・2017 年修订・证据水平 3.2

定义：因年龄和性别不同而对体内脂肪过多积累易感，可能会损害健康。

危险因素

– 日均躯体活动量低于同性别和
　同年龄推荐的活动量

– 饮用含糖饮料

– 进食行为障碍

– 进食感知障碍

– 基于标准评估，能量消耗低于
　能量摄入

– 饮酒过多

– 害怕缺少食物供应

– 经常吃零食

– 经常吃快餐和油炸食品

– 缺乏可调节因素的知识

– 儿童饮食钙摄入偏低

– 菜量大于推荐量

– 每天静坐时间 ≥ 2 小时

– 睡眠时间不足

– 睡眠障碍

– 年龄 <5 个月时，以固体食物
　作为主食来源

危险人群

– 成人：BMI 接近 25kg/m²

– 儿童（<2 岁）：体重身高比接
　近第 95 个百分点

– 儿童（2~18 岁）：BMI 接近
　第 85 个百分点或 25kg/m²

– 儿童 BMI 百分点交叉上升

– 儿童 BMI 百分点高

– 经济窘迫

– 相关因子的遗传力

– 去抑制和限制饮食行为评分高

– 母亲糖尿病

– 母亲吸烟

– 儿童期肥胖

– 父母肥胖

– 阴毛早发育

– 儿童期体重增长过快

- 标准喂养或复合喂养婴儿

- 婴儿期体重增长过快，包括出生后第 1 周、4 个月和 1 岁

相关情况

- 遗传性疾病

领域 2・分类 1・诊断编码 00103

吞咽受损

1986 年通过・1998 年、2017 年修订

定义：与口腔、咽、食管结构或功能缺陷相关的吞咽机制功能异常。

定义性特征

第一阶段：口腔

- 学习吞咽的异常口腔期
- 吞咽前窒息
- 吞咽前咳嗽
- 流涎
- 食物从口中掉出
- 食物从口中挤出
- 吞咽前撸嘴
- 无法清理口腔
- 口唇闭合不全
- 口衔乳头无效
- 吸吮无效
- 咀嚼无效
- 鼻腔反流
- 逐个吞咽
- 颊部团状物
- 过早吃大块儿状食物
- 形成大块儿食团的时间延长
- 伴有消耗不足的进食时间延长
- 舌头在形成大块儿状食物的活动中无效

第二阶段：咽

- 学习吞咽的异常咽期
- 头部位置改变
- 窒息
- 咳嗽
- 吞咽延迟
- 不明原因的发热
- 拒绝食物
- 窒息感
- 咯咯音质
- 咽上升不足
- 食管反流
- 肺部感染复发
- 反复吞咽

第三阶段：食管

- 学习吞咽的异常食管期
- 酸性呼气
- 夜磨牙症
- 吞咽困难
- 上腹痛
- 拒绝食物
- 反复吞咽
- 主诉"阻塞感"
- 无法解释的进食期间烦躁

- 胃灼热
- 咯血
- 头部过度仰伸
- 夜间觉醒
- 夜间咳嗽
- 吞咽痛
- 反流
- 容量限制
- 呕吐
- 呕吐在枕头上

相关因素

- 行为性喂养问题
- 自伤性行为

危险人群

- 发育停滞
- 肠内喂养史

- 发展延迟
- 早产儿

相关情况

- 失弛缓症
- 获得性解剖缺陷
- 脑损伤
- 脑瘫
- 肌张力显著低下性疾病
- 先天性心脏病

- 鼻部缺损
- 鼻咽腔缺陷
- 神经性问题
- 神经肌肉受损
- 口咽异常
- 蛋白质 – 能量营养不良

- 颅神经受损
- 食管反流病
- 喉异常
- 喉缺陷
- 机械性梗阻

- 呼吸性疾病
- 气管缺陷
- 创伤
- 上呼吸道畸形

如果该诊断的证据水平未达到 2.1 及以上，在 2021—2023 版本的 NANDA-I 分类系统中将废弃该诊断。

领域 2 · 分类 2

该分类目前无诊断

领域 2 · 分类 3

该分类目前无诊断

领域 2·分类 4·诊断编码 00179

有血糖水平不稳定的危险

2006 年通过·2013 年、2017 年修订·证据水平 2.1

定义： 对血清葡萄糖水平偏离正常范围的变化易感，可能会损害健康。

危险因素

– 日均躯体活动量低于同性别和
同年龄推荐的活动量

– 不接受诊断

– 压力过大

– 体重增长过多

– 体重下降过多

– 血糖监测不足

– 用药管理无效

– 糖尿病管理无效

– 食物摄入不足

– 缺乏疾病管理知识

– 缺乏可调节因素的知识

– 不依从糖尿病管理计划

危险人群

– 精神状态改变

– 生理健康状况受损

– 认知发展迟滞

– 快速成长期

相关情况

– 妊娠

原始文献见 http://MediaCenter.thieme.com.

领域 2·分类 4·诊断编码 00194

新生儿高胆红素血症

2008 年通过·2010 年、2017 年修订·证据水平 2.1

定义：出生后 24 小时出现循环血中非结合胆红素积聚（<15ml/dl）。

定义性特征

- 血常规异常
- 皮肤瘀紫
- 黏膜发黄
- 巩膜发黄
- 皮肤呈橘黄色

相关因素

- 喂养方式不良
- 胎粪排出延迟
- 婴儿营养不良

危险人群

- ABO 血型分类不合
- 年龄 ≤ 7 天
- 土著美国人种族
- 母婴血型不合
- 东亚种族
- 母乳喂养的婴儿
- 低体重婴儿
- 母亲糖尿病
- 居住在高海拔地区的人群
- 早产儿
- 兄姐患有黄疸病
- 恒河猴（Rh）血型不合
- 分娩过程中瘀青明显

相关情况

- 细菌感染
- 婴儿肝功能不良
- 婴儿酶缺陷
- 内出血
- 宫内感染
- 脓毒症
- 病毒感染

原始文献见 http://MediaCenter.thieme.com.

领域 2·分类 4·诊断编码 00230

有新生儿高胆红素血症的危险

2010 年通过·2013 年、2017 年修订·证据水平 2.1

定义：出生后 24 小时易于出现循环血中非结合胆红素积聚（<15ml/dl），可能损害健康。

危险因素

– 喂养方式不良
– 胎粪排出延迟
– 婴儿营养不良

危险人群

– ABO 血型不合
– 年龄 ≤ 7d
– 土著美国人种族
– 母婴血型不合
– 东亚种族
– 母乳喂养的婴儿
– 低体重婴儿
– 母亲糖尿病
– 居住在高海拔地区的人群
– 早产儿
– 兄姐患有黄疸病
– 恒河猴（Rh）血型不合
– 分娩过程中瘀青明显

相关情况

– 细菌感染
– 婴儿肝功能不良
– 婴儿酶缺陷
– 内出血
– 宫内感染
– 脓毒症
– 病毒感染

原始文献见 http://MediaCenter.thieme.com.

领域 2・分类 4・诊断编码 00178

有肝功能受损的危险

2006 年通过・2008 年、2013 年、2017 年修订・证据水平 2.1

定义：对肝功能下降易感，可能损害健康。

危险因素
– 物质滥用

相关情况
– 合并人类免疫缺陷病毒（HIV）感染　　– 病毒感染
– 药物

领域 2·分类 4·诊断编码 00263

有代谢失衡综合征的危险

2016 年通过·证据水平 2.1

定义：对因肥胖和 2 型糖尿病引起的心血管疾病相关的毒性生化和生理因素聚积易感，可能损害健康。

危险因素

– 健康维持无效（00099）

– 肥胖（00232）

– 超重（00233）

– 有血糖水平不稳定的危险（00179）

– 有危险倾向的健康行为（00188）

– 静坐的生活方式（00168）

– 压力过多（00177）

危险人群

– 年龄 >30 岁

– 糖尿病家族史

– 血脂异常家族史

– 高血压家族史

– 肥胖家族史

相关情况

– 内源性或外源性糖皮质激素过多 >25g/dL

– 微白蛋白尿 >30mg/dL

– 多囊卵巢综合征

– 血压不稳定

– 尿酸 >7mg/dL

原始文献见 http://MediaCenter.thieme.com.

领域 2 · 分类 5 · 诊断编码 00195

有电解质失衡的危险

2008 年通过 · 2013 年、2017 年修订 · 证据水平 2.1

定义：对血清电解质水平变化易感，可能损害健康。

危险因素

- 腹泻
- 体液容量过多
- 体液容量不足
- 缺乏可调节因素的知识
- 呕吐

相关情况

- 调节机制受损
- 内分泌调节功能障碍
- 肾功能障碍
- 治疗方案

领域 2 · 分类 5 · 诊断编码 00025

有体液容量失衡的危险

1998 年通过·2008 年、2013 年、2017 年修订·证据水平 2.1

定义： 对血管内、组织间隙和（或）细胞内液体的减少、增加或快速转移易感，可能损害健康。它是指体液丧失、增加或两者均有。

危险因素

– 待定

相关情况

– 血液成分置换	– 胰腺炎
– 腹水	– 脓毒症
– 烧伤	– 创伤
– 肠梗阻	– 治疗方案

如果该诊断无新增危险因素，在 2021—2023 版本的 NANDA-I 分类系统中将废弃该诊断。
原始文献见 http://MediaCenter.thieme.com.

领域 2·分类 5·诊断编码 00027

体液容量不足

1978 年通过·1996 年、2017 年修订

定义：血管内、组织间隙和（或）细胞内液体的减少。它是指脱水，不伴有钠改变的水丧失。

定义性特征

– 精神状态改变　　　　　– 皮肤干燥

– 皮肤肿胀改变　　　　　– 体温升高

– 血压下降　　　　　　　– 心率加快

– 脉压下降　　　　　　　– 血细胞比容增加

– 脉搏容积下降　　　　　– 尿浓缩增加

– 舌肿胀减轻　　　　　　– 体重突然下降

– 排尿减少　　　　　　　– 口渴

– 静脉充盈不足　　　　　– 虚弱

– 黏膜干燥

相关因素

– 获得液体中断　　　　　– 缺乏液体需求的知识

– 液体摄入不足

危险人群

– 极端年龄　　　　　　　– 影响液体需求的因素

– 极端体重

相关情况

- 有效体液容量丧失
- 调节机制受损
- 影响液体吸收的反常行为
- 影响液体摄入的反常行为
- 体液通过非正常途径丧失过多
- 体液通过非正常途径丧失
- 药物

如果该诊断的证据水平未达到 2.1 及以上，在 2021—2023 版本的 NANDA-I 分类系统中将废弃该诊断。

领域 2·分类 5·诊断编码 00028

有体液容量不足的危险

1978 年通过·2010 年、2013 年、2017 年修订

　　定义：对出现血管内、组织间隙和（或）细胞内液体容量减少易感，可能损害健康。

危险因素

– 获得液体中断　　　　　　– 缺乏液体需求的知识

– 液体摄入不足

危险人群

– 极端年龄　　　　　　　　– 影响液体需求的因素

– 极端体重

相关情况

– 有效体液容量丧失　　　　– 体液通过非正常途径丧失过多

– 调节机制受损　　　　　　– 体液通过非正常途径丧失

– 影响液体吸收的反常行为　– 药物

– 影响液体摄入的反常行为

如果该诊断的证据水平未达到 2.1 及以上，在 2021—2023 版本的 NANDA-I 分类系统中将废弃该诊断。

领域 2·分类 5·诊断编码 00026

体液容量过多

1982 年通过·1996 年、2013 年、2017 年修订·证据水平 2.1

> **定义**：液体摄入和（或）在体内潴留过多。

定义性特征

– 呼吸音不规则

– 血压改变

– 精神状态改变

– 肺动脉压（PAP）改变

– 呼吸型态改变

– 尿比重改变

– 全身性水肿

– 焦虑

– 氮质血症

– 血细胞比容减少

– 血红蛋白减少

– 呼吸困难

– 水肿

– 电解质失衡

– 肝大

– 中心静脉压（CVP）升高

– 入量多于出量

– 颈静脉扩张

– 少尿

– 端坐呼吸

– 阵发性夜间呼吸困难

– 胸腔积液

– 肝颈反射阳性

– 出现第三心音

– 肺充血

– 静坐不能

– 短期内体重增加

相关因素

– 液体摄入过多

– 钠摄入过多

相关情况

– 调节机制受损

原始文献见 http://MediaCenter.thieme.com.

领域 3. 排泄 / 交换

分类 1. 泌尿功能

编码	诊断	页码
00016	排尿受损	199
00020	功能性尿失禁	200
00176	充盈性尿失禁	201
00018	反射性尿失禁	202
00017	压力性尿失禁	203
00019	急迫性尿失禁	204
00022	有急迫性尿失禁的危险	205
00023	尿潴留	206

分类 2. 胃肠功能

编码	诊断	页码
00011	便秘	207
00015	有便秘的危险	209
00012	感知性便秘	210
00235	慢性功能性便秘	211
00236	有慢性功能性便秘的危险	213
00013	腹泻	215
00196	胃肠运动功能障碍	216
00197	有胃肠运动功能障碍的危险	218
00014	大便失禁	219

分类 3. 皮肤功能

编码	诊断	页码
	该分类目前无诊断	220

分类 4. 呼吸功能

编码	诊断	页码
00030	气体交换受损	221

NANDA-I 护理诊断：定义与分类（2018—2020），第 11 版 .
主编：T. Heather Herdman, Shigemi Kamitsuru
2017 NANDA 国际公司，2017 年出版，蒂姆医学出版公司，纽约。
公司网址：www.thieme.com/nanda-i.

领域 3·分类 1·诊断编码 00016

排尿受损

1973 年通过·2006 年、2017 年修订·证据水平 2.1

定义： 排尿功能障碍。

定义性特征

– 排尿困难　　　　　– 尿失禁

– 频繁排尿　　　　　– 尿潴留

– 排尿迟疑　　　　　– 尿急

– 遗尿症

相关因素

– 多因果关系

相关情况

– 解剖性梗阻　　　　– 尿道感染

– 感觉运动受损

如果该诊断无新增特定的相关因素，在 2021—2023 版本的 NANDA-I 分类系统中将废弃该诊断。
原始文献见 http://MediaCenter.thieme.com.

领域 3·分类 1·诊断编码 00020

功能性尿失禁

1986 年通过·1998 年、2017 年修订

定义：通常在到达洗手间无失禁的个体，无法避免非自主尿液流出。

定义性特征

– 膀胱完全排空

– 清晨尿失禁

– 需要排尿感

– 有排尿感后，需要到达洗手间的时间太长

– 到达洗手间前排尿

相关因素

– 与环境相关的因素改变

– 盆腔结构支持减弱

相关情况

– 认知功能改变

– 视力受损

– 神经肌肉受损

– 心理障碍

如果该诊断的证据水平未达到 2.1 及以上，在 2021—2023 版本的 NANDA-I 分类系统中将废弃该诊断。

领域 3 · 分类 1 · 诊断编码 00176

充盈性尿失禁

2006 年通过 · 2017 年修订 · 证据水平 2.1

定义： 与膀胱过度扩张相关的非自主性尿液流出。

定义性特征

– 膀胱过度扩张

– 高排尿后残余量

– 非自主性少量尿液流出

– 遗尿症

相关因素

– 粪便嵌塞

相关情况

– 膀胱出口梗阻

– 外括约肌共济失调

– 逼尿肌收缩力下降

– 重度盆腔器官脱垂

– 治疗方案

– 尿道梗阻

其他修改的相关因素待定。
原始文献见 http://MediaCenter.thieme.com.

领域 3 · 分类 1 · 诊断编码 00018

反射性尿失禁

1986 年通过 · 1998 年、2017 年修订

定义：当膀胱达到一定容量后，在可预测的间期内出现非自主性尿液流出。

定义性特征

– 无排尿感
– 无尿急
– 无法自主停止排尿
– 无法自主开始排尿
– 膀胱排空不全，伴有脑桥
 排尿中枢上方病变

– 可预测的排尿方式
– 尿急感，不伴有自主抑制膀胱收缩
– 和膀胱充盈相关的感觉

相关因素

– 待定

相关情况

– 脑桥排尿中枢上方神经受损

– 骶椎排尿中枢上方的神经受损
– 组织损伤

如果该诊断的证据水平未达到 2.1 及以上，在 2021—2023 版本的 NANDA-I 分类系统中将废弃该诊断。

领域 3·分类 1·诊断编码 00017

压力性尿失禁

1986 年通过·2006 年、2017 年修订·证据水平 2.1

定义： 伴随增加腹压的活动，出现尿液突然流出。

定义性特征
- 非自主性少量尿液流出
- 逼尿肌收缩不良时，非自主性少量尿液流出
- 膀胱无过度扩张时，非自主性少量尿液流出

相关因素
- 盆底肌肉虚弱

相关情况
- 盆底肌肉退行性变
- 腹压增加
- 尿道内括约肌缺如

原始文献见 http://MediaCenter.thieme.com.

领域 3·分类 1·诊断编码 00019

急迫性尿失禁

1986 年通过·2006 年、2017 年修订·证据水平 2.1

定义：强烈或急迫性排尿感后，很快出现非自主性排尿。

定义性特征

– 无法及时到达洗手间以避
免尿液流出

– 膀胱收缩时，非自主性尿
液流出

– 膀胱痉挛时，非自主性尿液流出

– 尿急

相关因素

– 饮酒

– 饮用咖啡

– 粪便嵌塞

– 如厕习惯无效

– 非自主性括约肌松弛

相关情况

– 萎缩性尿道炎

– 萎缩性阴道炎

– 膀胱感染

– 膀胱容量减少

– 逼尿肌过度活动与膀胱收缩力降低

– 膀胱收缩力降低

– 治疗方案

原始文献见 http://MediaCenter.thieme.com.

领域 3·分类 1·诊断编码 00022

有急迫性尿失禁的危险

1998 年通过·2008 年、2013 年、2017 年修订·证据水平 2.1

　　定义：强烈或急迫性排尿感后容易立即出现非自主性排尿，可能损害健康。

危险因素

- 饮酒
- 饮用咖啡
- 粪便嵌塞
- 如厕习惯无效
- 非自主性括约肌松弛

相关情况

- 萎缩性尿道炎
- 萎缩性阴道炎
- 膀胱感染
- 膀胱容量减少
- 逼尿肌过度活动与膀胱收缩力降低
- 膀胱收缩力降低
- 治疗方案

原始文献见 http://MediaCenter.thieme.com.

领域 3·分类 1·诊断编码 00023

尿潴留

1986 年通过·2017 年修订

定义：无法完全排空膀胱。

定义性特征

- 无尿液排出
- 膀胱扩张
- 点滴状排尿
- 排尿困难
- 频繁排尿
- 充盈性失禁
- 残余尿
- 膀胱充盈感
- 排尿少

相关因素

- 待定

相关情况

- 尿路梗阻
- 高尿道压力
- 反射弧抑制
- 尿道括约肌肌力增强

如果该诊断的证据水平未达到 2.1 及以上，在 2021—2023 版本的 NANDA-I 分类系统中将废弃该诊断。

领域 3·分类 2·诊断编码 00011

便　秘

1975 年通过·1998 年、2017 年修订

　　定义：正常排便频率减少，伴有排便困难或排便不尽感，和（或）排出过多的干硬便。

定义性特征

- 腹痛
- 腹部压痛，伴有明显的肌肉抵抗
- 腹部压痛，不伴有明显的肌肉抵抗
- 厌食
- 老年人表现不典型
- 腹鸣
- 大便带有鲜红血液
- 腹部体征改变
- 排便次数减少
- 排便量减少
- 腹胀
- 疲乏
- 干硬成形便
- 头痛
- 肠鸣音亢进
- 肠鸣音减弱
- 无法排便
- 腹压增加
- 消化不良
- 水样便
- 排便时疼痛
- 明显的腹部包块
- 明显的直肠肿块
- 腹部叩诊浊音
- 直肠充盈
- 直肠压力
- 重度胃肠胀气
- 直肠内软糊状便
- 用力排便
- 呕吐

相关因素

- 腹部肌肉虚弱
- 日均活动量低于同性别和同年龄推荐的活动量
- 习惯性抑制排便的欲望
- 饮食习惯不良
- 口腔卫生不良

- 精神错乱
- 胃肠活动减少
- 脱水
- 抑郁
- 饮食习惯改变
- 情感障碍

- 如厕习惯不良
- 纤维性食物摄入不足
- 液体摄入不足
- 不规律的排便习惯
- 滥用泻药
- 肥胖
- 近期与环境相关的改变

相关情况

- 电解质失衡
- 痔疮
- 先天性巨结肠疾病
- 牙齿情况不良
- 铁盐
- 神经受损
- 术后肠梗阻
- 妊娠

- 前列腺增生
- 直肠脓肿
- 直肠肛门裂
- 直肠肛门狭窄
- 直肠脱垂
- 直肠溃疡
- 脱肛
- 肿瘤

如果该诊断的证据水平未达到 2.1 及以上，在 2021—2023 版本的 NANDA-I 分类系统中将废弃该诊断。

领域 3·分类 2·诊断编码 00015

有便秘的危险

1998 年通过·2013 年、2017 年修订

定义： 易于出现正常排便次数减少，伴有排便困难或排便不尽感，和（或）排出过多的干硬便，可损害健康。

危险因素

- 腹部肌肉虚弱
- 日均躯体活动量低于同性别和同年龄推荐的活动量
- 精神错乱
- 胃肠运动减少
- 脱水
- 抑郁
- 饮食习惯改变
- 情感障碍
- 习惯性抑制排便的欲望
- 饮食习惯不良
- 口腔卫生不良
- 如厕习惯不良
- 纤维性食物摄入不足
- 液体摄入不足
- 不规律的排便习惯
- 滥用泻药
- 肥胖
- 近期与环境相关的改变

相关情况

- 电解质失衡
- 痔疮
- 先天性巨结肠疾病
- 牙齿情况不良
- 铁盐
- 神经受损
- 术后肠梗阻
- 妊娠
- 前列腺增生
- 直肠脓肿
- 直肠肛门裂
- 直肠肛门狭窄
- 直肠脱垂
- 直肠溃疡
- 脱肛
- 肿瘤

如果该诊断的证据水平未达到 2.1 及以上，在 2021—2023 版本的 NANDA-I 分类系统中将废弃该诊断。

领域 3 · 分类 2 · 诊断编码 00012

感知性便秘

1998 年通过

定义： 自我诊断的便秘，伴有滥用泻药、灌肠和（或）栓剂，以确保每日排便。

定义性特征

– 滥用灌肠　　　　　　　　　　– 滥用泻药
– 期望每日排便　　　　　　　　– 滥用栓剂
– 期望每日在同一时间排便

相关因素

– 文化健康信念　　　　　　　　– 思维过程受损
– 家庭健康信念

如果该诊断的证据水平未达到 2.1 及以上，在 2021—2023 版本的 NANDA-I 分类系统中将废弃该诊断。

领域 3 · 分类 2 · 诊断编码 00235

慢性功能性便秘

2013 年通过 · 2017 年修订 · 证据水平 2.2

　　定义：排便减少或困难，在最初的 12 个月中，持续至少 3 个月。

定义性特征

成人：出现罗马 Ⅲ 分类系统症状中的 2 种及以上

- 排便 25% 以上为块状或硬便
- 排便 25% 以上需要用力
- 排便 25% 以上有未排净感
- 排便 25% 以上有肛门直肠梗阻感
- 排便 25% 以上需要手动帮助排便（手动操作，盆底支持）
- 每周排便 ≤ 3 次

>4 岁儿童：出现罗马 Ⅲ 分类系统症状中的 2 种及以上，持续 >2 个月

- 每周排便 ≤ 2 次
- 每周大便失禁情况 ≥ 1 次
- 大便保持成形
- 排便疼痛或困难
- 直肠内有大块粪便
- 可能会堵塞马桶的大直径粪便

≤ 4 岁儿童：出现罗马 Ⅲ 分类系统症状中的 2 种及以上，持续 ≥ 1 个月

- 每周排便 ≤ 2 次
- 每周大便失禁情况 ≥ 1 次
- 大便保持成形
- 排便疼痛或困难
- 直肠内有大块粪便
- 可能会堵塞马桶的大直径粪便

基本情况

- 腹胀
- 粪便嵌塞
- 用手指将粪便取出
- 排便时疼痛
- 明显的腹部肿块
- 粪便潜血试验阳性
- 长时间用力
- 布里斯托尔排便图 1 型或 2 型

相关因素

- 摄食减少
- 脱水
- 抑郁
- 饮食中脂肪含量过多
- 饮食中蛋白质含量过多
- 虚弱的老年综合征
- 习惯性抑制排便的欲望

- 移动受损
- 食物摄入不足
- 液体摄入不足
- 缺乏可调节因素的知识
- 低热量饮食
- 低纤维饮食
- 静坐的生活方式

相关情况

- 淀粉样变性
- 肛裂
- 肛门狭窄
- 自主神经病变
- 脑血管意外
- 慢性假性肠梗阻
- 慢性肾功能不全
- 结肠直肠癌
- 痴呆
- 皮肌炎
- 糖尿病
- 肠外肿块
- 痔疮
- 先天性巨结肠疾病
- 高钙血症
- 甲状腺功能减退
- 炎症性肠病
- 缺血性狭窄

- 多发性硬化
- 肌强直性营养不良
- 垂体功能减退
- 截瘫
- 帕金森病
- 盆底功能障碍
- 会阴损伤
- 药物
- 复方用药
- 卟啉症
- 炎症后狭窄
- 妊娠
- 直肠炎
- 硬皮病
- 结肠传输时间缓慢
- 脊髓损伤
- 手术性狭窄

原始文献见 http://MediaCenter.thieme.com.

领域 3 · 分类 2 · 诊断编码 00236

有慢性功能性便秘的危险

2013 年通过 · 2017 年修订 · 证据水平 2.2

定义：易于出现排便减少或困难，1 年中持续至少 3 个月，可能损害健康。

危险因素

- 摄食减少
- 脱水
- 抑郁
- 饮食中脂肪含量过多
- 饮食中蛋白质含量过多
- 虚弱的老年综合征
- 习惯性抑制排便的欲望

- 移动受损
- 食物摄入不足
- 液体摄入不足
- 缺乏可调节因素的知识
- 低热量饮食
- 低纤维饮食
- 静坐的生活方式

相关情况

- 淀粉样变性
- 肛裂
- 肛门狭窄
- 自主神经病变
- 脑血管意外
- 慢性假性肠梗阻
- 慢性肾功能不全
- 结肠直肠癌
- 痴呆
- 皮肌炎
- 糖尿病

- 多发性硬化
- 肌强直性营养不良
- 垂体功能减退
- 截瘫
- 帕金森病
- 盆底功能障碍
- 会阴损伤
- 药物
- 复方用药
- 卟啉症
- 炎症后狭窄

- 肠外肿块
- 痔疮
- 先天性巨结肠疾病
- 高钙血症
- 甲状腺功能减退
- 炎症性肠病
- 缺血性狭窄

- 妊娠
- 直肠炎
- 硬皮病
- 结肠传输时间缓慢
- 脊髓损伤
- 手术性狭窄

原始文献见 http://MediaCenter.thieme.com.

领域 3 · 分类 2 · 诊断编码 00013

腹 泻

1975 年通过 · 1998 年、2017 年修订

定义：排出松散的未成形便。

定义性特征

– 腹痛
– 排便紧迫感
– 痉挛

– 肠鸣音亢进
– 稀水样便，>3 次 /24 小时

相关因素

– 焦虑
– 压力水平增加

– 滥用泻药
– 物质滥用

危险人群

– 污染物暴露
– 毒物暴露

– 不卫生的烹饪暴露

相关情况

– 肠内喂养
– 胃肠道炎症
– 胃肠道激惹
– 感染

– 吸收不良
– 寄生虫
– 治疗方案

如果该诊断的证据水平未达到 2.1 及以上，在 2021—2023 版本的 NANDA-I 分类系统中将废弃该诊断。

领域 3 · 分类 2 · 诊断编码 00196

胃肠运动功能障碍

2008 年通过 · 2017 年修订 · 证据水平 2.1

定义： 胃肠系统内蠕动活动增加、减少、无效或缺乏。

定义性特征

- 腹部痉挛
- 腹痛
- 无排气
- 胃排空加速
- 残胃胆汁反流
- 肠鸣音改变
- 腹泻

- 排便困难
- 腹胀
- 坚硬成形便
- 胃残留增加
- 恶心
- 反流
- 呕吐

相关因素

- 焦虑
- 水源改变
- 饮食习惯改变
- 移动障碍

- 营养不良
- 静坐的生活方式
- 紧张性刺激
- 烹饪不卫生

危险人群

- 老年人
- 摄入污染的物质

- 早产儿

相关情况

- 胃肠循环减少
- 糖尿病
- 肠内喂养
- 食物不耐受

- 食管反流病
- 感染
- 药物
- 治疗方案

原始文献见 http://MediaCenter.thieme.com.

领域 3·分类 2·诊断编码 00197

有胃肠运动功能障碍的危险

2008 年通过·2013 年、2017 年修订·证据水平 2.1

定义：易于出现胃肠系统内蠕动活动增加、减少、无效或缺乏，可能损害健康。

危险因素

- 焦虑
- 水源改变
- 饮食习惯改变
- 移动障碍

- 营养不良
- 静坐的生活方式
- 紧张性刺激
- 烹饪不卫生

危险人群

- 老年人
- 摄入污染的物质

- 早产儿

相关情况

- 胃肠循环减少
- 糖尿病
- 肠内喂养
- 食物不耐受

- 食管反流病
- 感染
- 药物
- 治疗方案

原始文献见 http://MediaCenter.thieme.com.

领域 3・分类 2・诊断编码 00014

大便失禁

1975 年通过・1998 年、2017 年修订

定义：大便不自主的排出。

定义性特征

- 排便紧迫感
- 持续排出软便
- 无法识别便意
- 大便着色
- 无法延迟排便
- 虽然意识到直肠充盈，但无法排出成形便
- 无法识别直肠充盈
- 疏忽便意

相关因素

- 如厕自理困难
- 与环境相关的因素
- 肌张力普遍下降
- 移动障碍
- 饮食习惯不良
- 肠道排空不完全
- 滥用泻药
- 紧张性刺激

相关情况

- 腹压异常增加
- 肠道压力异常增加
- 认知功能改变
- 慢性腹泻
- 结直肠病变
- 直肠括约肌功能失调
- 嵌塞
- 直肠储存能力受损
- 低位运动神经损伤
- 药物
- 直肠括约肌功能异常
- 高位运动神经损伤

如果该诊断的证据水平未达到 2.1 及以上，在 2021—2023 版本的 NANDA-I 分类系统中将废弃该诊断。

领域 3 · 分类 3

该分类目前无诊断

领域 3・分类 4・诊断编码 00030

气体交换受损

1980 年通过・1996 年、1998 年、2017 年修订

定义：肺泡毛细血管膜的氧和（或）二氧化碳排出过多或不足。

定义性特征

- 动脉血气异常
- 动脉 pH 异常
- 呼吸型态异常
- 皮肤颜色异常
- 精神错乱
- 二氧化碳（CO_2）浓度减少
- 发汗
- 呼吸困难
- 清醒时头痛
- 高碳酸血症
- 低氧血症
- 组织缺氧
- 易怒
- 鼻翼翕动
- 静坐不能
- 嗜睡
- 心动过速
- 视力障碍

相关因素

- 待定

相关情况

- 肺泡毛细血管膜改变
- 通气灌注失衡

如果该诊断的证据水平未达到 2.1 及以上，在 2021—2023 版本的 NANDA-I 分类系统中将废弃该诊断。

领域 4. 活动 / 休息

分类 1. 睡眠 / 休息

编码	诊断	页码
00095	失眠	224
00096	睡眠剥夺	225
00165	愿意改善睡眠	227
00198	睡眠型态紊乱	228

分类 2. 活动 / 运动

编码	诊断	页码
00040	有失用综合征的危险	229
00091	床上活动障碍	230
00085	躯体移动障碍	231
00089	轮椅移动障碍	233
00237	坐位障碍	234
00238	站立障碍	235
00090	移动能力受损	236
00088	步行障碍	237

分类 3. 能量平衡

编码	诊断	页码
00273	能量场失衡	238
00093	疲乏	240
00154	漫游	242

分类 4.心血管/肺反应

分类 5. 自理

NANDA-I 护理诊断：定义与分类（2018—2020），第 11 版 .

主编：T. Heather Herdman, Shigemi Kamitsuru

2017 NANDA 国际公司，2017 年出版，蒂姆医学出版公司，纽约。

公司网址：www.thieme.com/nanda-i.

领域 4·分类 1·诊断编码 00095

失　眠

2006 年通过·2017 年修订·证据水平 2.1

定义：睡眠数量和质量受到破坏，可损伤机体功能。

定义性特征

- 情感改变
- 集中力改变
- 心境改变
- 睡眠型态改变
- 健康状态受损
- 生活质量下降
- 入睡困难
- 睡眠维持困难
- 对睡眠不满意
- 早醒
- 缺勤增加
- 事故增加
- 缺乏精力
- 非恢复性睡眠型态
- 睡眠障碍导致次日不良后果

相关因素

- 饮酒
- 焦虑
- 日均躯体活动量低于同性别和同年龄推荐的活动量
- 抑郁
- 与环境相关的阻碍
- 恐惧
- 频繁小睡
- 哀伤
- 睡眠卫生不良
- 躯体不适
- 紧张性刺激

相关情况

- 激素改变
- 药物

原始文献见 http://MediaCenter.thieme.com.

领域 4・分类 1・诊断编码 00096

睡眠剥夺

1998 年通过・2017 年修订

定义：长时间处在缺乏能够提供休息的持续自然周期性的相对意识暂停的状态。

定义性特征

- 躁动
- 集中力改变
- 焦虑
- 冷漠
- 好斗
- 精神错乱
- 功能性能力下降
- 反应时间延长
- 昏昏欲睡
- 疲乏
- 短暂眼球震颤
- 幻觉
- 手震颤
- 疼痛敏感性增加
- 易怒
- 昏睡
- 萎靡
- 知觉障碍
- 静坐不能
- 短暂偏执

相关因素

- 年龄相关的睡眠时相改变
- 日均躯体活动量低于同性别和同年龄推荐的活动量
- 与环境相关的阻碍
- 深夜精神错乱
- 非恢复性睡眠型态
- 与环境相关的过度刺激
- 长期不适
- 夜惊
- 梦游
- 持续节律不同步
- 持续睡眠卫生不良

危险人群

- 家族性睡眠瘫痪症

相关情况

- 周期性肢体运动性疾病

- 痴呆

- 原发性中枢神经系统性过度嗜睡

- 发作性睡病

- 梦魇

- 睡眠呼吸暂停

- 睡眠相关遗尿

- 睡眠相关性痛性勃起

- 治疗方案

如果该诊断的证据水平未达到 2.1 及以上，在 2021—2023 版本的 NANDA-I 分类系统中将废弃该诊断。

领域 4·分类 1·诊断编码 00165

愿意改善睡眠

2002 年通过·2013 年修订·证据水平 2.1

定义： 能够提供休息并维持期望的生活方式的一种自然周期性相对意识暂停的状态，这种状态能够被加强。

定义性特征

– 表达改善睡眠的意愿

领域 4 · 分类 1 · 诊断编码 00198

睡眠型态紊乱

1980 年通过 · 1998 年、2006 年修订 · 证据水平 2.1

定义：外部因素引起的时间限制性觉醒。

定义性特征

– 日常功能活动困难
– 入睡困难
– 维持睡眠困难

– 对睡眠不满意
– 无休息感
– 非自主觉醒

相关情况

– 制动

相关因素

– 睡眠同伴引起的干扰
– 与环境相关的阻碍

– 隐私不足
– 非恢复性睡眠型态

领域 4·分类 2·诊断编码 00040

有失用综合征的危险

1988 年通过·2013 年、2017 年修订

　　定义： 多出现于因医嘱或不可避免的骨骼肌肉活动减少而引起的机体系统功能下降，可能损害健康。

危险因素

– 疼痛

相关情况

– 意识水平改变　　　　　　– 瘫痪

– 机械性制动　　　　　　　– 医嘱制动

领域 4 · 分类 2 · 诊断编码 00091

床上活动障碍

1998 年通过 · 2006 年、2017 年修订 · 证据水平 2.1

定义：独立改变卧位的姿势受限。

定义性特征

- 直腿坐位和仰卧位之间变换的能力受损
- 俯卧位和仰卧位之间变换的能力受损
- 坐位和仰卧位之间变换的能力受损
- 重新自行改变卧位的能力受损
- 床上翻身的能力受损

相关因素

- 与环境相关的阻碍
- 缺乏移动策略的知识
- 缺乏肌力
- 肥胖
- 疼痛
- 躯体功能失调

相关情况

- 认知功能改变
- 骨骼肌受损
- 神经肌肉受损
- 药物

如果该诊断与躯体移动障碍（00085）无明显区别，在 2021—2023 版本的 NANDA-I 分类系统中将废弃该诊断。
原始文献见 http://MediaCenter.thieme.com.

领域 4·分类 2·诊断编码 00085

躯体移动障碍

1973 年通过·1998 年、2013 年、2017 年修订·证据水平 2.1

> **定义：** 身体或一个以上肢体独立、有目的的移动受限。

定义性特征

– 步态改变

– 精细运动技能下降

– 粗大运动技能下降

– 活动范围减少

– 反应时间延长

– 翻身困难

– 不适

– 从事替换动作

– 运动性呼吸困难

– 活动性震颤

– 姿势不稳定

– 活动缓慢

– 活动痉挛

– 活动不协调

相关因素

– 活动不耐受

– 焦虑

– BMI>第 75 个百分点（同年龄同性别）

– 关于可接受活动的文化信念

– 耐力下降

– 肌肉控制下降

– 肌肉质量下降

– 肌力下降

– 抑郁

– 失用

– 与环境相关的支持不足

– 缺乏躯体活动意义的知识

– 关节僵硬

– 营养不良

– 疼痛

– 躯体功能失调

– 不愿意开始活动

– 静坐的生活方式

相关情况

- 骨骼结构完整性改变
- 认知功能改变
- 代谢改变
- 挛缩
- 发展迟滞

- 骨骼肌受损
- 神经肌肉受损
- 药物
- 医嘱限制活动
- 感知觉受损

原始文献见 http://MediaCenter.thieme.com.

领域 4 · 分类 2 · 诊断编码 00089

轮椅移动障碍

1998 年通过·2006 年、2017 年修订·证据水平 2.1

定义：在环境中独立使用轮椅受限。

定义性特征

- 下坡时使用电动轮椅的能力受损
- 上坡时使用电动轮椅的能力受损
- 在路缘使用电动轮椅的能力受损
- 在平路上使用电动轮椅的能力受损
- 在不平坦的路上使用电动轮椅的能力受损

- 下坡时使用轮椅的能力受损
- 上坡时使用轮椅的能力受损
- 在路缘使用轮椅的能力受损
- 在平路上使用轮椅的能力受损
- 在不平坦的路上使用轮椅的能力受损

相关因素

- 心境改变
- 耐力下降
- 与环境相关的阻碍
- 缺乏轮椅使用的知识

- 缺乏肌力
- 肥胖
- 疼痛
- 躯体功能失调

相关情况

- 认知功能改变
- 视力受损

- 骨骼肌受损
- 神经肌肉受损

如果该诊断与躯体移动障碍（00085）无明显区别，在 2021—2023 版本的 NANDA-I 分类系统中将废弃该诊断。
原始文献见 http://MediaCenter.thieme.com.

领域 4 · 分类 2 · 诊断编码 00237

坐位障碍

2013 年通过 · 2017 年修订 · 证据水平 2.1

定义： 独立和有目的地达到和（或）维持由臀部和大腿支持的休息体位的能力受限，在这种体位下，躯干为直立状态。

定义性特征

– 在非平面调整一侧或双侧下肢位置的能力受损
– 弯曲或移动双侧膝部的能力受损
– 达到躯干平衡位置的能力受损
– 维持躯干平衡位置的能力受损
– 弯曲或移动双侧髋部的能力受损
– 躯干承受体重压力的能力受损

相关因素

– 耐力不足
– 营养不良
– 缺乏精力
– 疼痛
– 缺乏肌力
– 自我强加的姿势

相关情况

– 认知功能改变
– 医嘱体位
– 代谢功能受损
– 心理障碍
– 神经性疾病
– 肌肉减少症
– 矫形手术

原始文献见 http://MediaCenter.thieme.com.

领域 4 · 分类 2 · 诊断编码 00238

站立障碍

2013 年通过 · 2017 年修订 · 证据水平 2.1

定义：独立和有目的的达到和（或）维持从头到脚的身体直立姿势的能力受限。

定义性特征

- 在非平面调整一侧或双侧下肢位置的能力受损
- 达到躯干平衡位置的能力受损
- 伸展一侧或双侧髋部的能力受损
- 伸展一侧或双侧膝部的能力受损
- 弯曲一侧或双侧髋部的能力受损
- 弯曲一侧或双侧膝部的能力受损
- 维持躯干平衡位置的能力受损
- 躯干承受体重压力的能力受损

相关因素

- 情绪障碍
- 耐力不足
- 缺乏精力
- 缺乏肌力
- 营养不良
- 肥胖
- 疼痛
- 自我强加的姿势

相关情况

- 循环灌注障碍
- 代谢功能受损
- 下肢损伤
- 神经性疾病
- 医嘱体位
- 肌肉减少症
- 手术操作

原始文献见 http://MediaCenter.thieme.com.

领域 4 · 分类 2 · 诊断编码 00090

移动能力受损

1998 年通过 · 2006 年、2017 年修订 · 证据水平 2.1

定义： 在两个近距离平面间的独立活动受限。

定义性特征

- 在床和椅子间移动的能力受损
- 在卧床和站立之间的移动能力受损
- 在车和椅子之间移动的能力受损
- 在椅子和地面之间移动的能力受损
- 在坐位和站立之间移动的能力受损
- 在地面和站立之间移动的能力受损
- 在不平坦的表面之间移动的能力受损
- 进出浴盆的能力受损
- 进出浴室的能力受损
- 坐便器和离开便器的能力受损
- 进入洗手间的能力受损

相关因素

- 与环境相关的阻碍
- 平衡受损
- 缺乏移动技巧的知识
- 缺乏肌力
- 肥胖
- 躯体功能失调
- 疼痛

相关情况

- 认知功能改变
- 视力受损
- 骨骼肌受损
- 神经肌肉受损

原始文献见 http://MediaCenter.thieme.com.

领域 4·分类 2·诊断编码 00088

步行障碍

1998 年通过·2006 年、2017 年修订·证据水平 2.1

定义： 通过双脚在环境中的独立活动受限。

定义性特征

– 上楼梯的能力受损

– 导航控制的能力受损

– 步行下坡的能力受损

– 步行上坡的能力受损

– 在不平坦表面步行的能力受损

– 步行所要求距离的能力受损

相关因素

– 心境改变

– 耐力下降

– 与环境相关的阻碍

– 害怕跌倒

– 缺乏移动策略的知识

– 缺乏肌力

– 肥胖

– 疼痛

– 躯体功能失调

相关情况

– 认知功能改变

– 平衡受损

– 视力受损

– 骨骼肌受损

– 神经肌肉受损

领域 4·分类 3·诊断编码 00273

能量场失衡

2016 年通过·证据水平 2.1

定义：人体能量的主流中断，该能量常常是一个连续性整体，并且是唯一、动态、有创造力和非线性的。

定义性特征

– 无节律的能量场型态

– 能量流受阻

– 堵塞的能量场型态

– 能量流拥挤

– 能量场型态节奏不和谐

– 能量流的能量缺乏

– 表达需要重新获得整体感

– 能量流活动过度

– 不规律的能量场型态

– 能量场区域的磁引力

– 能量场型态的脉动频率

– 能量流的脉动感

– 随机能量场型态

– 快速能量场型态

– 缓慢能量场型态

– 有力的能量场型态

– 能量流中的低温差异

– 能量流中的高温差异

– 能量流中的刺痛感

– 能量场型态紊乱

– 能量流中的非同步节奏感

– 虚弱的能量场型态

相关因素

– 焦虑

– 不适

– 过渡应激

– 阻断能量场型态或能量流的干预措施

– 疼痛

危险人群

– 危机状态　　　　　　　– 生活转型

相关情况

– 患病　　　　　　　　　– 损伤

领域 4·分类 3·诊断编码 00093

疲　乏

1988 年通过·1998 年、2017 年修订

定义： 压倒性的持续性耗竭感和正常水平的躯体及心理工作能力下降。

定义性特征

- 集中力改变
- 性欲改变
- 冷漠
- 对周围环境无兴趣
- 昏昏欲睡
- 对难以维持责任内疚
- 维持正常躯体活动的能力受损
- 维持日常生活的能力受损
- 躯体症状增加
- 对休息的需要增加
- 角色扮演无效
- 缺乏精力
- 内省
- 昏睡
- 非恢复性睡眠型态
- 疲劳

相关因素

- 焦虑
- 抑郁
- 与环境相关的阻碍
- 强体力活动增加
- 营养不良
- 非刺激性生活方式
- 苛刻的职业
- 躯体功能失调
- 睡眠剥夺
- 紧张性刺激

危险人群

– 苛刻的职业

– 负性生活事件暴露

相关情况

– 贫血

– 患病

– 妊娠

领域 4·分类 3·诊断编码 00154

漫　游

2000 年通过·2017 年修订

定义: 漫步、无目的或反复移动,将个体暴露于危险中; 经常与边界、限制或障碍物不一致。

定义性特征

- 从一个地点到另一个地点的持续移动
- 私奔行为
- 从一个地点到另一个地点的频繁移动
- 烦躁的运动
- 随意的运动
- 活动过多
- 在熟悉的环境中定位地标的能力受损
- 在非授权的空间中运动
- 导致走失的活动
- 无法轻易被劝阻的活动
- 长期无明确目的地的活动
- 踱步
- 活动期和非活动期交替
- 为寻找某物的持续性活动
- 扫描行为
- 寻找行为
- 尾随照顾者的行为
- 非法入侵

相关因素

- 睡眠觉醒周期改变
- 期望回家
- 与环境相关的过度刺激
- 生理状态
- 和熟悉的环境分离

危险人群

- 病前行为

相关情况

- 认知功能改变
- 皮质萎缩

- 心理障碍
- 镇静状态

领域 4 · 分类 4 · 诊断编码 00092

活动不耐受

1982 年通过 · 2017 年修订

定义：生理或心理精力不足以耐受或完成必要的或期望的日常活动。

定义性特征

– 活动时血压异常
– 活动时心率异常
– 心电图（ECG）异常
– 运动性不适
– 运动性呼吸困难
– 疲乏
– 全身乏力

相关因素

– 供氧 / 需氧失衡
– 移动障碍
– 活动缺乏经验
– 躯体功能失调
– 静坐的生活方式

危险人群

– 既往活动不耐受史

相关情况

– 循环问题
– 呼吸性疾病

如果该诊断的证据水平未达到 2.1 及以上，在 2021—2023 版本的 NANDA-I 分类系统中将废弃该诊断。

领域 4·分类 4·诊断编码 00094

有活动不耐受的危险

1982 年通过·2013 年、2017 年修订

　　定义：易于出现生理或心理精力不足以耐受或完成必要的或期望的日常活动，可能损害健康。

危险因素

- 供氧 / 需氧失衡
- 移动障碍
- 活动缺乏经验
- 躯体功能失调
- 静坐的生活方式

危险人群

- 既往活动不耐受史

相关情况

- 循环问题
- 呼吸性疾病

如果该诊断的证据水平未达到 2.1 及以上，在 2021—2023 版本的 NANDA-I 分类系统中将废弃该诊断。

领域 4·分类 4·诊断编码 00032

呼吸型态无效

1980 年通过·1996 年、1998 年、2010 年、2017 年修订·证据水平 2.1

定义： 吸气和（或）呼气未能提供充足的通气。

定义性特征

- 呼吸型态异常
- 胸部运动幅度改变
- 呼吸过慢
- 呼气压力减少
- 吸气压力减少
- 每分通气量减少
- 最大容积减少
- 呼吸困难
- 胸部前后径增加

- 鼻翼翕动
- 端坐呼吸
- 呼气延迟
- 缩唇呼吸
- 呼吸急促
- 使用辅助肌呼吸
- 使用三点式固定体位

相关因素

- 焦虑
- 抑制肺扩张的体位
- 疲乏
- 过度通气

- 肥胖
- 疼痛
- 呼吸肌疲劳

相关情况

- 骨性畸形
- 胸壁畸形
- 通气不足综合征
- 骨骼肌受损

- 神经系统发育不成熟
- 神经受损
- 神经肌肉受损
- 脊髓损伤

原始文献见 http://MediaCenter.thieme.com.

领域 4 · 分类 4 · 诊断编码 00029

心输出量减少

1975 年通过 · 1996 年、2000 年、2017 年修订

定义：心脏泵血量不足以满足机体的代谢需求。

定义性特征

心率 / 心律改变

– 心动过缓

– 心电图 (ECG) 异常

– 心悸

– 心动过速

前负荷改变

– 中心静脉压（CVP）下降

– 肺动脉楔压（PAWP）下降

– 水肿

– 疲乏

– 心脏杂音

– 中心静脉压（CVP）升高

– 肺动脉楔压（PAWP）升高

– 颈静脉扩张

– 体重增加

后负荷改变

– 皮肤颜色异常

– 血压改变

– 皮肤湿冷

– 外周动脉搏动减弱

– 肺血管阻力（PVR）降低

– 系统血管阻力（SVR）降低

– 呼吸困难

– 肺血管阻力（PVR）增加

– 系统血管阻力（SVR）增加

– 少尿

– 毛细血管再充盈延长

伸缩力改变

- 呼吸音不规则
- 咳嗽
- 心脏指数下降
- 射血分数下降
- 左心室每搏做功指数（LVSWI）下降

- 每搏容积指数（SVI）下降
- 端坐呼吸
- 阵发性夜间呼吸困难
- 出现第三心音
- 出现第四心音

行为 / 情绪

- 焦虑

- 静坐不能

相关因素

- 待定

相关情况

- 后负荷改变
- 伸缩力改变
- 心率改变

- 心律改变
- 前负荷改变
- 每搏容积改变

如果该诊断的证据水平未达到 2.1 及以上，在 2021—2023 版本的 NANDA-I 分类系统中将废弃该诊断。

领域 4 · 分类 4 · 诊断编码 00240

有心输出量减少的危险

2013 年通过 · 2017 年修订 · 证据水平 2.1

定义：易于出现心脏泵血量不足以满足机体的代谢需求，可能损害健康。

危险因素

– 待定

相关情况

– 后负荷改变　　　　　　– 心律改变

– 伸缩力改变　　　　　　– 前负荷改变

– 心率改变　　　　　　　– 每搏容积改变

如果该诊断无修改的危险因素，在 2021—2023 版本的 NANDA-I 分类系统中将废弃该诊断。
原始文献见 http://MediaCenter.thieme.com.

领域 4·分类 4·诊断编码 00033

自主通气受损

1992 年通过·2017 年修订

定义：无法开始和（或）维持独立呼吸，以便能够支持生命。

定义性特征

– 忧虑

– 动脉血氧饱和度（SaO_2）下降

– 配合能力下降

– 氧分压（PO_2）下降

– 潮气量减少

– 呼吸困难

– 辅助肌使用增加

– 心率增加

– 代谢率增加

– 二氧化碳分压（PCO_2）增加

– 静坐不能

相关因素

– 呼吸肌疲劳

相关情况

– 代谢改变

如果该诊断的证据水平未达到 2.1 及以上，在 2021—2023 版本的 NANDA-I 分类系统中将废弃该诊断。

领域 4 · 分类 4 · 诊断编码 00267

有血压不稳定的危险

2016 年通过 · 证据水平 2.1

定义： 易于出现血液流经动脉时的波动性压力，可能损害健康。

危险因素

– 与药物作用不一致

– 静态平衡位

相关情况

– 可卡因副作用

– 非甾体类抗炎药（NSAIDS）副作用

– 固醇类药物副作用

– 心律不齐

– 库欣综合征

– 电解质失衡

– 水潴留

– 体液转移

– 激素改变

– 高渗溶液

– 甲状旁腺功能亢进

– 甲状腺功能亢进

– 甲状腺功能减退

– 颅内压升高

– 抗心律失常药快速吸收和分布

– 利尿剂快速吸收和分布

– 血管扩张药快速吸收和分布

– 交感神经反应

– 使用抗抑郁药

原始文献见 http://MediaCenter.thieme.com.

领域 4·分类 4·诊断编码 00200

有心肌组织灌注减少的危险

2008 年通过·2013 年、2017 年修订·证据水平 2.1

定义：易于出现心脏（冠脉）循环血量减少，可能损害健康。

危险因素

– 缺乏可调节因素的知识　　– 物质滥用

危险人群

– 心血管疾病家族史

相关情况

– 心脏压塞　　　　　　　　　– 血容量不足

– 心血管手术　　　　　　　　– 低氧血症

– 冠状动脉痉挛　　　　　　　– 组织缺氧

– 糖尿病　　　　　　　　　　– C 反应蛋白增加

– 高脂血症　　　　　　　　　– 药物

– 高血压

原始文献见 http://MediaCenter.thieme.com.

领域 4 · 分类 4 · 诊断编码 00201

有脑组织灌注无效的危险

2008 年通过 · 2013 年、2017 年修订 · 证据水平 2.1

定义：易于出现脑组织循环血量减少，可能损害健康。

危险因素

– 物质滥用

危险人群

– 近期心肌梗死

相关情况

– 部分凝血活酶时间（PTT）异常
– 凝血酶原时间（PT）异常
– 左心室壁节段运动
– 主动脉粥样斑块
– 动脉剥离
– 动脉纤维化
– 动脉黏液瘤
– 脑损伤
– 脑肿瘤
– 颈动脉狭窄
– 脑动脉瘤
– 凝血功能障碍

– 扩张型心肌病
– 弥漫性血管内凝血
– 栓塞
– 高胆固醇血症
– 高血压
– 感染性心内膜炎
– 机械性人工瓣膜
– 二尖瓣狭窄
– 药物
– 病窦综合征
– 治疗方案

如果该诊断无新增危险因素，在 2021—2023 版本的 NANDA-I 分类系统中将废弃该诊断。
原始文献见 http://MediaCenter.thieme.com.

领域 4·分类 4·诊断编码 00204

周围组织灌注无效

2008 年通过·2010 年、2017 年修订·证据水平 2.1

定义：周围循环血量减少，可能损害健康。

定义性特征

- 无周围动脉搏动
- 运动功能改变
- 皮肤特征改变
- 臂踝指数 <0.90
- 毛细血管再充盈时间 >3 秒
- 抬高下肢 1 分钟后，皮肤颜色未恢复
- 肢体血压下降
- 6 分钟步行测验无痛距离减少
- 外周动脉搏动减弱

- 肢体伤口愈合延迟
- 6 分钟步行试验距离低于正常范围
- 水肿
- 肢体疼痛
- 股动脉杂音
- 间歇性跛行
- 感觉异常
- 伴随肢体抬高的皮肤颜色苍白

相关因素

- 钠摄入过多
- 缺乏疾病过程的知识

- 缺乏可调节因素的知识
- 静坐的生活方式
- 吸烟

相关情况

- 糖尿病
- 血管内手术

- 高血压
- 创伤

原始文献见 http://MediaCenter.thieme.com.

254

领域 4・分类 4・诊断编码 00228

有周围组织灌注无效的危险

2010 年通过・2013 年、2017 年修订・证据水平 2.1

> **定义**：易于出现周围循环血量减少，可能损害健康。

危险因素

- 钠摄入过多
- 缺乏疾病过程的知识
- 缺乏可调节因素的知识
- 静坐的生活方式
- 吸烟

相关情况

- 糖尿病
- 血管内手术
- 高血压
- 创伤

原始文献见 http://MediaCenter.thieme.com.

领域 4·分类 4·诊断编码 00034

呼吸机戒断反应性功能障碍

1992 年通过·2017 年修订

定义： 无法调节低水平的机械性呼吸机支持，这种支持可干扰和延长戒断反应。

定义性特征

轻度

– 呼吸不适   – 呼吸频率轻度高于基础水平

– 疲乏   – 感知氧需求增加

– 害怕机器功能障碍   – 静坐不能

– 感到燥热

– 对呼吸的关注增加

中度

– 皮肤颜色异常   – 血压高于基础水平（<20mmHg）

– 忧虑   – 心率高于基础水平（<20/分）

– 听诊气体进入减少   – 最少使用呼吸辅助肌

– 发汗   – 呼吸频率较基础水平中度增加

– 表情恐惧

– 过度关注活动

– 配合能力受损

– 对指导的反应能力受损

重度

– 皮肤颜色异常   – 心率高于基础水平（≥ 20 次 / 分）

– 呼吸音不规则   – 矛盾的腹式呼吸

– 躁动　　　　　　　　　　– 大量出汗

– 呼吸与呼吸机不同步　　　– 浅快呼吸

– 意识水平下降　　　　　　– 呼吸频率较基础水平显著增加

– 动脉血气较基础水平差　　– 使用主要的呼吸辅助肌

– 喘气

– 血压高于基础水平（ ≥ 20mmHg ）

相关因素

生理

– 睡眠型态改变　　　　　　– 气道清除无效

– 营养不良　　　　　　　　– 疼痛

心理

– 焦虑　　　　　　　　　　– 对健康照护专业人员信任不足

– 动力减少　　　　　　　　– 低自尊

– 恐惧　　　　　　　　　　– 无能为力

– 绝望　　　　　　　　　　– 对呼吸机戒断能力不确定

– 缺乏呼吸机戒断过程的知识

情境

– 与环境相关的阻碍　　　　– 缺乏社会支持

– 呼吸机戒断过程的步骤不合理　– 无法控制的情境性能量需求

相关情况

– 既往尝试戒断呼吸机不成功　– 既往呼吸机依赖 >4 天

如果该诊断的证据水平未达到 2.1 及以上，在 2021—2023 版本的 NANDA-I 分类系统中将废弃该诊断。

领域 4·分类 5·诊断编码 00098

家庭维持障碍

1980 年通过·2017 年修订

> **定义**：无法独立维持安全的促进成长的直接环境。

定义性特征

- 难以维持舒适的环境
- 家庭责任过多
- 维持家庭的能力受损
- 衣着过少
- 缺乏炊具
- 缺乏维持家庭的设备
- 缺乏家庭日用织品
- 因不卫生的条件引起的疾病类型
- 因不卫生的条件引起的感染类型
- 需要帮助维持家庭
- 不卫生的环境

相关因素

- 榜样不良
- 家庭组织不良
- 家庭计划不足
- 缺乏维持家庭的知识
- 缺乏邻居资源的知识
- 缺乏支持系统

危险人群

- 经济危机

相关情况

- 认知功能改变

如果该诊断的证据水平未达到 2.1 及以上，在 2021—2023 版本的 NANDA-I 分类系统中将废弃该诊断。

领域 4 · 分类 5 · 诊断编码 00108

沐浴自理缺陷

1980 年通过 · 1998 年、2008 年、2017 年修订 · 证据水平 2.1

定义：无法独立完成清洁活动。

定义性特征

– 接近浴室的能力受损　　　– 收集洗浴用品的能力受损

– 接近水的能力受损　　　　– 调节洗澡水的能力受损

– 擦干身体的能力受损　　　– 清洗身体的能力受损

相关因素

– 焦虑　　　　　　　　　　– 疼痛

– 动力减少　　　　　　　　– 虚弱

– 与环境相关的阻碍

相关情况

– 认知功能改变　　　　　　– 骨骼肌受损

– 感知身体部位的能力受损　– 神经肌肉受损

– 感知空间关系的能力受损　– 知觉障碍

领域 4 · 分类 5 · 诊断编码 00109

更衣自理缺陷

1980 年通过·1998 年、2008 年、2017 年修订·证据水平 2.1

定义： 无法独立穿上或脱下衣服。

定义性特征

– 选择衣服的能力受损
– 给上肢穿衣的能力受损
– 系牢衣服的能力受损
– 穿上各种衣服的能力受损
– 收集衣服的能力受损
– 脱去各种衣服的能力受损
– 保持仪表的能力受损
– 使用辅助器的能力受损
– 挑选衣服的能力受损
– 使用拉链的能力受损
– 给下肢穿衣的能力受损

相关因素

– 焦虑
– 疲乏
– 动力减少
– 疼痛
– 不适
– 虚弱
– 与环境相关的阻碍

相关情况

– 认知功能改变
– 神经肌肉受损
– 骨骼肌受损
– 知觉障碍

领域 4・分类 5・诊断编码 00102

进食自理缺陷

1980 年通过・1998 年、2008 年、2017 年修订・证据水平 2.1

定义：无法独立进食。

定义性特征

– 将食物放入口中的能力受损　– 准备食物的能力受损

– 咀嚼食物的能力受损　– 自行完整进食的能力受损

– 将食物放入器皿中的能力受损　– 以可接受的方式自行进食的能力受损

– 手持器皿的能力受损　– 吞咽食物的能力受损

– 在口中控制食物的能力受损　– 吞咽足够食物的能力受损

– 打开容器的能力受损　– 使用辅助器的能力受损

– 拿取杯子的能力受损

相关因素

– 焦虑　– 疲乏

– 动力减少　– 疼痛

– 不适　– 虚弱

– 与环境相关的阻碍

相关情况

– 认知功能改变　– 神经肌肉受损

– 骨骼肌受损　– 知觉障碍

领域 4·分类 5·诊断编码 00110

如厕自理缺陷

1980 年通过·1998 年、2008 年、2017 年修订·证据水平 2.1

定义：无法独立执行与排尿和排便相关的任务。

定义性特征

– 完成如厕卫生的能力受损
– 到达厕所的能力受损
– 冲厕所的能力受损
– 从坐便器起身的能力受损
– 如厕时整理衣服的能力受损
– 在坐便器上坐下的能力受损

相关因素

– 焦虑
– 移动能力受损
– 动力减少
– 移动受损
– 与环境相关的阻碍
– 疼痛
– 疲乏
– 虚弱

相关情况

– 认知功能改变
– 神经肌肉受损
– 骨骼肌受损
– 知觉障碍

领域 4·分类 5·诊断编码 00182

愿意加强自理

2006 年通过·2013 年修订·证据水平 2.1

定义：针对自身从事满足健康相关目标的活动方式，该方式能够被加强。

定义性特征

– 表达加强健康独立的意愿　　– 表达加强幸福独立的意愿

– 表达加强生活独立的意愿　　– 表达加强自理策略知识的意愿

– 表达加强个人发展独立的意愿　　– 表达加强自理的意愿

原始文献见 http://MediaCenter.thieme.com.

领域 4 · 分类 5 · 诊断编码 00193

自我忽视

2008 年通过 · 2017 年修订 · 证据水平 2.1

定义：一系列文化构成的行为，包括一种或以上的自理活动，在这些活动中，未能维持社会可接受的健康和幸福标准（Gibbons, Lauder & Ludwick, 2006）。

定义性特征

– 与环境相关的卫生不良　　– 不保持健康的行为
– 个人卫生不良

相关因素

– 缺乏执行功能　　　　　　– 生活方式选择
– 对机构化恐惧　　　　　　– 紧张性刺激
– 无法保持控制　　　　　　– 物质滥用

相关情况

– 认知功能改变　　　　　　– 学习失能
– 替身综合征　　　　　　　– 诈病
– 前叶功能障碍　　　　　　– 精神障碍
– 功能性损伤　　　　　　　– 精神失常

原始文献见 http://MediaCenter.thieme.com.

领域 5. 感知 / 认知

分类 1. 注意力

分类 2. 定向力

分类 3. 感觉 / 知觉

分类 4. 认知

分类 5. 沟通

NANDA-I 护理诊断：定义与分类（2018—2020），第 11 版 .
主编：T. Heather Herdman, Shigemi Kamitsuru
2017 NANDA 国际公司，2017 年出版，蒂姆医学出版公司，纽约。
公司网址：www.thieme.com/nanda-i.

领域 5·分类 1·诊断编码 00123

单侧忽略

1986 年通过·2006 年、2017 年修订·证据水平 2.1

定义：感觉和运动反应、心理表现及对身体和环境的空间注意力受损，特点为忽略一侧，而过度关注相反的一侧。左侧忽略比右侧忽略更严重持久。

定义性特征

- 忽略侧的安全行为改变
- 偏音障碍
- 忽略侧无法穿衣
- 无法进食忽略侧盘子中的食物
- 忽略侧无法清洁
- 忽略侧半球无法动眼
- 忽略侧半球无法活动头部
- 忽略侧半球无法活动上肢
- 忽略侧半球无法活动躯干
- 忽略侧无法注意他人接近
- 偏盲
- 执行线消除、线平分和目标消除试验的能力受损
- 脑血管意外引起的左侧偏瘫
- 非忽略侧眼睛对刺激明显偏离
- 非忽略侧躯干对刺激明显偏离
- 忽略被忽略的一侧
- 持续言语
- 有代表性的忽略
- 阅读时替换字母以组成其他词汇
- 将疼痛感转移到非忽略侧
- 忽略侧上肢无位置意识
- 单侧空间忽略
- 仅在写字的时候使用垂直的半页纸

相关因素

- 待定

相关情况

- 脑损伤

如果该诊断无新增相关因素，在 2021—2023 版本的 NANDA-I 分类系统中将废弃该诊断。
原始文献见 http://MediaCenter.thieme.com.

领域 5 · 分类 2

该分类目前无诊断

领域 5 · 分类 3

该分类目前无诊断

领域 5 · 分类 4 · 诊断编码 00128

急性精神错乱

1994 年通过 · 2006 年、2017 年修订 · 证据水平 2.1

定义：可逆转的意识、注意力、认知和知觉障碍，短期内出现，持续时间 <3 个月。

定义性特征

- 躁动
- 认知功能改变
- 意识水平改变
- 精神运动功能改变
- 幻觉
- 无法开始以目标为导向的行为
- 无法开始有目的的行为
- 缺乏坚持以目标为导向的行为
- 缺乏坚持有目的的行为
- 错误知觉
- 静坐不能

相关因素

- 睡眠觉醒周期改变
- 脱水
- 移动受损
- 限制使用不合理
- 营养不良
- 疼痛
- 剥夺感
- 物质滥用
- 尿潴留

危险人群

- 年龄 ≥ 60 岁
- 脑血管意外史
- 男性

相关情况

- 认知功能改变
- 谵妄
- 痴呆

- 代谢功能受损
- 感染
- 药物

领域 5 · 分类 4 · 诊断编码 00173

有急性精神错乱的危险

2006 年通过 · 2013 年、2017 年修订 · 证据水平 2.2

定义： 短期内易于出现可逆转的意识、注意力、认知和知觉障碍，可能损害健康。

危险因素

- 睡眠觉醒周期改变
- 脱水
- 移动受损
- 限制使用不合理
- 营养不良

- 疼痛
- 剥夺感
- 物质滥用
- 尿潴留

危险人群

- 年龄 ≥ 60 岁
- 脑血管意外史

- 男性

相关情况

- 认知功能改变
- 谵妄
- 痴呆

- 代谢功能受损
- 感染
- 药物

原始文献见 http://MediaCenter.thieme.com.

领域 5 · 分类 4 · 诊断编码 00129

慢性精神错乱

1994 年通过 · 2017 年修订 · 证据水平 3.1

定义：智力、行为和人格不可逆转、渐进性、隐性和长期改变，损害表现在认知功能（记忆、说话、语言、做决策和执行功能）和从事日常生活依赖方面。

定义性特征

– 对周围环境有足够的警觉性
– 除了记忆，至少有一种认知功能改变
– 行为改变
– 长期记忆改变
– 人格改变
– 短期记忆改变

– 社交功能改变
– 无法从事至少一项日常活动
– 认知损害隐性和无法逆转的开始
– 长期认知损害
– 渐进性认知功能损害

相关因素

– 待定

相关情况

– 脑血管意外　　　　　　– 痴呆

原始文献见 http://MediaCenter.thieme.com.
该诊断于 2017 年修订为证据水平 3.1，但由于重新归类为相关情况，故暂无相关因素。

领域 5 · 分类 4 · 诊断编码 00251

情绪控制不稳

2013 年通过 · 2017 年修订 · 证据水平 2.1

定义： 无法控制的夸张和非自主情绪暴发。

定义性特征

- 无眼神交流
- 哭泣
- 使用表情困难
- 情绪表达尴尬
- 没有悲伤感受的过度哭泣
- 没有愉快感受的过度大笑
- 与促发因素不一致的情感表达
- 非自主哭泣
- 非自主大笑
- 无法控制的哭泣
- 无法控制的大笑
- 从职业环境中退缩
- 从社会环境中退缩

相关因素

- 自尊改变
- 情感障碍
- 疲乏
- 缺乏症状控制的知识
- 缺乏疾病的知识
- 缺乏肌力
- 社交困扰
- 紧张性刺激
- 物质滥用

相关情况

- 脑损伤
- 功能性损伤
- 情绪障碍
- 骨骼肌受损
- 药物
- 躯体失能
- 精神障碍

原始文献见 http://MediaCenter.thieme.com.

领域 5 · 分类 4 · 诊断编码 00222

冲动控制无效

2010 年通过 · 2017 年修订 · 证据水平 2.1

定义：在不考虑对冲动个体或对他人的负面后果情况下，对内部或外部刺激的快速、非计划性反应方式。

定义性特征

– 不加思考的行动
– 尽管会引起他人不适，仍然提问他人
– 赌博成瘾
– 无法存钱或金融管制
– 不合理的分享个人隐私

– 易怒
– 对陌生人过分热情
– 寻求刺激
– 性关系混乱
– 发脾气
– 暴力行为

相关因素

– 绝望
– 情绪障碍

– 吸烟
– 物质滥用

相关情况

– 认知功能改变
– 发展改变

– 器质性脑疾病
– 人格障碍

原始文献见 http://MediaCenter.thieme.com.

领域 5 · 分类 4 · 诊断编码 00126

知识缺乏

1980 年通过 · 2017 年修订

定义：缺乏特定主题或其获得方式的相关认知信息。

定义性特征

– 不正确的坚持指导　　　　– 不合理的行为
– 不正确的进行测试　　　　– 知识缺乏

相关因素

– 缺乏信息　　　　　　　　– 他人提供的错误信息
– 缺乏学习兴趣
– 缺乏知识来源

相关情况

– 认知功能改变　　　　　　– 记忆改变

如果该诊断的证据水平未达到 2.1 及以上，在 2021—2023 版本的 NANDA-I 分类系统中将废弃该诊断。

领域 5 · 分类 4 · 诊断编码 00161

愿意加强知识

2002 年通过 · 2013 年修订 · 证据水平 2.1

定义：与特定主体或其获得方式相关的认知信息方式，该方式能够被加强。

定义性特征

– 表达加强学习的意愿

领域 5·分类 4·诊断编码 00131

记忆受损

1994 年通过·2017 年修订·证据水平 3.1

> **定义：** 记忆或回忆信息及连续性内容的能力严重受损。

定义性特征

- 持续性遗忘在规定的时间从事某种行为
- 持续性遗忘
- 持续性无法学习新技能
- 持续性无法学习新信息
- 持续性无法执行以前学过的技能
- 持续性无法回忆真实的信息或事件
- 持续性无法回忆相似的名字、词语或物体
- 持续性无法回忆某种从事的行为
- 持续性无法保持新技能
- 持续性无法保持新信息
- 独立完成日常活动的保持能力

相关因素

- 体液容量改变

相关情况

- 贫血
- 脑损伤
- 心输出量减少
- 电解质失衡
- 组织缺氧
- 轻度认知受损
- 神经受损
- 帕金森病

其他修改的相关因素待定。
原始文献见 http://MediaCenter.thieme.com.

领域 5·分类 5·诊断编码 00157

愿意加强沟通

2002 年通过·2013 年修订·证据水平 2.1

> **定义**：和他人交换信息和观点的方式，这种方式能够被加强。

定义性特征

– 表达加强沟通的意愿

领域 5 · 分类 5 · 诊断编码 00051

语言沟通障碍

1983 年通过 · 1996 年、1998 年、2017 年修订

定义： 接收、处理、转移和（或）使用一种标志系统的能力下降、迟缓或缺如。

定义性特征

- 无眼神交流
- 理解沟通困难
- 口头表达想法困难
- 造句困难
- 造词困难
- 选择性注意困难
- 使用身体表达困难
- 使用表情困难
- 保持沟通困难
- 语言表达困难
- 语言表达困难

- 人物定向困难
- 地点定向困难
- 时间定向困难
- 呼吸困难
- 无法说话
- 无法讲照顾者的语言
- 无法使用身体表达
- 无法使用表情
- 描述不恰当
- 部分视觉缺失
- 说话含糊
- 口吃
- 全部视觉缺失

相关因素

- 自我概念改变
- 文化不一致
- 情感障碍
- 与环境相关的阻碍

- 缺乏信息
- 缺乏刺激
- 低自尊
- 易感性

危险人群

– 缺少重要他人

相关情况

– 发展改变　　　　　　　– 躯体障碍

– 知觉改变　　　　　　　– 生理疾病

– 中枢神经系统受损　　　– 精神失常

– 口咽部缺陷　　　　　　– 治疗方案

领域 6. 自我感知

分类 1. 自我概念

编码	诊断	页码
00124	绝望	283
00185	愿意加强希望	284
00174	有人格尊严严重受损的危险	285
00121	个人身份障碍	286
00225	有个人身份障碍的危险	288
00167	愿意加强自我概念	289

分类 2. 自尊

编码	诊断	页码
00119	长期低自尊	290
00224	有长期低自尊的危险	291
00120	情境性低自尊	292
00153	有情境性低自尊的危险	293

分类 3. 体像

编码	诊断	页码
00118	体像受损	294

NANDA-I 护理诊断：定义与分类（2018—2020），第 11 版 .
主编：T. Heather Herdman, Shigemi Kamitsuru
2017 NANDA 国际公司，2017 年出版，蒂姆医学出版公司，纽约。
公司网址：www.thieme.com/nanda-i

领域 6・分类 1・诊断编码 00124

绝　　望

1986 年通过・2017 年修订

定义：个体发现受限、无替代或无个人选择的主观状态，无法为自己调动能量。

定义性特征

– 睡眠型态改变　　　　　　　– 沮丧的语言表现

– 情感减少　　　　　　　　　– 参与照护不足

– 食欲下降　　　　　　　　　– 被动

– 主动性下降　　　　　　　　– 缺乏眼神交流

– 对刺激的反应减少　　　　　– 对说话者做出耸肩反应

– 言语减少　　　　　　　　　– 远离说话者

相关因素

– 长期压力　　　　　　　　　– 长期活动受限

– 对精神力量失去信念　　　　– 社交隔离

– 对卓越的价值观失去信念

危险人群

– 抛弃史

相关情况

– 躯体疾病恶化

如果该诊断的证据水平未达到 2.1 及以上，在 2021—2023 版本的 NANDA-I 分类系统中将废弃该诊断。

领域 6 · 分类 1 · 诊断编码 00185

愿意加强希望

2006 年通过 · 2013 年修订 · 证据水平 2.1

定义： 为自己调动能量的期望和意愿，这种期望和意愿能够被加强。

定义性特征

- 表达加强设定目标的能力的意愿
- 表达加强对可能性信念的意愿
- 表达加强和目标保持一致的意愿
- 表达加强和他人联系的意愿
- 表达加强希望的意愿
- 表达加强解决问题以达到目标的意愿
- 表达加强生活意义感的意愿
- 表达加强精神信仰的意愿

原始文献见 http://MediaCenter.thieme.com.

领域 6 · 分类 1 · 诊断编码 00174

有人格尊严受损的危险

2006 年通过 · 2013 年修订 · 证据水平 2.1

定义： 易于出现尊重和荣誉丧失的感受，可能损害健康。

危险因素

- 文化不一致
- 非人性化对待
- 保密信息泄露
- 身体暴露
- 羞辱
- 缺乏对健康信息的理解

- 临床医生的侵入性操作
- 隐私受到侵犯
- 有限的决策经验
- 丧失对身体功能的控制
- 污名化

原始文献见 http://MediaCenter.thieme.com.

领域 6·分类 1·诊断编码 00121

个人身份障碍

1978 年通过·2008 年、2017 年修订·证据水平 2.1

定义： 无法保持整体和完整的自我感知。

定义性特征

– 体像改变
– 文化价值观混乱
– 目标混乱
– 思想价值观混乱
– 自我妄想性描述
– 感到空虚
– 陌生感
– 自我波动性感受

– 性别混乱
– 无法区别内部和外部刺激
– 行为不一致
– 应对策略无效
– 关系无效
– 角色扮演无效

相关因素

– 社会角色改变
– 邪教教化
– 文化不一致
– 歧视
– 多重家庭作用功能障碍

– 低自尊
– 躁狂状态
– 感知偏见
– 成长阶段

危险人群

– 发展转型
– 暴露于毒性化学物质

– 情景性危机

相关情况

- 解离身份障碍　　　　　 – 药物

- 器质性脑疾病　　　　　 – 精神障碍

领域 6 · 分类 1 · 诊断编码 00225

有个人身份障碍的危险

2010 年通过 · 2013 年、2017 年修订 · 证据水平 2.1

定义：易于出现无法保持整体和完整的自我感知，可能损害健康。

危险因素

- 社会角色改变
- 邪教教化
- 文化不一致
- 歧视
- 多重家庭作用功能障碍
- 低自尊
- 躁狂状态
- 感知偏见
- 成长阶段

危险人群

- 发展转型
- 情境性危机
- 暴露于毒性化学物质

相关情况

- 解离身份障碍
- 器质性脑疾病
- 药物
- 精神障碍

原始文献见 http://MediaCenter.thieme.com.

领域 6·分类 1·诊断编码 00167

愿意加强自我概念

2002 年通过·2013 年修订·证据水平 2.1

> **定义：** 关于自我的感知或观点，这种感知或观点能够被加强。

定义性特征

– 接受局限性
– 接受优势
– 言行一致
– 在活动中表现出信心
– 表达加强角色扮演的意愿

– 表达加强自我概念的意愿
– 对体像满意
– 对个人身份满意
– 对价值感满意
– 对自我看法满意

领域 6 · 分类 2 · 诊断编码 00119

长期低自尊

1988 年通过 · 1996 年、2008 年、2017 年修订 · 证据水平 2.1

定义： 关于自身能力的消极价值观和（或）感受，持续至少 3 个月。

定义性特征

- 依赖他人的意见
- 夸大对自己的负反馈
- 过度寻求保证
- 内疚
- 对尝试新经历犹豫不决
- 优柔寡断的行为
- 不自信的行为
- 过于顺从
- 被动
- 缺乏眼神交流
- 拒绝积极反馈
- 反复失败的生活事件
- 羞愧
- 低估应对环境的能力

相关因素

- 文化不一致
- 不接受情感
- 不接受归属
- 不接受群体成员
- 不接受他人尊重
- 应对丧失无效
- 获得的他人认可不足
- 精神信仰不一致

危险人群

- 暴露于创伤性环境
- 失败的方式
- 反复负强化

相关情况

- 精神障碍

原始文献见 http://MediaCenter.thieme.com.

领域 6・分类 2・诊断编码 00224

有长期低自尊的危险

2010 年通过・2013 年、2017 年修订・证据水平 2.1

定义：易于出现对自身能力的长期负面评价和（或）感受，可能损害健康。

危险因素

- 文化不一致
- 不接受情感
- 不接受归属
- 不接受群体成员
- 不接受他人尊重
- 应对丧失无效
- 获得他人认可不足
- 精神信仰不一致

危险人群

- 暴露于创伤性环境
- 失败的方式
- 反复负强化

相关情况

- 精神障碍

原始文献见 http://MediaCenter.thieme.com.

领域 6 · 分类 2 · 诊断编码 00120

情境性低自尊

1988 年通过·1996 年、2000 年、2017 年修订

定义：出现针对当前环境的负性自我价值感知。

定义性特征

- 无助
- 优柔寡断的行为
- 不自信的行为
- 无目的性
- 自我否定的言语
- 对自我价值的情境性挑战
- 低估应对环境的能力

相关因素

- 体像改变
- 社会角色改变
- 行为与价值观不一致
- 对环境的控制减少
- 认知不足
- 无助的方式
- 不实际的自我期望

危险人群

- 发展转型
- 抛弃史
- 虐待史
- 丧失史
- 忽视史
- 拒绝史
- 失败的方式

相关情况

- 功能性损伤
- 躯体病患

如果该诊断的证据水平未达到 2.1 及以上，在 2021—2023 版本的 NANDA-I 分类系统中将废弃该诊断。

领域 6 · 分类 2 · 诊断编码 00153

有情境性低自尊的危险

2000 年通过 · 2013 年、2017 年修订

定义：易于出现针对当前环境的负性自我价值感知，可能损害健康。

危险因素

– 体像改变

– 社会角色改变

– 行为与价值观不一致

– 对环境的控制减少

– 认知不足

– 无助的方式

– 不实际的自我期望

危险人群

– 发展转型

– 抛弃史

– 虐待史

– 丧失史

– 忽视史

– 拒绝史

– 失败的方式

相关情况

– 功能性损伤

– 躯体病患

如果该诊断的证据水平未达到 2.1 及以上，在 2021—2023 版本的 NANDA-I 分类系统中将废弃该诊断。

领域 6 · 分类 3 · 诊断编码 00118

体像受损

1973 年通过·1998 年、2017 年修订

定义： 对自身身体的心理映像混乱。

定义性特征

- 身体部分缺如
- 身体功能改变
- 身体结构改变
- 对自我身体的看法改变
- 避免看自己的身体
- 避免触摸自己的身体
- 承认自己身体的行为
- 监测自己身体的行为
- 评估身体和环境空间关系的能力改变
- 生活方式改变
- 社交参与改变
- 用非人称代词人格化身体部位
- 用非人称代词人格化丧失
- 强调剩余的优势
- 扩展身体边界
- 害怕和他人互动
- 注重过去的仪表
- 注重过去的功能
- 注重以前的优势
- 强调成就
- 隐藏身体部位
- 对身体的消极感受
- 对身体改变的非语言反应
- 对感知身体改变的非语言反应
- 身体部位过度暴露
- 对反映个体身体形象观点变化的知觉
- 通过命名将身体部位人格化
- 通过命名将丧失人格化
- 专注于改变
- 专注于丧失
- 拒绝承认改变
- 非功能性身体部位的创伤

相关因素

- 自我感知改变
- 文化不一致
- 精神信仰不一致

危险人群

– 发展转型

相关情况

– 身体功能改变	– 损伤
– 认知功能改变	– 手术操作
– 患病	– 创伤
– 心理社交功能受损	– 治疗方案

如果该诊断的证据水平未达到 2.1 及以上，在 2021—2023 版本的 NANDA-I 分类系统中将废弃该诊断。

领域 7. 角色关系

分类 1. 照顾者角色

编码	诊断	页码
00061	照顾者角色紧张	297
00062	有照顾者角色紧张的危险	301
00056	抚养障碍	304
00057	有抚养障碍的危险	307
00164	愿意加强抚养	309

分类 2. 家庭关系

编码	诊断	页码
00058	有依恋受损的危险	310
00063	多重家庭作用功能障碍	311
00060	多重家庭作用中断	314
00159	愿意加强多重家庭作用	315

分类 3. 角色扮演

编码	诊断	页码
00223	关系无效	316
00229	有关系无效的危险	317
00207	愿意加强关系	318
00064	抚养角色冲突	319
00055	角色扮演无效	320
00052	社交障碍	322

NANDA-I 护理诊断：定义与分类（2018—2020），第 11 版 .
主编：T. Heather Herdman, Shigemi Kamitsuru
2017 NANDA 国际公司，2017 年出版，蒂姆医学出版公司，纽约。
公司网址：www.thieme.com/nanda-i。

领域 7·分类 1·诊断编码 00061

照顾者角色紧张

1992 年通过·1998 年、2000 年、2017 年修订·证据水平 2.1

定义：为家人或重要他人完成照顾责任、期望和（或）行为困难。

定义性特征

照顾活动

- 担心未来提供照护的能力
- 担心未来被照顾者的健康
- 担心被照顾者的潜在机构化
- 担心如果无法提供照护时，被照顾者的健康状况

- 难以完成所要求的任务
- 执行所要求的任务困难
- 照护提供行为的功能障碍性改变
- 专注于照护常规

照顾者的健康状况：生理

- 疲乏
- 胃肠不适
- 头痛

- 高血压
- 皮疹
- 体重改变

照顾者的健康状况：情感

- 睡眠型态改变
- 愤怒
- 抑郁
- 情绪摇摆不定
- 沮丧
- 无耐心

- 应对策略无效
- 缺乏满足个人需求的时间
- 神经质
- 躯体化
- 紧张性刺激

照顾者的健康状况：社会经济

- 休闲活动改变
- 低劳动生产率

- 拒绝职业晋升
- 社交隔离

照顾者与被照顾者的关系

- 照看患病的被照顾者困难
- 对和被照顾者关系的变化感到哀伤

- 对和被照顾者关系的变化不确定

多重家庭作用

- 担心家人

- 家庭冲突

相关因素

被照顾者

- 依赖
- 强烈要求出院回家
- 照顾需求增加
- 有问题的行为

- 物质滥用
- 无法预期的疾病轨迹
- 不稳定的健康状况

照顾者

- 竞争性角色承诺
- 应对策略无效
- 无照顾经验
- 缺乏情感韧性
- 缺乏精力
- 无法充分满足他人期望
- 无法充分满足自我期望
- 缺乏社区资源的知识

- 隐私不足
- 缺乏创造性
- 隔离
- 不成熟的照顾者角色
- 躯体疾病
- 紧张性刺激
- 物质滥用
- 不实际的自我期望

照顾者与被照顾者的关系

- 虐待关系
- 相互依赖
- 无效关系类型
- 存在虐待

- 不实际的被照顾者期望
- 暴力关系

照顾活动

- 全天照顾责任
- 照顾活动的特征改变
- 照顾活动的复杂性
- 照顾活动过多
- 照顾需求的时间延长

- 提供照顾的物理环境不良
- 缺乏帮助
- 缺乏提供照顾的设备
- 照顾者缺乏休息
- 缺乏时间
- 无法预期的照顾环境

多重家庭作用

- 家庭隔离
- 家庭适应无效
- 家庭功能障碍类型

- 照顾环境以前的家庭功能障碍类型
- 无效家庭应对类型

社会经济

- 疏远
- 获得帮助困难
- 获得社区资源困难
- 获得支持困难

- 缺乏社区资源
- 缺乏社会支持
- 缺乏交通工具
- 社交隔离

危险人群

- 被照顾者的情况限制沟通
- 被照顾者发展迟滞
- 照顾者发展迟滞
- 暴力暴露
- 女性照顾者
- 经济危机
- 作为照顾者的同伴
- 早产儿

相关情况

被照顾者

- 认知功能改变
- 慢性病
- 先天性疾病
- 疾病严重程度
- 精神障碍
- 心理障碍

照顾者

- 认知功能改变
- 健康受损
- 心理障碍

领域 7 · 分类 1 · 诊断编码 00062

有照顾者角色紧张的危险

1992 年通过 · 2010 年、2013 年、2017 年修订 · 证据水平 2.1

定义：易于出现为家人或重要他人完成照顾责任、期望和（或）行为困难，可能损害健康。

危险因素
被照顾者
- 依赖
- 强烈要求出院回家
- 照顾需求增加
- 有问题的行为
- 物质滥用
- 无法预期的疾病轨迹
- 不稳定的健康状况

照顾者
- 竞争性角色承诺
- 应对策略无效
- 无照顾经验
- 缺乏情感韧性
- 缺乏精力
- 无法充分满足他人期望
- 无法充分满足自我期望
- 缺乏社区资源的知识
- 隐私不足
- 缺乏创造性
- 隔离
- 不成熟的照顾者角色
- 躯体疾病
- 紧张性刺激
- 物质滥用
- 不实际的自我期望

照顾者与被照顾者的关系
- 虐待关系
- 相互依赖
- 无效关系类型
- 存在虐待
- 不实际的被照顾者期望
- 暴力关系

照顾活动

- 全天照顾责任

- 照顾活动的特征改变　　　　　　– 缺乏帮助

- 照顾活动的复杂性　　　　　　　– 缺乏提供照顾的设备

- 照顾活动过多　　　　　　　　　– 照顾者缺乏休息

- 照顾需求的时间延长　　　　　　– 缺乏时间

- 提供照顾的物理环境不良　　　　– 无法预期的照顾环境

多重家庭作用

- 家庭隔离　　　　　　　　　　　– 照顾环境以前的家庭功能障碍类型

- 家庭适应无效　　　　　　　　　– 无效家庭应对类型

- 家庭功能障碍类型

社会经济

- 疏远　　　　　　　　　　　　　– 缺乏社区资源

- 获得帮助困难　　　　　　　　　– 缺乏社会支持

- 获得社区资源困难　　　　　　　– 缺乏交通工具

- 获得支持困难　　　　　　　　　– 社交隔离

危险人群

- 被照顾者的情况限制沟通　　　　– 女性照顾者

- 被照顾者发展迟滞　　　　　　　– 经济危机

- 照顾者发展迟滞　　　　　　　　– 作为照顾者的同伴

- 暴力暴露　　　　　　　　　　　– 早产儿

相关情况

被照顾者

- 认知功能改变　　　　　　　　　– 疾病严重程度

- 慢性病
- 先天性疾病

- 精神障碍
- 心理障碍

照顾者
- 认知功能改变
- 健康受损

- 心理障碍

领域 7・分类 1・诊断编码 00056

抚养障碍

1978 年通过・1998 年、2017 年修订

定义：主要照顾者无法创造、维持或重新获得能够促进孩子最佳成长和发展的环境。

定义性特征

婴儿或儿童

- 行为障碍
- 认知发展迟滞
- 分离性焦虑减少
- 发育停滞
- 事故频繁

- 患病频繁
- 社交功能受损
- 缺乏依恋行为
- 学业成绩差
- 离家出走

抚养

- 抛弃孩子
- 未能提供安全的家庭环境
- 管理孩子的能力下降
- 拥抱减少
- 缺乏亲子互动
- 对孩子沮丧
- 敌对
- 孩子健康保持不佳
- 照顾技能不合理
- 照顾孩子的安排不合理

- 不合理的刺激
- 行为管理不一致
- 照顾不一致
- 满足孩子的需求缺乏弹性
- 忽视孩子的需要
- 感知无法满足孩子的需求
- 感知作用不够
- 惩罚
- 排斥孩子
- 对孩子说些负面的话

相关因素

婴儿或儿童

– 和父母分离时间延长

– 和父母期望的性格冲突

抚养

– 睡眠型态改变

– 缺乏抚养角色榜样

– 伴侣之间冲突

– 缺乏产前护理

– 抑郁

– 缺乏解决问题的技巧

– 未能提供安全的家庭环境

– 缺乏资源

– 父亲未参与照顾孩子

– 缺乏对婴儿表现的反应

– 无法将孩子的需要放在自己的需要之前

– 缺乏社会支持

– 缺乏交通工具

– 照顾孩子的安排不充分

– 缺乏对亲子关系的评价

– 沟通技能无效

– 晚期产前护理

– 应对策略无效

– 低自尊

– 缺乏获得资源的途径

– 母亲未参与照顾孩子

– 缺乏家庭凝聚力

– 非恢复性睡眠型态

– 缺乏关于儿童发展的知识

– 偏好体罚

– 缺乏关于儿童健康维持的知识

– 角色紧张

– 缺乏关于抚养技能的知识

– 睡眠剥夺

– 社交隔离

– 紧张性刺激

– 不实际的期望

危险人群

婴儿或儿童

– 发展迟滞

– 虐待史

– 困难型气质

– 创伤史

– 非期望的性别

– 早产儿

抚养

- 家庭单位改变
- 妊娠间隔紧密
- 难产
- 经济窘迫
- 多次妊娠
- 虐待史
- 被虐待史
- 心理疾病史
- 物质滥用史
- 缺乏准备抚养的认知

- 法律困难
- 文化程度低
- 多产
- 住址改变
- 单亲
- 无业
- 非计划妊娠
- 非意愿妊娠
- 工作困难
- 父母年纪轻

相关情况

婴儿或儿童

- 感知能力改变
- 行为障碍

- 慢性病
- 失能状态

抚养

- 认知功能改变
- 失能状态

- 躯体病患

如果该诊断的证据水平未达到 2.1 及以上，在 2021—2023 版本的 NANDA-I 分类系统中将废弃该诊断。

领域 7 · 分类 1 · 诊断编码 00057

有抚养障碍的危险

1978 年通过 · 1998 年、2013 年、2017 年修订

定义：易于出现主要照顾者无法创造、维持或重新获得能够促进孩子最佳成长和发展的环境，可能损害孩子的健康。

危险因素
婴儿或儿童
- 和父母分离时间延长
- 和父母期望的性格冲突

抚养
- 睡眠型态改变
- 缺乏抚养角色榜样
- 伴侣之间冲突
- 缺乏产前护理
- 抑郁
- 缺乏解决问题的技巧
- 未能提供安全的家庭环境
- 缺乏资源
- 父亲未参与照顾孩子
- 缺乏对婴儿表现的反应
- 无法将孩子的需要放在自己的
- 缺乏社会支持
  需要之前
- 缺乏交通工具
- 照顾孩子的安排不充分
- 缺乏对亲子关系的评价
- 沟通技能无效
- 晚期产前护理
- 应对策略无效
- 低自尊
- 缺乏获得资源的途径
- 母亲未参与照顾孩子
- 缺乏家庭凝聚力
- 非恢复性睡眠型态
- 缺乏关于儿童发展的知识
- 偏好体罚
- 缺乏关于儿童健康维持的知识
- 角色紧张
- 缺乏关于抚养技能的知识
- 睡眠剥夺
- 社交隔离
- 紧张性刺激
- 不实际的期望

危险人群

婴儿或儿童

- 发展迟滞
- 困难型气质
- 非期望的性别

- 早产儿
- 虐待史
- 创伤史

抚养

- 家庭单位改变
- 妊娠间隔紧密
- 难产
- 经济窘迫
- 多次妊娠
- 虐待史
- 被虐待史
- 心理疾病史
- 物质滥用史
- 缺乏准备抚养的认知

- 法律苦难
- 文化程度低
- 多产
- 住址改变
- 单亲
- 无业
- 非计划妊娠
- 非意愿妊娠
- 工作困难
- 父母年纪轻

相关情况

婴儿或儿童

- 感知能力改变
- 行为障碍

- 慢性病
- 失能状态

抚养

- 认知功能改变
- 失能状态

- 躯体病患

如果该诊断的证据水平未达到 2.1 及以上，在 2021—2023 版本的 NANDA-I 分类系统中将废弃该诊断。

领域 7·分类 1·诊断编码 00164

愿意加强抚养

2002 年通过·2013 年修订·证据水平 2.1

　　定义：为孩子提供培养成长和发展的环境的方式，该方式能够被加强。

定义性特征
- 孩子表达改善家庭环境的意愿
- 父母表达加强抚养的意愿
- 父母表达加强孩子情感支持的意愿
- 父母表达加强其他依赖个体情感支持的意愿

领域 7・分类 2・诊断编码 00058

有依恋受损的危险

1994 年通过・2008 年、2013 年、2017 年修订・证据水平 2.1

定义：易于出现父母或重要他人和孩子之间的互动过程障碍，这种互动能够培育双向保护和促进培养关系的发展。

危险因素

- 焦虑
- 孩子患病阻止了和父母的有效交流
- 婴儿行为紊乱
- 父母无法满足个体需求
- 隐私不足
- 父母冲突导致婴儿行为紊乱
- 亲子分离
- 躯体障碍
- 物质滥用

危险人群

- 早产儿

领域 7·分类 2·诊断编码 00063

多重家庭作用功能障碍

1994 年通过·2008 年、2017 年修订·证据水平 2.1

定义：家庭功能未能支持家庭成员的健康。

定义性特征

行为

- 躁动
- 集中力改变
- 指责
- 违背诺言
- 混乱
- 复杂性哀伤
- 避免冲突
- 矛盾的沟通方式
- 控制性沟通方式
- 批判
- 躯体接触减少
- 否认问题
- 依赖
- 难以快乐
- 难以保持亲密关系
- 难以进行生命周期过渡
- 儿童学业障碍
- 形成物质使用模式
- 不断升级的冲突
- 未能完成发展性任务

- 无法表达各种感受
- 无法满足家庭成员的情感需求
- 无法满足家庭成员的安全需要
- 无法满足家庭成员的精神需求
- 无法合理的接受帮助
- 不适当的愤怒表达
- 沟通技能无效
- 缺乏物质滥用的知识
- 缺乏解决问题的技巧
- 说谎
- 伪造
- 尼古丁成瘾
- 定向偏好释放压力而非达到目标
- 荒谬的沟通模式
- 权力斗争
- 合理化
- 拒绝获得帮助
- 寻求肯定
- 寻求同意
- 自责

- 苛刻的自我判断
- 不成熟
- 无法接受各种感受
- 无法接受帮助
- 无法适应改变
- 无法建设性处理创伤经历
- 不实际的行为
- 对孩子语言虐待

- 社交隔离
- 集中物质使用的特殊场合
- 压力相关躯体病患
- 物质滥用
- 对父母语言虐待
- 对同伴语言虐待

感受

- 抛弃
- 愤怒
- 焦虑
- 爱与怜悯交织在一起
- 精神错乱
- 抑郁
- 不满足
- 困扰
- 尴尬
- 情感隔离
- 被他人控制情感
- 失败
- 恐惧
- 和他人感受不同
- 感到被误解
- 感到不被关爱
- 沮丧
- 内疚
- 绝望
- 敌对

- 受伤
- 不安全
- 挥之不去的怨恨
- 孤独
- 丧失
- 丧失身份
- 低自尊
- 不信任
- 喜怒无常
- 无能为力
- 拒绝
- 压抑的情感
- 羞愧
- 为物质滥用的行为承担责任
- 紧张
- 不快乐
- 易感性
- 无价值

角色与关系

– 角色功能改变
– 长期存在家庭问题
– 封闭式沟通系统
– 伴侣之间冲突
– 家庭关系变差
– 家庭成员相互联系，以促进彼此成长与成熟的能力下降
– 家庭仪式受损
– 家庭角色受损
– 家庭动力破坏
– 家庭否认
– 抚养不一致

– 与同伴沟通无效
– 缺乏凝聚力
– 缺乏对家庭成员自主性的尊重
– 缺乏对家庭成员个体性的尊重
– 缺乏关系技能
– 忽视对家庭成员的义务
– 拒绝的方式
– 感知缺乏父母支持
– 三角家庭关系

相关因素

– 成瘾性人格
– 应对策略无效

– 缺乏解决问题的技巧
– 物质滥用

危险人群

– 经济窘迫
– 抵抗治疗的家族史

– 物质滥用家族史
– 对物质滥用的遗传倾向性

相关情况

– 生物学因素
– 亲密功能障碍

– 手术操作

领域 7·分类 2·诊断编码 00060

多重家庭作用中断

1982 年通过·1998 年、2017 年修订

> **定义：**破坏了家庭功能的连续性，未能支持家庭成员的健康。

定义性特征

- 情感反应的益处改变
- 家庭冲突的解决方式改变
- 家庭满足改变
- 亲密关系改变
- 参与解决问题改变
- 任务分配改变
- 沟通方式改变
- 躯体化改变
- 减压行为改变
- 与社区资源冲突的表达改变
- 与社区资源隔离的表达改变
- 参与决策改变
- 关系模式改变
- 可用的情感支持减少
- 相互支持减少
- 任务完成无效
- 权力联盟改变
- 仪式改变

相关因素

- 与社区的互动改变
- 家庭成员之间的权力转换
- 家庭角色转换

危险人群

- 家庭经济改变
- 家庭社会状况改变
- 发展性危机
- 发展转型
- 情境性危机
- 情境性转换

相关情况

- 家庭成员的健康状态改变

如果该诊断的证据水平未达到 2.1 及以上，在 2021—2023 版本的 NANDA-I 分类系统中将废弃该诊断。

领域 7·分类 2·诊断编码 00159

愿意加强多重家庭作用

2002 年通过·2013 年修订·证据水平 2.1

定义：支持家庭成员健康的一种家庭功能模式，该模式能够被加强。

定义性特征

- 表达加强自主性与凝聚力之间平衡的意愿
- 表达加强沟通方式的意愿
- 表达加强家庭支持能量水平的意愿
- 表达加强家庭适应改变的意愿
- 表达加强家庭动力的意愿
- 表达加强家庭韧性的意愿
- 表达加强家庭成员成长的意愿
- 表达加强和社区相互依赖的意愿
- 表达加强与家庭成员保持界限的意愿
- 表达加强对家庭成员尊重的意愿
- 表达加强家庭成员安全的意愿

领域 7 · 分类 3 · 诊断编码 00223

关系无效

2010 年通过 · 2017 年修订 · 证据水平 2.1

定义： 不足以为彼此的需要提供支持的相互同伴模式。

定义性特征

- 满足适合家庭生命周期阶段的发展性目标延迟
- 对同伴之间的互补关系不满
- 对同伴之间情感需要的实现不满
- 对同伴之间分享的观点不满
- 对同伴之间分享的信息不满
- 对同伴之间生理需要的实现不满
- 对同伴功能受损的理解不够
- 同伴之间缺乏自主性平衡
- 同伴之间缺乏协作平衡
- 同伴之间缺乏相互尊重
- 同伴之间在日常活动中缺乏相互支持
- 同伴不被作为支持者
- 和同伴的沟通不满意

相关因素

- 沟通技能无效
- 紧张性刺激
- 物质滥用
- 不实际的期望

危险人群

- 发展性危机
- 家庭暴力史
- 一方同伴被监禁

相关情况

- 一方同伴认知功能改变

原始文献见 http://MediaCenter.thieme.com.

领域 7 · 分类 3 · 诊断编码 00229

有关系无效的危险

2010 年通过 · 2013 年、2017 年修订 · 证据水平 2.1

定义：易于出现一种不足以为彼此的需要提供相互性同伴关系的模式。

危险因素

- 沟通技能无效
- 物质滥用
- 紧张性刺激
- 不实际的期望

危险人群

- 发展性危机
- 一方同伴被监禁
- 家庭暴力史

相关情况

- 一方同伴认知功能改变

领域 7·分类 3·诊断编码 00207

愿意加强关系

2006 年通过·2013 年修订·证据水平 2.1

> **定义：** 一种为彼此的需要提供支持的相互性同伴关系模式，该模式能够被加强。

定义性特征

- 表达加强同伴之间自主性的意愿
- 表达加强同伴之间协作的意愿
- 表达加强同伴之间沟通的意愿
- 表达加强每一位同伴情感需求满足的意愿
- 表达加强同伴之间相互尊重的意愿
- 表达加强同伴之间对互补关系满意的意愿
- 表达加强每一位成员对情感需求实现满意的意愿
- 表达加强对同伴之间分享的观点满意的意愿
- 表达加强同伴之间对分享的信息满意的意愿
- 表达加强每一位同伴对生理需要实现满意的意愿
- 表达加强理解同伴功能缺陷的意愿

原始文献见 http://MediaCenter.thieme.com.

领域 7·分类 3·诊断编码 00064

抚养角色冲突

1988 年通过·2017 年修订

> **定义：** 在应对危机时，父母对角色混乱和冲突的感受。

定义性特征

- 焦虑
- 担心父母角色改变
- 担心家庭
- 照顾者日常习惯破坏
- 恐惧
- 沮丧
- 内疚
- 感知为孩子的需要提供的支持不足
- 感知失去对和孩子相关决策的控制
- 拒绝参与照顾者日常活动

相关因素

- 因家庭照顾方式引起的家庭生活干扰
- 受到侵入方式的威胁
- 受到限制方式的威胁
- 亲子分离

危险人群

- 婚姻状况改变
- 关于有特殊需求孩子的家庭照顾
- 居住在非传统环境

如果该诊断的证据水平未达到 2.1 及以上，在 2021—2023 版本的 NANDA-I 分类系统中将废弃该诊断。

领域 7·分类 3·诊断编码 00055

角色扮演无效

1978 年通过·1996 年、1998 年、2017 年修订

定义: 一种和环境相关的、规范及期望不匹配的行为和自我表达方式。

定义性特征

- 角色感知改变
- 焦虑
- 承担角色的能力改变
- 对他人角色的感知改变
- 对自我角色的感知改变
- 常见责任模式改变
- 抑郁
- 歧视
- 家庭暴力
- 烦扰
- 不合理的发展性期望
- 适应改变无效
- 应对策略无效
- 角色扮演无效
- 缺乏信心

- 缺乏角色行使的外部支持
- 缺乏角色要求的知识
- 缺乏动力
- 缺乏角色扮演的机会
- 缺乏自我管理
- 缺乏技能
- 悲观主义
- 无能为力
- 角色矛盾
- 角色冲突
- 角色混乱
- 角色否认
- 角色不满
- 角色紧张
- 系统冲突
- 不确定感

相关因素

- 体像改变
- 冲突
- 抑郁

- 缺乏角色准备
- 缺乏角色社会化
- 缺乏支持系统

- 家庭暴力
- 疲乏
- 榜样不良
- 与健康照护系统不合理的联系
- 缺乏资源
- 缺乏奖励

- 低自尊
- 疼痛
- 紧张性刺激
- 物质滥用
- 不实际的角色期望

危险人群

- 发展水平不适于角色期望
- 经济窘迫
- 工作安排的高度需要

- 文化程度低
- 年轻

相关情况

- 神经性缺陷
- 人格障碍

- 躯体病患
- 精神病

如果该诊断的证据水平未达到 2.1 及以上，在 2021—2023 版本的 NANDA-I 分类系统中将废弃该诊断。

领域 7 · 分类 3 · 诊断编码 00052

社交障碍

1986 年通过 · 2017 年修订

定义：社交的次数不足或过多，以及社交质量无效。

定义性特征

– 对社交环境不适
– 对社交约会不满
– 与他人互动的功能障碍
– 家庭报告互动改变
– 社交功能受损

相关因素

– 沟通障碍
– 自我概念受损
– 思维过程紊乱
– 与环境相关的阻碍
– 移动受损
– 缺乏关于如何加强互动的知识
– 缺乏加强互动的技能
– 社会文化不一致

危险人群

– 缺少重要他人

相关情况

– 治疗性隔离

如果该诊断的证据水平未达到 2.1 及以上，在 2021—2023 版本的 NANDA-I 分类系统中将废弃该诊断。

领域 8. 性

NANDA-I 护理诊断：定义与分类（2018—2020），第 11 版 .
主编：T. Heather Herdman, Shigemi Kamitsuru
2017 NANDA 国际公司，2017 年出版，蒂姆医学出版公司，纽约。
公司网址：www.thieme.com/nanda-i.

领域 8 · 分类 1

该分类目前无诊断

领域 8 · 分类 2 · 诊断编码 00059

性功能障碍

1980 年通过 · 2006 年、2017 年修订 · 证据水平 2.1

定义：个体在性欲、性唤起和（或）性高潮反应阶段过程中经历的性功能改变状态，该状态被视为不满足、无收获和无能。

定义性特征

- 性活动改变
- 性兴奋改变
- 性满足改变
- 对他人的兴趣改变
- 自我兴趣改变
- 性角色改变
- 性欲下降
- 感知性限制
- 寻求认可的期望
- 非期望的性功能改变

相关因素

- 缺乏隐私
- 榜样不良
- 缺乏关于性功能的知识
- 关于性功能的错误信息
- 存在虐待
- 心理社会虐待
- 价值观冲突
- 易感性

危险人群

- 缺少重要他人

相关情况

- 身体功能改变
- 身体结构改变

原始文献见 http://MediaCenter.thieme.com.

领域 8 · 分类 2 · 诊断编码 00065

无效性型态

1986 年通过 · 2006 年、2017 年修订 · 证据水平 2.1

定义：表达对自己的性的担忧。

定义性特征

- 和重要他人的关系改变
- 性活动改变
- 性行为改变
- 性角色改变
- 性活动困难
- 性行为困难
- 价值观冲突

相关因素

- 性取向冲突
- 不同偏好的冲突
- 害怕怀孕
- 害怕性传播性疾病
- 与重要他人的关系受损
- 榜样不良
- 缺乏关于性相关替代选择的知识
- 缺乏性相关替代选择的技能
- 缺乏隐私

危险人群

- 缺乏重要他人

原始文献见 http://MediaCenter.thieme.com.

领域 8·分类 3·诊断编码 00221

分娩过程无效

2010 年通过·2017 年修订·证据水平 2.1

> **定义**：无法准备和（或）保持健康的妊娠、分娩过程和照顾新生儿，以确保健康。

定义性特征

妊娠期

- 产前护理不足
- 产前生活方式不良
- 新生儿护理用品准备不足
- 家庭环境准备不足
- 妊娠期不适症状管理无效
- 缺乏获得支持系统的途径
- 缺乏对未出生孩子的期望
- 不实际的分娩计划

分娩过程

- 分娩过程的积极主动性下降
- 妊娠阶段的生活方式不良
- 开始活动的反应不良
- 缺乏获得支持系统的途径
- 缺乏依恋行为

产后

- 婴儿照顾技能不足
- 产后生活方式不良
- 婴儿喂养技能不足
- 乳房护理不足
- 缺乏获得支持系统的途径
- 缺乏依恋行为
- 婴儿环境不安全

相关因素

- 家庭暴力
- 母亲营养缺乏
- 缺乏子女抚养过程的知识
- 缺乏抚养角色榜样

- 不一致的产前健康访视
- 缺乏准备抚养的认知
- 母亲信心不足
- 母亲无能为力
- 母亲心理困扰
- 缺乏产前护理
- 缺乏支持系统
- 物质滥用
- 不实际的分娩计划
- 不安全的环境

危险人群

- 非计划妊娠
- 非意愿妊娠

原始文献见 http://MediaCenter.thieme.com.

领域 8・分类 3・诊断编码 00227

有分娩过程无效的危险

2010 年通过・2013 年、2017 年修订・证据水平 2.1

定义：易于出现无法准备和（或）保持健康的妊娠、分娩过程和照顾新生儿，以确保健康。

危险因素

– 家庭暴力

– 母亲营养缺乏

– 不一致的产前健康访视

– 缺乏准备抚养的认知

– 缺乏子女抚养过程的知识

– 缺乏抚养角色榜样

– 缺乏产前护理

– 缺乏支持系统

– 母亲信心不足

– 母亲无能为力

– 母亲心理困扰

– 物质滥用

– 不实际的分娩计划

– 不安全的环境

危险人群

– 非计划妊娠

– 非意愿妊娠

原始文献见 http://MediaCenter.thieme.com.

领域 8・分类 3・诊断编码 00208

愿意加强分娩过程

2008 年通过・2013 年修订・证据水平 2.1

定义：一种准备和维持健康妊娠、分娩过程和照顾新生儿以确保健康的模式，该模式能够被加强。

定义性特征

妊娠期

– 表达加强子女照顾过程知识的意愿
– 表达加强管理不适的妊娠症状的意愿
– 表达改善产前生活方式的意愿
– 表达加强新生儿准备的意愿

分娩过程

– 表达加强适合活动阶段的生活方式的意愿
– 表达加强分娩积极主动性的意愿

产后

– 表达加强依恋行为的意愿
– 表达加强婴儿照顾技能的意愿
– 表达加强婴儿喂养技能的意愿
– 表达加强乳房护理的意愿
– 表达为婴儿加强与环境相关的安全意愿
– 表达改善产后生活方式的意愿
– 表达加强使用支持系统的意愿

原始文献见 http://MediaCenter.thieme.com.

领域 8·分类 3·诊断编码 00209

有母婴关系受损的危险

2008 年通过·2013 年、2017 年修订·证据水平 2.1

定义：易于出现象征性母婴关系的破坏，原因是疾病或妊娠相关疾病，可能损害健康。

危险因素

- 产前护理不足
- 存在虐待
- 物质滥用

相关情况

- 血糖代谢改变
- 胎儿氧运输受损
- 妊娠并发症
- 治疗方案

领域 9. 应对 / 压力耐受性

分类 1. 创伤后反应

编码	诊断	页码
00260	有复杂的移民过渡危险	335
00141	创伤后综合征	336
00145	有创伤后综合征的危险	338
00142	强奸创伤综合征	339
00114	住址改变应激综合征	341
00149	有住址改变应激综合征的危险	343

分类 2. 应对反应

编码	诊断	页码
00199	活动计划无效	344
00226	有活动计划无效的危险	345
00146	焦虑	346
00071	防御性应对	349
00069	应对无效	350
00158	愿意加强应对	351
00077	社区应对无效	352
00076	愿意加强社区应对	353
00074	家庭应对受损	354
00073	家庭应对失能	356
00075	愿意加强家庭应对	357

分类 3. 神经行为压力

NANDA-I 护理诊断：定义与分类（2018—2020），第 11 版 .
主编：T. Heather Herdman, Shigemi Kamitsuru
2017 NANDA 国际公司，2017 年出版，蒂姆医学出版公司，纽约。
公司网址：www.thieme.com/nanda-i.

领域 9 · 分类 1 · 诊断编码 00260

有复杂的移民过渡危险

2016 年通过 · 证据水平 2.1

　　定义：易于出现对个人移民过渡不满意的后果和对文化障碍出现的负性感受（孤独、恐惧、焦虑），可能损害健康。

危险因素

- 可从事的工作低于所具备的文化程度
- 移民国家的文化阻碍
- 不卫生的住所
- 缺乏关于在移民国家获得资源的途径的知识
- 缺乏在移民国家的社会支持
- 在移民国家的语言障碍
- 住所中有许多不相关的人
- 住所过度拥挤
- 公然歧视
- 与移民国家文化适应相关的亲子冲突
- 苛刻的房东

危险人群

- 被迫移民
- 危险的工作条件和不充分的培训
- 在移民国家的非法情况
- 劳动剥削
- 不安全的经济环境
- 和在祖国的家人分离
- 和在祖国的朋友分离
- 未实现移民的期望

原始文献见 http://MediaCenter.thieme.com.

领域 9·分类 1·诊断编码 00141

创伤后综合征

1986 年通过·1998 年、2010 年、2017 年修订·证据水平 2.1

定义：对创伤性和压倒性事件的持续适应不良反应。

定义性特征

- 攻击
- 疏远
- 集中力改变
- 心境改变
- 愤怒
- 焦虑（00146）
- 回避行为
- 冲动行为
- 否认
- 抑郁
- 解离性遗忘
- 遗尿
- 夸大的吃惊反应
- 恐惧（00148）
- 黑矇
- 胃肠道激惹
- 哀伤（00136）
- 内疚

- 头痛
- 心悸
- 分离史
- 绝望（00124）
- 恐怖
- 警觉过度
- 侵入性梦境
- 侵入性思想
- 易怒
- 神经感觉过敏
- 梦魇
- 惊恐发作
- 暴怒
- 主诉感觉麻木
- 压抑
- 羞愧
- 物质滥用

相关因素

- 自我力量减弱

- 缺乏社会支持

- 环境不利于需求
- 夸大的责任感

- 将事件感知为创伤
- 自伤性行为
- 生存者角色

危险人群

- 个人家庭破坏
- 离开家庭
- 创伤性事件的持续时间
- 处于人们常见经历范围外的事件
- 暴露于灾害
- 刑事受害史
- 折磨史
- 人力服务职业
- 严重的事故
- 爱人受到严重伤害

- 流行病暴露
- 涉及多种死亡事件的暴露
- 战争暴露
- 虐待史
- 战争犯史
- 爱人受到严重威胁
- 自身受到严重威胁
- 目击残害
- 目击暴力性死亡

如果该诊断未满足综合征的定义，在 2021—2023 版本的 NANDA-I 分类系统中将废弃该诊断。

领域 9 · 分类 1 · 诊断编码 00145

有创伤后综合征的危险

1998 年通过 · 2013 年、2017 年修订 · 证据水平 2.1

定义：易于出现对创伤性和压倒性事件的持续适应不良反应，可能损害健康。

危险因素

- 自我力量减弱
- 环境不利于需求
- 夸大的责任感
- 缺乏社会支持
- 将事件感知为创伤
- 自伤性行为
- 生存者角色

危险人群

- 个人家庭破坏
- 离开家庭
- 创伤性事件的持续时间
- 处于人们常见经历范围外的事件
- 暴露于灾难
- 流行病暴露
- 涉及多种死亡事件的暴露
- 战争暴露
- 虐待史
- 战争犯史
- 刑事受害史
- 折磨史
- 人力服务职业
- 严重的事故
- 爱人受到严重伤害
- 爱人受到严重威胁
- 自身受到严重威胁
- 目击残害
- 目击暴力性死亡

如果关于创伤后综合征（00141）的其他工作未完成，在 2021—2023 版本的 NANDA-I 分类系统中将废弃该诊断。

领域 9·分类 1·诊断编码 00142

强奸创伤综合征

1980 年通过·1998 年、2017 年修订

定义：对违反受害者意愿和同意的强迫性、暴力性、性侵入的持续适应不良反应。

定义性特征

- 攻击
- 躁动
- 睡眠型态改变
- 愤怒
- 焦虑（00146）
- 关系改变
- 精神错乱
- 否认
- 依赖
- 抑郁
- 混乱
- 尴尬
- 恐惧（00148）
- 内疚
- 无助
- 羞辱
- 过度警觉

- 决策受损
- 低自尊
- 情绪波动
- 肌肉痉挛
- 肌肉紧张
- 梦魇
- 妄想
- 感知易感性
- 惊恐
- 躯体创伤
- 无能为力（00125）
- 自责
- 性功能障碍（00059）
- 羞愧
- 休克
- 物质滥用
- 报复的想法

相关因素

– 待定

危险人群

– 企图自杀史   – 强奸

相关情况

– 解离身份障碍

如果该诊断的证据水平未达到 2.1 及以上，在 2021—2023 版本的 NANDA-I 分类系统中将废弃该诊断。

领域 9 · 分类 1 · 诊断编码 00114

住址改变应激综合征

1992 年通过 · 2000 年、2017 年修订

定义：从一个环境转移到另一个环境后出现的生理和（或）心理社会障碍。

定义性特征

- 疏远
- 孤独感
- 睡眠型态改变
- 愤怒
- 焦虑（00146）
- 担心住址改变
- 依赖
- 抑郁
- 恐惧（00148）
- 沮丧
- 患病增加

- 躯体症状增加
- 语言表达需要增加
- 不安全
- 孤独
- 丧失身份
- 丧失自我价值
- 低自尊
- 悲观主义
- 专注
- 不愿意离开
- 退缩

相关因素

- 应对策略无效
- 缺乏离开前的咨询
- 缺乏支持系统
- 语言障碍

- 无能为力
- 明显的与环境相关的改变
- 社交隔离

危险人群

- 丧失史
- 从一个环境转移到另一个环境

- 无法预期的经历

相关情况

- 健康状况受损
- 心理社交功能受损
- 心智能力缺陷

如果该诊断的证据水平未达到 2.1 及以上，在 2021—2023 版本的 NANDA-I 分类系统中将废弃该诊断。

领域 9 · 分类 1 · 诊断编码 00149

有住址改变应激综合征的危险

2000 年通过 · 2013 年、2017 年修订

定义：易于出现从一个环境转移到另一个环境后的生理和（或）心理社会障碍，可能损害健康。

危险因素

– 应对策略无效
– 缺乏离开前的咨询
– 缺乏支持系统
– 语言障碍

– 无能为力
– 明显的与环境相关的改变
– 社交隔离

危险人群

– 丧失史
– 从一个环境转移动另一个环境

– 无法预期的经历

相关情况

– 健康状况受损
– 心智能力缺陷

– 心理社会功能受损

领域 9 · 分类 2 · 诊断编码 00199

活动计划无效

2008 年通过 · 2017 年修订 · 证据水平 2.1

定义：无法在固定的时间和特定的条件下准备一系列活动。

定义性特征

– 缺乏计划

– 对将要承担的任务过度焦虑

– 对将要承担的任务恐惧

– 缺乏组织技能

– 缺乏资源

– 失败的方式

– 选择的活动未达到目标

– 对将要承担的任务担忧

相关因素

– 面对推荐的方法出现逃避行为

– 享乐主义

– 缺乏处理能力的信息

– 缺乏社会支持

– 对事件不实际的感知

– 对个人能力不实际的感知

危险人群

– 拖延史

原始文献见 http://MediaCenter.thieme.com.

领域 9·分类 2·诊断编码 00226

有活动计划无效的危险

2010 年通过·2013 年修订·证据水平 2.1

定义： 易于出现无法在固定的时间和特定的条件下准备一系列活动，可能损害健康。

危险因素

- 面对推荐的方法出现逃避行为
- 享乐主义
- 缺乏处理能力的信息
- 缺乏社会支持
- 对事件不实际的感知
- 对个人能力不实际的感知

危险人群

- 拖延史

原始文献见 http://MediaCenter.thieme.com.

领域 9·分类 2·诊断编码 00146

焦　虑

1973 年通过·1982 年、1998 年、2017 年修订

定义：对不舒适或害怕的模糊不安感，伴有自主性反应（刺激来源对个体通常是非特异性或未知的）；一种忧虑感，因可预期的危险引起。这是一种警觉征兆，警告将要发生的危险，并使个体采取措施处理这种威胁。

定义性特征

行为

– 生产力下降

– 不相关的活动

– 烦躁

– 四周环视

– 警觉过度

– 失眠

– 缺乏眼神交流

– 静坐不能

– 扫描行为

– 对生活事件的变化担心

情感

– 痛苦

– 忧虑

– 困扰

– 恐惧

– 无法胜任感

– 无助

– 更加谨慎

– 易怒

– 神经质

– 过度激动

– 慌乱

– 后悔

– 关注自我

– 不确定感

生理

– 面部紧张

– 发抖

- 手震颤
- 出汗增加
- 紧张增加

- 震颤
- 声音颤抖

交感神经反应

- 呼吸型态改变
- 厌食
- 反射活跃
- 心血管兴奋
- 血压升高
- 心率增加
- 呼吸频率增加
- 瞳孔扩大

- 腹泻
- 口干
- 面部潮红
- 心悸
- 浅表血管收缩
- 颤搐
- 虚弱

副交感神经反应

- 腹痛
- 睡眠型态改变
- 血压下降
- 心率下降
- 腹泻
- 晕厥

- 疲乏
- 恶心
- 末梢刺痛感
- 尿频
- 排尿犹豫
- 尿急

认知

- 注意力改变
- 集中力改变
- 生理症状意识
- 思维中断
- 精神错乱

- 学习能力降低
- 解决问题的能力下降
- 健忘
- 专注
- 沉思

– 感知领域减少　　　　　　　– 指责他人的倾向

相关因素

– 生活目标冲突　　　　　　　– 死亡威胁

– 人际传染　　　　　　　　　– 对当前状况的威胁

– 人际传播　　　　　　　　　– 未满足的需求

– 紧张性刺激　　　　　　　　– 价值观冲突

– 物质滥用

危险人群

– 毒物暴露　　　　　　　　　– 重大变化

– 焦虑家族史　　　　　　　　– 成熟危机

– 遗传　　　　　　　　　　　– 情境性危机

如果该诊断的证据水平未达到 2.1 及以上，在 2021—2023 版本的 NANDA-I 分类系统中将废弃该诊断。

领域 9·分类 2·诊断编码 00071

防御性应对

1988 年通过·2008 年修订·证据水平 2.1

定义：针对潜在感知的对积极自尊的威胁，基于自我保护的方式反复投射错误的积极自我价值。

定义性特征

- 实际测试改变
- 否认问题
- 否认不足
- 难以建立人际关系
- 维持关系困难
- 夸张
- 带有敌意的笑
- 对无礼过度敏感
- 对批评过度敏感
- 缺乏坚持治疗
- 缺乏参与治疗
- 投射责备
- 投射责任
- 将失败合理化
- 现实扭曲
- 嘲笑他人
- 对他人的傲慢态度

相关因素

- 自我感知与价值观系统冲突
- 害怕失败
- 害怕羞辱
- 害怕后果
- 缺乏对他人的信心
- 缺乏韧性
- 缺乏自信
- 缺乏支持系统
- 不确定感
- 不实际的自我期望

原始文献见 http://MediaCenter.thieme.com.

领域 9 · 分类 2 · 诊断编码 00069

应对无效

1978 年通过 · 1998 年修订

定义：一种无效评估压力源的方式，伴有认知和（或）行为努力，未能管理和健康相关的需求。

定义性特征

– 集中力改变
– 睡眠型态改变
– 沟通方式改变
– 对他人的破坏行为
– 对自己的破坏行为
– 组织信息困难
– 疲乏
– 患病频繁
– 无法寻求帮助
– 无法关注信息

– 无法应对环境
– 无法满足基本需求
– 无法满足角色期望
– 应对策略无效
– 缺乏获得社会支持的途径
– 缺乏目标导向的行为
– 缺乏解决问题的方法
– 缺乏解决问题的技巧
– 从事危险的行为
– 物质滥用

相关因素

– 高度威胁
– 无法保存适应性能量
– 不准确的威胁评估
– 对应对环境的能力信心不足

– 准备应对压力源的机会不足
– 资源不足
– 紧张缓解策略无效
– 缺乏控制感
– 缺乏社会支持

危险人群

– 成熟危机

– 情境性危机

如果该诊断的证据水平未达到 2.1 及以上，在 2021—2023 版本的 NANDA-I 分类系统中将废弃该诊断。

领域 9·分类 2·诊断编码 00158

愿意加强应对

2002 年通过·2013 年修订·证据水平 2.1

> **定义**：一种有效评估压力源的方式，伴有认知和（或）行为的努力，以管理和健康相关的需求，该方式能够被加强。

定义性特征

- 意识到可能的与环境相关的改变
- 表达加强压力管理策略知识的意愿
- 表达加强管理压力源的意愿
- 表达加强社会支持的意愿
- 表达加强使用情感导向策略的意愿
- 表达加强使用问题导向策略的意愿
- 表达加强使用精神资源的意愿

领域 9 · 分类 2 · 诊断编码 00077

社区应对无效

1994 年通过 · 1998 年、2017 年修订

定义： 一种针对适应和解决问题的社区活动模式，该模式未能满足社区的需求或需要。

定义性特征

- 社区未能满足其成员的期望
- 缺乏社区参与
- 社区患病率增加
- 社区冲突过多
- 过渡应激
- 社区问题高发
- 感知社区无能为力
- 感知社区易感性

相关因素

- 解决问题的资源不足
- 缺乏社区资源
- 社区系统不存在

危险人群

- 暴露于灾难
- 灾难史

如果该诊断的证据水平未达到 2.1 及以上，在 2021—2023 版本的 NANDA-I 分类系统中将废弃该诊断。

领域 9·分类 2·诊断编码 00076

愿意加强社区应对

1994 年通过·2013 年修订

　　定义：一种针对适应和解决问题的社区活动模式，以满足社区的需求或需要，该模式能够被加强。

定义性特征

– 表达加强社区娱乐活动可及性的意愿

– 表达加强社区放松活动可及性的意愿

– 表达加强社区成员沟通的意愿

– 表达加强群体和大型社区沟通的意愿

– 表达加强社区计划可预期压力源的意愿

– 表达改善社区资源以管理压力源的意愿

– 表达加强社区责任以管理压力的意愿

– 表达加强解决已明确问题的意愿

　　如果该诊断的证据水平未达到 2.1 及以上，在 2021—2023 版本的 NANDA- 分类系统中将废弃该诊断。

领域 9 · 分类 2 · 诊断编码 00074

家庭应对受损

1980 年通过 · 1996 年、2017 年修订

定义: 通常作为支持的主要人（家庭成员、重要他人或亲密朋友）为患者提供了不充分的、无效的或有害的支持、安慰、帮助或鼓励，以管理或掌握与患者健康问题相关的适应性任务。

定义性特征

- 由支持者提供的帮助行为产生了不满意的后果
- 患者抱怨支持者对健康问题的反应
- 患者担心支持者对健康问题的反应
- 支持者与患者之间的沟通受限
- 支持者的保护行为与患者的能力不一致
- 支持者的保护行为与患者的自主需求不一致
- 支持者报告理解不充分，干扰了有效行为
- 支持者报告缺乏知识，干扰了有效行为
- 支持者报告专注于自身对患者需求的反应
- 支持者离开患者

相关因素

- 影响支持者的共存情境
- 支持者能力耗竭
- 家庭无组织
- 支持者缺乏信心
- 缺乏相互支持
- 患者缺乏对支持者的支持
- 支持者缺乏对信息的理解
- 支持者获得的信息错误
- 支持者对信息的理解错误
- 支持者专注于家庭外的问题

危险人群

- 支持者经历的发展性危机
- 家庭角色改变
- 长期患病耗尽了支持者的能力
- 支持者面临的情境性危机

领域 9 · 分类 2 · 诊断编码 00073

家庭应对失能

1980 年通过 · 1996 年、2008 年修订 · 证据水平 2.1

定义：主要人（家庭成员、重要他人或亲密朋友）的行为使其自己和患者有效解决每一个人适应健康问题的任务的能力失能。

定义性特征

- 抛弃
- 接受患者的疾病症状
- 攻击
- 躁动
- 患者依赖
- 抑郁
- 离弃
- 漠视患者的需求
- 扭曲关于患者健康问题的现实
- 对健康有害的家庭行为
- 敌对

- 构建有意义生活的能力受损
- 个人主义受损
- 不耐受
- 忽视患者的基本需求
- 忽视与家庭成员的关系
- 忽视治疗方案
- 从事日常行为不考虑患者的需求
- 长期高度关注患者
- 心理躯体症状
- 拒绝

相关因素

- 家庭关系矛盾
- 支持者长期未表达的情感
- 支持者与患者之间的应对方式差异

- 支持者之间的应对方式差异
- 家庭对治疗抵触的管理不一致

领域 9·分类 2·诊断编码 00075

愿意加强家庭应对

1980 年通过·2013 年修订

定义：主要人（家庭成员、重要他人或亲密朋友）参与患者健康问题适应性任务的管理方式，该方式能够被加强。

定义性特征

– 表达承认危机影响成长的意愿
– 表达选择最优化健康体验的意愿
– 表达和对相似情境有体验的他人加强联系的意愿
– 表达加强生活方式丰富性的意愿
– 表达加强健康促进的意愿

如果该诊断的证据水平未达到 2.1 及以上，在 2021—2023 版本的 NANDA-I 分类系统中将废弃该诊断。

领域 9 · 分类 2 · 诊断编码 00147

死亡焦虑

1998 年通过 · 2006 年、2017 年修订 · 证据水平 2.1

定义：对不适或害怕的模糊不安感，因对个人存在有真实感知或想象的威胁引起。

定义性特征

– 担心照顾者紧张
– 极度悲伤
– 害怕出现终末期疾病
– 死亡的时候害怕丧失心智能力
– 害怕和死亡相关的疼痛
– 害怕早死
– 害怕漫长的死亡过程
– 害怕和死亡相关的痛苦
– 害怕死亡过程
– 和死亡及濒死相关的负性想法
– 无能为力
– 担心个体死亡对重要他人的影响

相关因素

– 预感到麻醉的不良后果
– 预感到死亡对他人的影响
– 预感到疼痛
– 预感到痛苦
– 谈论死亡的话题
– 不接受自己的死亡
– 观察相关死亡
– 感知到死亡迫近
– 对遇到的更大力量不确定
– 对死亡后的生活不确定
– 对更大力量的存在不确定
– 对预后不确定

危险人群

– 经历濒死过程
– 将近死亡的经历
– 观察相关的死亡过程

相关情况

– 终末期疾病

原始文献见 http://MediaCenter.thieme.com.

领域 9・分类 2・诊断编码 00072

否认无效

1988 年通过・2006 年修订・证据水平 2.1

定义：有意识或无意识地否定某事件的内容或意义，以减少焦虑和（或）恐惧，可导致健康损害。

定义性特征

- 寻求健康照护延迟
- 否认对死亡的恐惧
- 否认对病弱的恐惧
- 取代对环境影响的恐惧
- 取代症状的来源
- 不承认疾病对生活的影响
- 未感知到危险的相关性

- 未感知到症状的相关性
- 不合理的情感
- 最小化症状
- 拒绝健康照护
- 谈论痛苦的事件时使用鄙视的观点
- 谈论痛苦的事件时使用鄙视的姿势
- 采用健康照护专业人员不推荐的治疗方法

相关因素

- 焦虑
- 过渡应激
- 害怕死亡
- 害怕丧失自主性
- 害怕分离
- 应对策略无效

- 缺乏情感支持
- 缺乏控制感
- 感知应对强烈情感不足
- 不愉快现实的威胁

原始文献见 http://MediaCenter.thieme.com.

领域 9·分类 2·诊断编码 00148

恐　惧

1980 年通过·1996 年、2000 年、2017 年修订

定义：对感知威胁的反应，该威胁被有意识地认为危险。

定义性特征

- 忧虑
- 自信减少
- 兴奋
- 惊恐感
- 畏惧感
- 恐惧感
- 恐慌感
- 恐怖感

- 烦躁
- 血压升高
- 紧张增加
- 肌肉紧张
- 恶心
- 皮肤苍白
- 瞳孔扩大
- 呕吐

认知

- 学习能力下降
- 解决问题的能力下降
- 生产力下降

- 识别恐惧的对象
- 认为刺激是一种威胁

行为

- 攻击行为
- 回避行为
- 仅仅关注恐惧的来源

- 冲动
- 警觉性增加

生理

- 厌食

- 呼吸困难

- 生理反应改变　　　　　　– 疲乏
- 腹泻　　　　　　　　　　– 出汗增加
- 口干

相关因素

- 语言障碍　　　　　　　　– 与支持系统分离
- 对威胁的习得性反应　　　– 不熟悉的环境
- 对恐怖刺激的反应

相关情况

- 感觉缺失

如果该诊断的证据水平未达到 2.1 及以上，在 2021—2023 版本的 NANDA-I 分类系统中将废弃该诊断。

领域 9 · 分类 2 · 诊断编码 00136

哀　伤

1980 年通过·1996 年、2006 年、2017 年修订·证据水平 2.1

定义：一种正常的复杂过程，包括情感、生理、精神、社会和智力反应及行为，个体、家庭和社区通过这些反应和行为，将实际的、预期的或感知的丧失融入他们的日常生活中。

定义性特征

- 活动水平改变
- 梦想模式改变
- 免疫功能改变
- 神经内分泌功能改变
- 睡眠型态改变
- 愤怒
- 指责
- 无望
- 分离

- 无组织性
- 困扰
- 从丧失中寻找意义
- 对感到解脱内疚
- 保持对逝者的怀念
- 疼痛
- 恐慌行为
- 个人成长
- 心理困扰

相关因素

- 待定

危险人群

- 预期到丧失重要的物品
- 预期到丧失重要他人

- 重要他人死亡
- 丧失重要的物品

如果该诊断无新增相关因素，在 2021—2023 版本的 NANDA-I 分类系统中将废弃该诊断。
原始文献见 http://MediaCenter.thieme.com.

领域 9·分类 2·诊断编码 00135

复杂性哀伤

1980 年通过·1986 年、2004 年、2006 年、2017 年修订·证据水平 2.1

> **定义：**一种出现于重要他人死亡后的障碍，在这种障碍中，伴有丧亲之痛的痛苦经历未能跟随正常的期望，并表现出功能性损害。

定义性特征

- 愤怒
- 焦虑
- 回避哀伤
- 在生活角色中的功能减少
- 抑郁
- 怀疑
- 对逝者的悲痛
- 过渡应激
- 出现了逝者经历过的症状
- 疲乏
- 感到眩晕
- 感到和他人分离
- 感到空虚
- 感到休克
- 感到麻木
- 缺乏健康感
- 怀念逝者
- 亲密程度低
- 不信任
- 不接受死亡
- 持续痛苦的回忆
- 专注于对逝者的思念
- 沉思
- 寻找逝者
- 自责
- 分离的痛苦
- 创伤性痛苦

相关因素

- 情感障碍
- 缺乏社会支持

危险人群

- 重要他人死亡

原始文献见 http://MediaCenter.thieme.com.

领域 9 · 分类 2 · 诊断编码 00172

有复杂性哀伤的危险

2004 年通过 · 2006 年、2013 年、2017 年修订 · 证据水平 2.1

定义： 易于出现一种重要他人死亡后的障碍，在这种障碍中，伴有丧亲之痛的痛苦经历未能跟随正常的期望，并表现出功能性损害，可能损害健康。

危险因素

– 情感障碍   – 缺乏社会支持

危险人群

– 重要他人死亡

原始文献见 http://MediaCenter.thieme.com。

领域 9·分类 2·诊断编码 00241

情绪调节受损

2013 年通过·2017 年修订·证据水平 2.1

定义： 一种以情绪或情感波动为特征的心理状态，包括一系列情感、认知、躯体和（或）心理由轻到重的表现。

定义性特征

- 语言行为改变
- 抑制解除
- 烦躁不安
- 过度内疚
- 过度自我意识
- 过度自责
- 思维奔逸
- 绝望

- 集中力受损
- 自尊受到影响
- 易怒
- 精神运动性焦虑不安
- 精神运动迟滞
- 情感悲伤
- 退缩

相关因素

- 睡眠型态改变
- 焦虑
- 食欲改变
- 警觉过度
- 社交功能受损
- 孤独

- 疼痛
- 反复出现死亡想法
- 反复出现自杀想法
- 社交隔离
- 物质滥用
- 体重改变

相关情况

- 慢性病
- 功能性损伤

- 精神病

原始文献见 http://MediaCenter.thieme.com.

领域 9·分类 2·诊断编码 00125

无能为力

1982 年通过·2010 年、2017 年修订·证据水平 2.1

> **定义**：缺乏对环境控制的现实经历，包括感知到个体的行为未显著影响某种结局。

定义性特征

- 疏远
- 依赖
- 抑郁
- 怀疑角色扮演
- 对无法从事以前的活动感到沮丧
- 参与照顾不足
- 缺乏控制感
- 羞愧

相关因素

- 机构环境功能障碍
- 缺乏人际互动
- 焦虑
- 照顾者角色
- 应对策略无效
- 缺乏管理环境的知识
- 缺乏社会支持
- 低自尊
- 疼痛
- 社会边缘化
- 污名化

危险人群

- 经济窘迫

相关情况

- 复杂的治疗方案
- 患病
- 病程进展
- 无法预期的疾病轨迹

领域 9·分类 2·诊断编码 00152

有无能为力的危险

2000 年通过·2010 年、2013 年、2017 年修订·证据水平 2.1

定义：易于出现缺乏对环境控制的现实经历，包括感知到个体的行为未显著影响某种结局，可能损害健康。

危险因素

– 机构环境功能障碍
– 缺乏管理环境的知识
– 缺乏人际互动
– 缺乏社会支持
– 焦虑
– 低自尊
– 照顾者角色
– 疼痛
– 应对策略无效
– 社会边缘化
– 污名化

危险人群

– 经济窘迫

相关情况

– 复杂的治疗方案
– 无法预期的疾病轨迹
– 患病
– 病程进展

原始文献见 http://MediaCenter.thieme.com.

领域 9·分类 2·诊断编码 00187

愿意加强能力

2006 年通过·2013 年修订·证据水平 2.1

> **定义：**一种为了健康专门参与改变的方式，该方式能够被加强。

定义性特征

– 表达加强对潜在变化认识的意愿

– 表达加强明确可用于改变的选择的意愿

– 表达加强为了改变独立活动的意愿

– 表达加强参与改变的意愿

– 表达加强参与改变的知识的意愿

– 表达加强参与选择日常生活的意愿

– 表达加强参与选择健康的意愿

– 表达加强能力的意愿

原始文献见 http://MediaCenter.thieme.com.

领域 9·分类 2·诊断编码 00210

韧性受损

2008 年通过·2017 年修订·证据水平 2.1

定义：通过动态适应过程从感知有害或改变的环境中恢复的能力下降。

定义性特征

- 对学业活动的兴趣下降
- 对职业活动的兴趣下降
- 抑郁
- 内疚
- 健康状态受损
- 应对策略无效
- 整合无效
- 控制感无效
- 低自尊
- 困扰再次增加
- 羞愧
- 社交隔离

相关因素

- 社区暴力
- 家庭仪式破坏
- 家庭角色受损
- 家庭动力破坏
- 多重家庭作用功能障碍
- 资源不足
- 抚养不一致
- 家庭适应无效
- 缺乏冲动控制
- 缺乏资源
- 缺乏社会支持
- 多种共存的不良环境
- 感知易感性
- 物质滥用

危险人群

- 现存危机长期存在
- 增加适应不良机会的人口学特征
- 家庭结构庞大
- 低智商

- 经济窘迫
- 少数民族身份
- 暴力暴露
- 女性

- 母亲文化程度低
- 新危机
- 父母患有精神疾病

相关情况

- 心理障碍

领域 9 · 分类 2 · 诊断编码 00211

有韧性受损的危险

2008 年通过 · 2013 年、2017 年修订 · 证据水平 2.1

定义：易于出现通过动态适应过程从感知有害或改变的环境中恢复的能力下降，可能损害健康。

危险因素

– 社区暴力
– 家庭仪式破坏
– 家庭角色受损
– 家庭动力破坏
– 多重家庭作用功能障碍
– 资源不足
– 抚养不一致
– 家庭适应无效

– 缺乏冲动控制
– 缺乏资源
– 缺乏社会支持
– 多种共存的不良环境
– 感知易感性
– 物质滥用

危险人群

– 现存危机长期存在
– 增加适应不良机会的人口学特征
– 经济窘迫
– 少数民族身份
– 暴力暴露
– 女性

– 家庭结构庞大
– 低智商
– 母亲文化程度低
– 新危机
– 父母患有精神疾病

相关情况

– 心理障碍

原始文献见 http://MediaCenter.thieme.com.

领域 9·分类 2·诊断编码 00212

愿意加强韧性

2008 年通过·2013 年修订·证据水平 2.1

定义： 一种通过动态适应过程从感知有害或改变的环境中恢复的能力，该能力可被加强。

定义性特征

– 表达加强可用资源的意愿
– 表达加强沟通技能的意愿
– 表达加强与环境相关的安全意愿
– 表达加强设置目标的意愿
– 表达加强参与活动的意愿
– 表达加强自身行为责任的意愿
– 表达加强积极愿景的意愿
– 表达加强目标进展的意愿

– 表达加强和他人关系的意愿
– 表达加强韧性的意愿
– 表达加强自尊的意愿
– 表达加强控制感的意愿
– 表达加强支持系统的意愿
– 表达加强使用冲突管理策略的意愿
– 表达加强应对技能的意愿
– 表达加强资源使用的意愿

原始文献见 http://MediaCenter.thieme.com.

领域 9·分类 2·诊断编码 00137

长期悲伤

1998 年通过·2017 年修订

定义：（父母、照顾者、患有慢性病或失能的个体）应对持续丧失所经历的循环性、反复性和潜在进展性的普遍悲伤，贯穿整个疾病或失能的过程。

定义性特征

– 感到健康受到干扰   – 悲伤

– 压倒性负性感受

相关因素

– 管理失能危机   – 错过的重要阶段

– 疾病管理危机   – 错过的机会

危险人群

– 重要他人死亡   – 作为照顾者的时间长短

– 发展性危机

相关情况

– 长期失能   – 慢性病

如果该诊断的证据水平未达到 2.1 及以上，在 2021—2023 版本的 NANDA-I 分类系统中将废弃该诊断。

领域 9 · 分类 2 · 诊断编码 00177

压力过多

2006 年通过 · 证据水平 3.2

定义：需要实施的过多数量和过多种类需求。

定义性特征

– 过渡应激
– 压力感
– 决策受损
– 功能受损
– 愤怒增加

– 愤怒增加
– 焦躁增加
– 来自压力的负面影响
– 紧张

相关因素

– 缺乏资源
– 反复紧张性刺激

– 紧张性刺激

原始文献见 http://MediaCenter.thieme.com.

领域 9・分类 3・诊断编码 00258

急性物质戒断综合征

2016 年通过・证据水平 2.1

定义：突然中断成瘾性复合物后出现的严重多因素结局。

定义性特征

– 急性精神错乱（00128）

– 焦虑（00146）

– 睡眠型态紊乱（00198）

– 恶心（00134）

– 有电解质失衡的危险（00195）

– 有受伤的危险（00035）

相关因素

– 对酒精或其他成瘾性物质出现依赖

– 长期大量使用成瘾性物质

– 营养不良

– 突然中断成瘾性物质

危险人群

– 既往戒断症状史

– 老年人

相关情况

– 并发精神障碍

– 并发严重的躯体病患

原始文献见 http://MediaCenter.thieme.com.

领域 9 · 分类 3 · 诊断编码 00259

有急性物质戒断综合征的危险

2016 年通过 · 证据水平 2.1

定义：突然中断成瘾性复合物后，易于出现严重的多因性结局，可能损害健康。

危险因素

– 对酒精或其他成瘾性物质出现依赖
– 营养不良
– 长期大量使用成瘾性物质
– 突然中断成瘾性物质

危险人群

– 既往戒断症状史
– 老年人

相关情况

– 并发精神障碍
– 并发严重的躯体病患

原始文献见 http://MediaCenter.thieme.com.

领域 9 · 分类 3 · 诊断编码 00009

自主神经反射异常

1988 年通过 · 2017 年修订

定义：神经系统在脊髓第 7 胸椎（T7）或以上部位损伤后，对威胁生命性有害刺激的无法抑制的交感神经反应。

定义性特征

- 视力模糊
- 心动过缓
- 胸痛
- 震颤
- 结膜充血
- 受伤部位以上出汗
- 头部不同部位的弥漫性痛
- 霍纳综合征
- 口腔金属味
- 鼻塞
- 受伤部位以下皮肤苍白
- 感觉异常
- 阵发性高血压
- 竖毛反射
- 受伤部位以上皮肤红斑
- 心动过速

相关因素

胃肠道刺激

- 肠胀气
- 便秘
- 粪便排出困难
- 手动刺激
- 灌肠
- 粪便嵌塞
- 栓剂

外皮刺激

- 皮肤刺激
- 皮肤过敏
- 晒伤
- 创伤

肌肉骨骼 – 神经刺激

- 受伤水平以下的激惹性刺激
- 受伤水平以下的疼痛性刺激
- 骨隆突处受压

- 生殖器处的压力
- 关节活动度练习
- 痉挛

调节性 – 情境性刺激

- 衣服过紧
- 与环境相关的温度波动

- 体位

生殖性 – 泌尿性刺激

- 膀胱扩张
- 膀胱痉挛

- 使用仪器
- 性交

其他

- 照顾者缺乏疾病过程的知识
- 缺乏疾病过程的知识

危险人群

- 早泄
- 与环境相关的极端温度

- 月经

相关情况

- 膀胱炎
- 深静脉血栓
- 逼尿肌括约肌协同失调
- 附睾炎
- 食管反流病
- 骨折

- 分娩期
- 卵巢囊肿
- 药物
- 妊娠
- 肺栓塞
- 肾结石

- 胆结石
- 胃溃疡
- 胃肠道系统病变
- 痔疮
- 异位骨

- 物质戒断
- 手术操作
- 尿道炎
- 导尿术
- 尿道感染

如果该诊断的证据水平未达到 2.1 及以上，在 2021—2023 版本的 NANDA-I 分类系统中将废弃该诊断。

领域 9 · 分类 3 · 诊断编码 00010

有自主神经反射异常的危险

1998 年通过 · 2000 年、2013 年、2017 年修订

定义：脊髓休克后，交感神经系统易于出现威胁生命、无法抑制的反应，见于脊髓损伤或第 6 胸椎（T6）及以上（第 7 胸椎 [T7] 和第 8 胸椎 [T8] 损伤的患者）损伤的个体，可能损害健康。

危险因素

胃肠道刺激

- 肠胀气
- 便秘
- 粪便排出困难
- 手动刺激

- 灌肠
- 粪便嵌塞
- 栓剂

外皮刺激

- 皮肤刺激
- 皮肤过敏

- 晒伤
- 伤口

肌肉骨骼 – 神经刺激

- 受伤水平以下的激惹性刺激
- 受伤水平以下的疼痛性刺激
- 骨隆突处受压

- 生殖器处的压力
- 关节活动度练习
- 痉挛

调节性 – 情境性刺激

- 衣服过紧
- 与环境相关的温度波动

- 体位

生殖性 – 泌尿性刺激

- 膀胱扩张　　　　　　　　– 使用仪器
- 膀胱痉挛　　　　　　　　– 性交

其他

- 照顾者缺乏疾病过程的知识　– 缺乏疾病过程的知识

危险人群

- 早泄　　　　　　　　　　– 月经
- 与环境相关的极端温度

相关情况

– 膀胱炎	– 分娩期
– 深静脉血栓	– 卵巢囊肿
– 逼尿肌括约肌协同失调	– 药物
– 附睾炎	– 妊娠
– 食管反流病	– 肺栓塞
– 骨折	– 肾结石
– 胆结石	– 物质戒断
– 胃溃疡	– 手术操作
– 胃肠道系统病变	– 尿道炎
– 痔疮	– 导尿术
– 异位骨	– 尿道感染

如果该诊断的证据水平未达到 2.1 及以上，在 2021—2023 版本的 NANDA-I 分类系统中将废弃该诊断。

领域 9·分类 3·诊断编码 00049

颅内适应能力下降

1994 年通过

定义：能够代偿颅内容量增加的颅内液体动力学机制受损，引起颅内压（ICP）在应对各种恶性或非恶性刺激时出现反复的不均衡升高。

定义性特征

– 基础颅内压（ICP）≥ 10mmHg
– 颅内压（ICP）在刺激后不均衡性升高
– 颅内压潮汐波（P2 ICP）波形
– 外部刺激后，出现反复颅内压（ICP）升高 ≥ 10mmHg，持续时间 ≥ 5min

– 容积压力响应实验变化（容积：压力比 =2，压力容积指数 <10）
– 颅内压（ICP）大振幅波形

相关因素

– 待定

相关情况

– 脑损伤
– 脑灌注减少 ≤ 50~60mmHg

– 颅内压（ICP）持续升高 10~15mmHg
– 伴有颅内高压的系统性低血压

如果该诊断的证据水平未达到 2.1 及以上，在 2021—2023 版本的 NANDA-I 分类系统中将废弃该诊断。

领域 9 · 分类 3 · 诊断编码 00264

新生儿戒断综合征

2016 年通过 · 证据水平 2.1

定义：见于新生儿的一系列戒断症状，因宫内暴露于成瘾性物质引起，或因产后使用药物管理疼痛所致。

定义性特征

- 腹泻（00013）
- 婴儿行为紊乱（00116）
- 睡眠型态紊乱（00198）
- 舒适受损（00214）
- 婴儿喂养型态无效（00107）
- 神经行为压力

- 有吸入的危险（00039）
- 有体温调节无效的危险（00274）
- 有依恋受损的危险（00058）
- 有皮肤完整性受损的危险（00047）
- 有受伤的危险（00035）

相关因素

- 待定

危险人群

- 严重疾病或手术后，因控制疼痛而暴露于医源性物质
- 继发于母亲物质使用的宫内物质暴露

推荐采用芬尼根新生儿戒断评分工具（FNAST）评估新生儿的戒断症状，并确定相关的照护计划。FNAST 评分 ≥ 8 分，合并宫内物质暴露史，可作为诊断新生儿戒断综合征的依据。该工具的研制和使用主要在美国和其他西方国家，因此不推荐该工具作为国际通用的评估工具。
修改的相关因素待定。
原始文献见 http://MediaCenter.thieme.com.

领域 9 · 分类 3 · 诊断编码 00116

婴儿行为紊乱

1994 年通过 · 1998 年、2017 年修订

定义： 生理和神经行为系统功能不协调。

定义性特征

注意 – 互动系统

– 对感觉刺激的反应受损

运动系统

– 原始反射改变

– 夸大的吃惊反应

– 烦躁

– 手指张开

– 握拳

– 用双手捂脸

– 四肢伸展过度

– 运动系统受损

– 震颤

– 颤搐

– 活动不协调

生理

– 皮肤颜色异常

– 心律失常

– 心动过缓

– 喂养不耐受

– 血氧饱和度下降

– 心动过速

– 超时信号

调节性问题

– 无法抑制受惊反射

– 易怒

状态 – 组织系统

- 活跃 – 清醒
- 闭眼时脑电图（EEG）活动出现
  广泛性 α 波

- 烦躁哭闹
- 静息–清醒
  - 震荡

相关因素

- 照顾者误读提示
- 与环境相关的过度刺激
- 婴儿营养不良
- 照顾者缺乏行为提示的知识
- 环境中缺乏保护

- 喂养不耐受
- 物理环境不良
- 缺乏与环境相关的感官刺激
- 疼痛
- 剥夺感
- 感觉过度刺激

危险人群

- 低孕龄
- 早产儿

- 胎儿暴露于致畸剂

相关情况

- 先天性疾病
- 遗传性疾病
- 婴儿患病
- 不成熟的神经功能

- 婴儿运动功能受损
- 侵入性过程
- 婴儿口部受损

如果该诊断的证据水平未达到 2.1 及以上，在 2021—2023 版本的 NANDA-I 分类系统中将废弃该诊断。

领域 9 · 分类 3 · 诊断编码 00115

有婴儿行为紊乱的危险

1994 年通过 · 2013 年、2017 年修订

定义：在调节生理和神经行为系统功能时，易于出现不协调的形式，可能损害健康。

危险因素

- 照顾者误读提示
- 与环境相关的过度刺激
- 喂养不耐受
- 物理环境不良
- 婴儿营养不良
- 照顾者缺乏行为提示的知识
- 环境中缺乏保护
- 缺乏与环境相关的感官刺激
- 疼痛
- 剥夺感
- 感觉过度刺激

危险人群

- 低孕龄
- 早产儿
- 胎儿暴露于致畸剂

相关情况

- 先天性疾病
- 遗传性疾病
- 婴儿患病
- 不成熟的神经功能
- 婴儿运动功能受损
- 侵入性过程
- 婴儿口部受损

如果该诊断的证据水平未达到 2.1 及以上，在 2021—2023 版本的 NANDA-I 分类系统中将废弃该诊断。

领域 9·分类 3·诊断编码 00117

愿意加强婴儿行为的有序性
1994 年通过·2013 年修订

定义：调节生理和神经行为系统功能的整合模式，该模式能够被加强。

定义性特征

– 父母表达加强识别提示的意愿
– 父母表达改善与环境相关的条件的意愿
– 父母表达加强识别婴儿自我调节行为的意愿

如果该诊断的证据水平未达到 2.1 及以上，在 2021—2023 版本的 NANDA-I 分类系统中将废弃该诊断。

领域 10. 生活原则

分类 1. 价值

编码	诊断	页码
	该分类目前无诊断	389

分类 2. 信仰

编码	诊断	页码
00068	愿意加强精神健康	390

分类 3. 价值 / 信仰 / 行为一致性

编码	诊断	页码
00184	愿意加强决策	391
00083	决策冲突	392
00242	自主决策受损	393
00244	有自主决策受损的危险	394
00243	愿意加强自主决策	395
00175	道德困扰	396
00169	宗教信仰受损	397
00170	有宗教信仰受损的危险	398
00171	愿意加强宗教信仰	399
00066	精神困扰	400
00067	有精神困扰的危险	403

NANDA-I 护理诊断：定义与分类（2018—2020），第 11 版 .
主编：T. Heather Herdman, Shigemi Kamitsuru
2017 NANDA 国际公司，2017 年出版，蒂姆医学出版公司，纽约。
公司网址：www.thieme.com/nanda-i.

领域 10・分类 1

该分类目前无诊断

领域 10 · 分类 2 · 诊断编码 00068

愿意加强精神健康

1994 年通过 · 2002 年、2013 年修订 · 证据水平 2.1

定义：通过联系自我、他人、艺术、音乐、文献、自然和（或）一种比自己更强大的力量，体验和整合生活的意义及目的的方式，这种方式能够被加强。

定义性特征

联系自我

- 表达加强接受的意愿
- 表达加强应对的意愿
- 表达加强鼓励的意愿
- 表达加强希望的意愿
- 表达加强愉悦的意愿
- 表达加强爱的意愿
- 表达加强生活意义的意愿
- 表达加强冥想练习的意愿
- 表达加强生活目的的意愿
- 表达加强对处世之道满意度的意愿
- 表达加强自我原谅的意愿
- 表达加强安宁的意愿
- 表达改善屈服的意愿

联系他人

- 表达加强来自他人原谅的意愿
- 表达加强和重要他人互动的意愿
- 表达加强和精神领袖互动的意愿
- 表达加强服务他人的意愿

联系艺术、音乐、文献和自然

- 表达加强创造力的意愿
- 表达加强精神领导的意愿
- 表达延长在户外活动时间的意愿

联系比自己强大的力量

- 表达加强神秘体验的力量的意愿
- 表达加强参与宗教活动的意愿
- 表达加强祈祷生活化的意愿
- 表达加强敬畏的意愿

领域 10·分类 3·诊断编码 00184

愿意加强决策

2006 年通过·2013 年修订·证据水平 2.1

定义：选择一系列活动，以满足短期和长期健康相关目标的方式，该方式能够被加强。

定义性特征

- 表达加强和社会文化目标一致决策的意愿
- 表达加强和社会文化价值一致决策的意愿
- 表达加强和目标一致决策的意愿
- 表达加强和价值一致决策的意愿
- 表达加强决策的意愿
- 表达加强决策利弊分析的意愿
- 表达加强理解决策选择的意愿
- 表达加强理解选择意义的意愿
- 表达加强使用可靠证据做决策的意愿

原始文献见 http://MediaCenter.thieme.com.

领域 10·分类 3·诊断编码 00083

决策冲突

1988 年通过·2006 年修订·证据水平 2.1

定义： 当在涉及对价值和信仰的风险、丧失或挑战的竞争行为时，对将要采取的一系列措施的不确定感。

定义性特征

- 决策延迟
- 尝试决策时困扰
- 困扰的生理体征
- 紧张的生理体征
- 在尝试决策时质疑道德原则
- 在尝试决策时质疑道德规范
- 在尝试决策时质疑道德价值
- 在尝试决策时质疑个人信仰
- 在尝试决策时质疑个人价值
- 明确当前所思考行为的非预期后果
- 关注自我
- 对选择不确定
- 对选择犹豫

相关因素

- 与道德义务冲突
- 冲突的信息来源
- 做决策缺乏经验
- 缺乏信息
- 缺乏支持系统
- 决策干扰
- 道德原则支持互不一致的行为
- 道德规范支持互不一致的行为
- 道德价值支持互不一致的行为
- 价值系统的感知威胁
- 个人信仰不清楚
- 个人价值不清楚

原始文献见 http://MediaCenter.thieme.com.

领域 10·分类 3·诊断编码 00242

自主决策受损

2013 年通过·2017 年修订·证据水平 2.1

定义：选择卫生保健决策的过程未包括个人知识和（或）对社会规范的考虑，或未发生在弹性环境中，导致决策不满意。

定义性特征

- 主动选择卫生保健的方式延迟
- 倾听他人意见时困扰
- 过度认为他人的想法是最佳决策
- 过度害怕他人对决策的想法
- 描述自我意见的时候感到紧张
- 无法选择和当前生活方式最佳匹配的卫生保健方式
- 无法描述卫生保健方式如何匹配当前的生活方式
- 其他人在场时，对卫生保健方式的语言表达受限

相关因素

- 对所有可用的卫生保健方式的理解下降
- 无法详细描述对卫生保健选择的感知
- 讨论卫生保健方式的时间不足
- 缺乏公开讨论卫生保健选择的信心
- 缺乏关于卫生保健方式的信息
- 缺乏公开讨论卫生保健方式的私密环境
- 在做决策时缺乏自信

危险人群

- 有限的决策经验
- 传统的等级式家庭
- 传统的等级式卫生保健体系

原始文献见 http://MediaCenter.thieme.com.

领域 10 · 分类 3 · 诊断编码 00244

有自主决策受损的危险

2013 年通过 · 2017 年修订 · 证据水平 2.1

定义： 易于出现选择卫生保健决策的过程未包括个人知识和（或）对社会规范的考虑，或未发生在弹性环境中，导致决策不满意。

危险因素

– 对所有可用的卫生保健方式的理解下降

– 无法充分描述对卫生保健方式的感知

– 讨论卫生保健方式的时间不足

– 缺乏公开讨论卫生保健选择的信心

– 缺乏关于卫生保健方式的信息

– 缺乏公开讨论卫生保健选择的隐私

– 在做决策时缺乏自信

危险人群

– 有限的决策经验

– 传统的等级式家庭

– 传统的等级式卫生保健体系

原始文献见 http://MediaCenter.thieme.com.

领域 10・分类 3・诊断编码 00243

愿意加强自主决策

2013 年通过・证据水平 2.1

定义：选择包括个人知识和（或）对社会规范考虑的健康照护决策的过程，该过程能够被加强。

定义性特征

– 表达加强选择和当前生活方式匹配最佳的健康照护方式的能力的意愿

– 表达加强主动选择健康照护方式的能力的意愿

– 表达加强理解所有可用健康照护方式的能力的意愿

– 表达加强轻松表达自我观点的能力的意愿

– 表达加强在他人在场的情况下，舒适表达健康照护方式的意愿

– 表达加强做决策信心的意愿

– 表达加强讨论卫生保健方式的信心的意愿

– 表达加强做决策的意愿

– 表达加强隐私以讨论卫生保健选择的意愿

原始文献见 http://MediaCenter.thieme.com.

领域 10 · 分类 3 · 诊断编码 00175

道德困扰

2006 年通过 · 证据水平 2.1

定义：对无法实施个人选择的伦理或道德决策及行为的反应。

定义性特征

– 对遵行个人道德选择感到痛苦或苦恼

相关因素

– 决策者之间冲突   – 达成生命终止决策困难

– 用于伦理决策的信息冲突   – 达成治疗决策困难

– 用于道德决策的信息冲突   – 做决策的时间紧张

– 文化不一致

危险人群

– 丧失自主性   – 决策者的物理距离

原始文献见 http://MediaCenter.thieme.com。

领域 10 · 分类 3 · 诊断编码 00169

宗教信仰受损

2004 年通过 · 2017 年修订 · 证据水平 2.1

> **定义**：依赖信仰和（或）参与特定信念传统仪式的能力受损。

定义性特征

- 希望重新连接既往信仰模式
- 希望重新连接既往习惯
- 难以依从规定的宗教信仰
- 难以依从规定的宗教仪式
- 对从宗教组织中分离感到痛苦
- 质疑宗教信仰模式
- 质疑宗教习惯

相关因素

- 焦虑
- 参加宗教的文化阻碍
- 抑郁
- 参加宗教的与环境相关的阻碍
- 害怕死亡
- 照顾无效
- 应对策略无效
- 不安全
- 缺乏社会支持
- 缺乏社会文化互动
- 缺乏交通工具
- 疼痛
- 精神困扰

危险人群

- 老年人
- 终末期生活危机
- 宗教操纵史
- 住院
- 生活转型
- 个人危机
- 精神危机

相关情况

- 患病

原始文献见 http://MediaCenter.thieme.com.

领域 10 · 分类 3 · 诊断编码 00170

有宗教信仰受损的危险

2004 年通过 · 2013 年、2017 年修订 · 证据水平 2.1

定义：易于出现依赖信仰和（或）参与特定信念传统仪式的能力受损，可能损害健康。

危险因素

- 缺乏交通工具
- 疼痛
- 焦虑
- 抑郁
- 害怕死亡
- 照顾无效
- 应对策略无效
- 不安全
- 缺乏社会支持
- 参加宗教的文化阻碍
- 参加宗教的与环境相关的阻碍
- 缺乏社会文化互动
- 精神困扰

危险人群

- 老年人
- 终末期生活危机
- 生活转型
- 宗教操纵史
- 住院
- 个人危机
- 精神危机

相关情况

- 患病

原始文献见 http://MediaCenter.thieme.com.

领域 10·分类 3·诊断编码 00171

愿意加强宗教信仰

2004 年通过·2013 年修订·证据水平 2.1

定义： 依赖宗教信仰和（或）参与特定宗教传统仪式的方式，该方式能够被加强。

定义性特征

- 表达加强过去采用的信仰模式的意愿
- 表达加强和宗教领袖联系的意愿
- 表达加强原谅的意愿
- 表达加强参与宗教经历的意愿
- 表达加强参与宗教行为的意愿
- 表达加强过去采用的宗教习惯的意愿
- 表达加强宗教选择的意愿
- 表达加强使用宗教资料的意愿

原始文献见 http://MediaCenter.thieme.com.

领域 10 · 分类 3 · 诊断编码 00066

精神困扰

1978 年通过 · 2002 年、2013 年、2017 年修订 · 证据水平 2.1

定义：一种与通过联系自我、他人、世界或更高生物体的方式体验生活意义的受损能力相关的痛苦状态。

定义性特征

- 焦虑
- 哭泣
- 疲乏
- 恐惧

- 失眠
- 质疑身份
- 质疑生活的意义
- 质疑痛苦的意义

联系自我

- 愤怒
- 平静减少
- 感到不被关爱
- 内疚
- 接纳不足

- 应对策略无效
- 缺乏勇气
- 感知缺乏生活的意义

联系他人

- 疏远
- 拒绝和精神领袖互动

- 拒绝和重要他人互动
- 与支持系统分离

联系艺术、音乐、文献和自然

- 表达既往创造的方式减少
- 对自然不感兴趣

- 对阅读精神读物不感兴趣

联系比自己更强大的力量

- 对比自己更强大的力量愤怒
- 无法参与宗教活动
- 被抛弃感
- 无法祈祷
- 绝望
- 感知痛苦
- 无法自我反省
- 需要精神领导
- 无法体验卓越的事物
- 突然改变宗教行为

相关因素

- 焦虑
- 低自尊
- 体验关爱障碍
- 疼痛
- 宗教仪式改变
- 感知有未完成的事业
- 宗教行为改变
- 自我疏远
- 文化冲突
- 与支持系统分离
- 抑郁
- 社会疏远
- 与环境相关的改变
- 社会文化剥夺
- 无法原谅
- 紧张性刺激
- 增加对他人的依赖
- 物质滥用
- 关系无效
- 孤独

危险人群

- 老年人
- 丧失
- 分娩
- 自然灾害暴露
- 重要他人死亡
- 种族冲突
- 死亡暴露
- 收到坏消息
- 生活转型
- 非预期的生活事件

相关情况

- 主动死亡
- 慢性病
- 患病
- 即将到来的死亡

- 部分躯体丧失
- 部分躯体功能丧失
- 躯体病患
- 治疗方案

原始文献见 http://MediaCenter.thieme.com.

领域 10·分类 3·诊断编码 00067

有精神困扰的危险

1998 年通过·2004 年、2013 年、2017 年修订·证据水平 2.1

定义：易于出现通过联系自我、文献、自然和（或）比自己更强大的力量来体验和整合生活意义及目的的能力受损，可能损害健康。

危险因素

- 焦虑
- 体验关爱障碍
- 宗教仪式改变
- 宗教行为改变
- 文化冲突
- 抑郁
- 与环境相关的改变
- 无法原谅
- 增加对他人的依赖
- 关系无效
- 孤独
- 低自尊
- 疼痛
- 感知有未完成的事业
- 自我疏远
- 与支持系统分离
- 社会疏远
- 社会文化剥夺
- 紧张性刺激
- 物质滥用

危险人群

- 老年人
- 分娩
- 重要他人死亡
- 死亡暴露
- 生活转型
- 丧失
- 自然灾害暴露
- 种族冲突
- 收到坏消息
- 非预期的生活事件

相关情况

- 主动死亡
- 慢性病
- 患病
- 即将到来的死亡
- 部分躯体丧失
- 部分躯体功能丧失
- 躯体病患
- 治疗方案

原始文献见 http://MediaCenter.thieme.com.

领域 11. 安全 / 保护

分类 1. 感染

编码	诊断	页码
00004	有感染的危险	408
00266	有术区感染的危险	409

分类 2. 躯体损伤

编码	诊断	页码
00031	气道清除无效	410
00039	有吸入的危险	411
00206	有出血的危险	412
00048	牙齿受损	413
00219	有眼干的危险	415
00261	有口干的危险	416
00155	有跌倒的危险	417
00245	有角膜损伤的危险	419
00035	有受伤的危险	420
00250	有尿道损伤的危险	421
00087	有围手术期体位性损伤的危险	422
00220	有烫伤的危险	423
00045	口腔黏膜完整性受损	424
00247	有口腔黏膜完整性受损的危险	426
00086	有周围神经血管功能障碍的危险	428
00038	有躯体创伤的危险	429
00213	有血管创伤的危险	431

分类 5. 防御过程

编码	诊断	页码
00218	对碘化造影剂有不良反应的危险	462
00217	有过敏反应的危险	463
00041	乳胶过敏反应	464
00042	有乳胶过敏反应的危险	466

分类 6. 体温调节

编码	诊断	页码
00007	体温过高	467
00006	体温过低	468
00253	有体温过低的危险	470
00254	有围手术期体温过低的危险	472
00008	体温调节无效	473
00274	有体温调节无效的危险	475

NANDA-I 护理诊断：定义与分类（2018—2020），第 11 版．
主编：T. Heather Herdman, Shigemi Kamitsuru
2017 NANDA 国际公司，2017 年出版，蒂姆医学出版公司，纽约。
公司网址：www.thieme.com/nanda-i.

领域 11·分类 1·诊断编码 00004

有感染的危险

1986 年通过·2010 年、2013 年、2017 年修订·证据水平 2.1

定义：对病原生物体的入侵和繁殖易感，可能损害健康。

危险因素

– 蠕动改变
– 皮肤完整性改变
– 接种不足
– 缺乏避免暴露于病原体的知识

– 营养不良
– 肥胖
– 吸烟
– 体液瘀滞

危险人群

– 疾病暴发暴露

相关情况

– 分泌物 pH 改变
– 慢性病
– 纤毛作用下降
– 血红蛋白减少
– 免疫抑制
– 侵入性过程
– 白细胞减少症

– 羊膜早破
– 羊膜延迟破裂
– 被抑制的炎症反应

原始文献见 http://MediaCenter.thieme.com.

领域 11 · 分类 1 · 诊断编码 00266

有术区感染的危险

2016 年通过 · 证据水平 2.1

定义：术区易出现病原生物体入侵，可能损害健康。

危险因素

- 酗酒
- 肥胖
- 吸烟

危险人群

- 手术室温度低
- 手术操作中在场人员过多
- 暴露于与环境相关的病原体的机会增加
- 美国麻醉医师协会（ASA）躯体状态分类评分 ≥ 2 分
- 手术伤口污染

相关情况

- 并发症
- 糖尿病
- 手术期间
- 高血压
- 免疫抑制
- 抗生素预防不足
- 抗生素预防无效
- 其他术区感染
- 侵入性过程
- 创伤后骨关节炎
- 类风湿性关节炎
- 麻醉方式
- 手术方式
- 使用移植物和（或）假体

原始文献见 http://MediaCenter.thieme.com.

领域 11 · 分类 2 · 诊断编码 00031

气道清除无效

1980 年通过 · 1996 年、1998 年、2017 年修订

定义：无法清除呼吸道的分泌物或异物，以保持气道清洁。

定义性特征

- 无咳嗽
- 呼吸音不规则
- 呼吸型态改变
- 呼吸频率改变
- 发绀
- 语言表达困难
- 呼吸音消失

- 呼吸困难
- 痰过多
- 咳嗽无效
- 端坐呼吸
- 静坐不能
- 瞠目视物

相关因素

- 黏液过多
- 吸烟暴露
- 气道异物

- 分泌物滞留
- 二手烟
- 吸烟

相关情况

- 气道痉挛
- 气道过敏
- 哮喘
- 慢性阻塞性肺病
- 肺泡渗出物

- 支气管壁增生
- 感染
- 神经肌肉损伤
- 存在人工气道

如果该诊断的证据水平未达到 2.1 及以上，在 2021—2023 版本的 NANDA-I 分类系统中将废弃该诊断。

领域 11・分类 2・诊断编码 00039

有吸入的危险

1988 年通过・2013 年、2017 年修订

　　定义：易于出现胃肠道分泌物、口咽部分泌物、固体或液体进入气管支气管，可能损害健康。

危险因素

– 上身举起障碍　　　　　　– 咳嗽无效

– 胃道运动减少　　　　　　– 缺乏可调节因素的知识

相关情况

– 意识水平下降　　　　　　– 胃内压增高

– 胃排空延迟　　　　　　　– 颈部手术

– 呕吐反射抑制　　　　　　– 颈部创伤

– 肠内喂养　　　　　　　　– 口腔手术

– 面部手术　　　　　　　　– 口腔创伤

– 面部创伤　　　　　　　　– 存在口腔 / 鼻腔管道

– 吞咽能力受损　　　　　　– 治疗方案

– 食道括约肌下端功能不全　– 金属丝固定颈部

– 胃残留增加

如果该诊断的证据水平未达到 2.1 及以上，在 2021—2023 版本的 NANDA-I 分类系统中将废弃该诊断。

领域 11·分类 2·诊断编码 00206

有出血的危险

2008 年通过·2013 年、2017 年修订·证据水平 2.1

> **定义**：易于出现血容量减少，可能损害健康。

危险因素

– 缺乏出血预防措施的知识

危险人群

– 跌倒史

相关情况

– 动脉瘤
– 包皮环切
– 弥漫性血管内凝血
– 胃肠道疾病
– 肝功能受损

– 内在凝血功能障碍
– 产后并发症
– 妊娠并发症
– 创伤
– 治疗方案

新增危险因素待定。
原始文献见 http://MediaCenter.thieme.com.

领域 11·分类 2·诊断编码 00048

牙齿受损

1998 年通过·2017 年修订

定义：个体牙齿发育 / 萌出方式或结构完整性受损。

定义性特征

- 牙齿缺如
- 牙齿磨损
- 龋齿
- 牙釉质变色
- 牙釉质侵蚀
- 口腔牙石过多
- 牙菌斑过多
- 面部不对称
- 口臭

- 适龄牙齿萌出不全
- 牙齿松动
- 咬合不正
- 乳牙过早丧失
- 根龋
- 断齿
- 牙齿错位
- 牙痛

相关因素

- 自理障碍
- 获得牙齿护理困难
- 氟化物摄入过多
- 过多使用有磨蚀作用的口腔清洁物
- 习惯使用染色剂

- 饮食习惯不良
- 口腔卫生不良
- 缺乏牙齿卫生的知识
- 营养不良

危险人群

- 经济窘迫

- 遗传倾向

相关情况

- 夜磨牙症
- 长期呕吐

- 口温敏感性
- 药物

如果该诊断的证据水平未达到 2.1 及以上，在 2021—2023 版本的 NANDA-I 分类系统中将废弃该诊断。

领域 11 · 分类 2 · 诊断编码 00219

有眼干的危险

2010 年通过·2013 年、2017 年修订·证据水平 2.1

定义：由于眼泪数量或质量下降无法湿润眼睛，容易导致眼睛不适或角膜和结膜损伤，可能损害健康。

危险因素

- 空调
- 空气污染
- 饮用咖啡
- 风力过大
- 缺乏可调节因素的知识
- 湿度低
- 长时间阅读
- 吸烟
- 暴露于日光
- 维生素 A 缺乏

危险人群

- 老年人
- 隐形眼镜配戴者
- 女性
- 过敏史

相关情况

- 自身免疫性疾病
- 激素改变
- 机械通气
- 伴有感觉或运动反射丧失的神经病变
- 眼球表面损伤
- 治疗方案

原始文献见 http://MediaCenter.thieme.com.

领域 11·分类 2·诊断编码 00261

有口干的危险

2016 年通过·证据水平 2.1

　　定义： 由于唾液数量或质量下降无法湿润口腔黏膜，容易出现不适或口腔黏膜损伤，可能损害健康。

危险因素

– 脱水　　　　　　　　　　– 激动

– 抑郁　　　　　　　　　　– 吸烟

– 过渡应激

相关情况

– 化疗　　　　　　　　　　– 妊娠

– 限制液体量　　　　　　　– 头颈部放疗

– 无法经口腔喂养　　　　　– 系统性疾病

– 氧疗

– 药物

领域 11 · 分类 2 · 诊断编码 00155

有跌倒的危险

2000 年通过 · 2013 年、2017 年修订

> **定义：** 跌倒倾向增加，可能引起躯体伤害和健康受损。

危险因素

儿童

– 无楼梯门

– 无铁窗栅

– 监管不足

– 缺乏机动车限制

环境

– 杂乱的环境

– 暴露于不安全的环境相关状况

– 浴室缺乏防滑材料

– 照明不足

– 不熟悉的环境

– 使用限制性措施

– 使用小毯子

生理

– 血糖水平改变

– 下肢力量减弱

– 腹泻

– 步行困难

– 伸颈时眩晕

– 旋转颈部时眩晕

– 移动受损

– 失禁

– 睡眠减少

– 尿急

其他

– 饮酒

– 缺乏可调节因素的知识

危险人群

- 年龄 ≥ 65 岁
- 年龄 ≤ 2 岁
- 跌倒史
- 独居
- 1 岁以内的男婴

相关情况

- 急性病
- 认知功能改变
- 贫血
- 关节炎
- 影响足部的疾病
- 听力受损
- 平衡受损
- 视力受损
- 下肢假体
- 瘤
- 神经病变
- 直立性低血压
- 药物
- 术后恢复期
- 本体感觉缺如
- 使用辅助器
- 血管疾病

如果该诊断的证据水平未达到 2.1 及以上，在 2021—2023 版本的 NANDA-I 分类系统中将废弃该诊断。

领域 11 · 分类 2 · 诊断编码 00245

有角膜损伤的危险

2013 年通过·2017 年修订·证据水平 2.1

　　定义： 角膜组织易出现感染或炎性病变，可影响角膜表层或深层，可能损害健康。

危险因素

– 眼球暴露　　　　　　　　– 缺乏可调节因素的知识

危险人群

– 长期住院

相关情况

– 每分钟眨眼 <5 次　　　　– 氧疗

– 格拉斯哥昏迷量表评分<6 分　– 眶周水肿

– 插管　　　　　　　　　　– 药物

– 机械通气　　　　　　　　– 气管造口术

原始文献见 http://MediaCenter.thieme.com.

领域 11·分类 2·诊断编码 00035

有受伤的危险

1978 年通过·2013 年、2017 年修订

定义：由于与环境相关的情况与个体适应性和防御性资源的相互作用，容易出现躯体损伤，可能损害健康。

危险因素

- 病原体暴露
- 暴露于毒性化学物质
- 社区内的免疫水平
- 缺乏可调节因素的知识
- 营养不良

- 医院工作人员
- 躯体障碍
- 不安全的交通模式
- 营养来源污染

危险人群

- 极端年龄
- 主要防御机制受损

相关情况

- 血常规异常
- 认知功能改变
- 精神运动功能改变
- 感觉改变
- 自身免疫功能障碍

- 生化功能障碍
- 感受器功能障碍
- 免疫功能障碍
- 感觉整合功能障碍
- 组织缺氧

如果该诊断的证据水平未达到 2.1 及以上，在 2021—2023 版本的 NANDA-I 分类系统中将废弃该诊断。

领域 11・分类 2・诊断编码 00250

有尿道损伤的危险

2013 年通过・2017 年修订・证据水平 2.1

　　定义：由于使用导管，容易出现尿道结构的损伤，可能损害健康。

危险因素

- 精神错乱
- 肥胖
- 患者或照顾者缺乏导尿管护理的知识

危险人群

- 极端年龄

相关情况

- 盆腔器官的解剖学差异
- 长期使用导尿管
- 限制安全导尿能力的情况
- 髓质损伤
- 逼尿肌括约肌协同失调
- 使用多种导管
- 认知受损
- 留置导尿管的气囊充气≥30ml
- 乳胶过敏
- 使用大口径的导尿管

原始文献见 http://MediaCenter.thieme.com.

领域 11·分类 2·诊断编码 00087

有围手术期体位性损伤的危险

1994 年通过·2006 年、2013 年、2017 年修订·证据水平 2.1

定义： 在侵入性 / 手术操作中使用姿势或体位性设备，容易引起疏忽性解剖和生理改变，可能损害健康。

危险因素

– 待定

相关情况

– 定向障碍	– 肌无力
– 水肿	– 肥胖
– 消瘦	– 由于麻醉引起的感觉感知障碍
– 制动	

由于术前与患者沟通次数有限，护士可能无法干预这些相关情况。
原始文献见 http://MediaCenter.thieme.com.

领域 11 · 分类 2 · 诊断编码 00220

有烫伤的危险

2010 年通过 · 2013 年、2017 年修订 · 证据水平 2.1

定义: 容易出现极端温度对皮肤和黏膜的损伤,可能损害健康。

危险因素

– 疲乏

– 防护服不足

– 监管不足

– 分心

– 照顾者缺乏安全预防措施的知识

– 缺乏安全预防措施的知识

– 吸烟

– 不安全的环境

危险人群

– 极端年龄

– 与环境相关的极端温度

相关情况

– 酒精中毒

– 药物中毒

– 认知功能改变

– 神经肌肉受损

– 神经病变

– 治疗方案

原始文献见 http://MediaCenter.thieme.com.

领域 11 · 分类 2 · 诊断编码 00045

口腔黏膜完整性受损

1982 年通过 · 1998 年、2013 年、2017 年修订 · 证据水平 2.1

> **定义：** 唇、软组织、口腔和（或）咽部受损。

定义性特征

- 口腔异味
- 出血
- 唇炎
- 舌苔
- 味觉下降
- 脱屑
- 进食困难
- 语言表达困难
- 扁桃体肿大
- 病原体暴露
- 地图舌
- 牙龈增生
- 牙龈苍白
- 牙周袋深度 >4mm
- 牙龈萎缩
- 口臭
- 充血
- 吞咽能力受损
- 过度发育
- 黏膜剥脱

- 口腔不适
- 口腔水肿
- 口裂
- 口腔病变
- 口腔黏膜苍白
- 口腔结核
- 口腔疼痛
- 口腔丘疹
- 口腔溃疡
- 口腔水疱
- 存在包块
- 口鼻脓性渗出物引流
- 化脓性口鼻分泌物
- 光滑萎缩舌
- 口海绵状斑
- 口腔炎
- 口腔白斑
- 口腔白融菌斑
- 白色凝乳样口腔分泌物
- 口腔干燥

相关因素

- 饮酒
- 牙齿护理障碍
- 口腔自理障碍
- 化学性损伤因素
- 唾液分泌减少
- 脱水
- 抑郁
- 营养不良

- 口腔卫生不良
- 缺乏口腔卫生的知识
- 营养不良
- 张口呼吸
- 吸烟
- 紧张性刺激

危险人群

- 经济窘迫

相关情况

- 过敏
- 认知功能改变
- 自身免疫性疾病
- 常染色体显性遗传性疾病
- 行为障碍
- 化疗
- 唇裂
- 腭裂
- 女性激素水平下降
- 血小板下降
- 免疫缺陷

- 免疫抑制
- 感染
- 口腔支持结构丧失
- 机械因素
- 禁食（NPO）>24 小时
- 口腔损伤
- 放疗
- 干燥综合征
- 手术操作
- 创伤
- 治疗方案

原始文献见 http://MediaCenter.thieme.com.

领域 11 · 分类 2 · 诊断编码 00247

有口腔黏膜完整性受损的危险

2013 年通过 · 2017 年修订 · 证据水平 2.1

> **定义**：易于出现唇、软组织、口腔和（或）咽部受损，可能损害健康。

危险因素

- 饮酒
- 牙齿护理障碍
- 口腔自理障碍
- 化学性损伤因素
- 唾液分泌减少
- 脱水
- 抑郁
- 营养不良

- 口腔卫生不良
- 缺乏口腔卫生的知识
- 营养不良
- 张口呼吸
- 吸烟
- 紧张性刺激

危险人群

- 经济窘迫

相关情况

- 过敏
- 认知功能改变
- 自身免疫性疾病
- 常染色体显性遗传性疾病
- 行为障碍
- 化疗

- 免疫抑制
- 感染
- 口腔支持结构丧失
- 机械因素
- 禁食（NPO）>24 小时
- 口腔损伤

- 唇裂
- 腭裂
- 女性激素水平下降
- 血小板下降
- 免疫缺陷

- 放疗
- 干燥综合征
- 手术操作
- 创伤
- 治疗方案

领域 11 · 分类 2 · 诊断编码 00086

有周围神经血管功能障碍的危险

1992 年通过·2013 年、2017 年修订

定义： 易于出现四肢末梢循环、感觉和运动障碍，可能损害健康。

危险因素

– 待定

相关情况

– 烧伤	– 矫形手术
– 骨折	– 创伤
– 制动	– 血管阻塞
– 机械性压迫	

如果该诊断的证据水平未达到 2.1 及以上，在 2021—2023 版本的 NANDA-I 分类系统中将废弃该诊断。
原始文献见 http://MediaCenter.thieme.com.

领域 11 · 分类 2 · 诊断编码 00038

有躯体创伤的危险

1980 年通过 · 2013 年、2017 年修订

定义：易于出现突然发生和严重的躯体创伤，需要立即处理。

危险因素

外部

- 缺乏呼救设备
- 无楼梯门
- 无铁窗栅
- 有获得武器的途径
- 洗澡水过热
- 床位过高
- 儿童坐在副驾驶座位上
- 设备故障
- 燃具打火延迟
- 呼救设备故障
- 电气事故
- 腐蚀性物品暴露
- 危险仪器暴露
- 放射线暴露
- 毒性化学物质暴露
- 易燃物品
- 炉子上的油污
- 屋檐上的冰柱
- 楼梯扶手不足
- 易燃品存放不当

- 缺乏热源防护
- 滥用头盔
- 滥用座椅约束
- 不用座椅约束
- 通道受阻
- 玩耍危险物品
- 玩耍爆炸物品
- 面对炉前抓取锅柄
- 靠近行车道
- 地面滑
- 在床上吸烟
- 在氧气附近吸烟
- 挣脱束缚
- 未固定的电线
- 不安全地操作重型设备
- 不安全的道路
- 不安全的人行道
- 使用破碎的餐具
- 使用小毯子
- 使用不稳定的椅子

- 腐蚀性物品存放不当
- 浴室缺乏防滑材料
- 照明不足

- 使用不稳定的楼梯
- 在明火周围穿宽松的衣服

内部

- 情感障碍
- 平衡受损
- 缺乏安全预防措施的知识

- 视力缺陷
- 虚弱

危险人群

- 经济窘迫
- 与环境相关的极端温度
- 气体泄漏

- 高犯罪社区
- 创伤史

相关情况

- 认知功能改变
- 感觉改变

- 眼手协调能力下降
- 肌肉协调能力下降

如果该诊断的证据水平未达到 2.1 及以上，在 2021—2023 版本的 NANDA-I 分类系统中将废弃该诊断。

领域 11·分类 2·诊断编码 00213

有血管创伤的危险

2008 年通过·2013 年、2017 年修订·证据水平 2.1

定义：易于出现和导管或输液有关的静脉及其周围组织损伤，可能损害健康。

危险因素

– 可用的置管部位不足 　　　– 长期置管

相关情况

– 刺激性液体 　　　– 输液速度过快

领域 11·分类 2·诊断编码 00249

有压力性溃疡的危险

2013 年通过·2017 年修订·证据水平 2.2

定义：骨隆突处因受压或合并剪切力而易于出现局部皮肤和（或）深层组织的损伤（NPUAP, 2007）。

危险因素

- 活动减少
- 脱水
- 皮肤干燥
- 在坚硬的表面长时间移动障碍
- 体温过高
- 营养不良
- 失禁
- 照顾者缺乏压力性溃疡预防的知识
- 缺乏可调节因素的知识

- 超重
- 骨隆突处受压
- 鳞状皮
- 自理缺陷
- 剪切力
- 皮肤潮湿
- 吸烟
- 表面摩擦
- 使用的织品吸水性不足

危险人群

- 成人：布雷登 Q 量表评分 <17 分
- 美国麻醉医师协会（ASA）躯体状态分类评分 ≥ 2 分
- 儿童：布雷登 Q 量表评分 ≤ 16 分
- 极端年龄
- 极端体重
- 女性

- 脑血管意外史
- 压力性溃疡史
- 创伤史
- 压力性溃疡风险评估（RAPS）量表评分低
- 纽约心脏病协会（NYHA）功能分类评分 ≥ 1 分

相关情况

- 认知功能改变
- 感觉改变
- 贫血
- 心血管疾病
- 人血白蛋白水平下降
- 组织氧含量下降
- 组织灌注下降
- 水肿

- 皮肤温度升高 1~2℃
- 髋部骨折
- 循环受损
- 淋巴细胞减少症
- 药物
- 躯体制动
- 三头肌皮褶厚度减少

原始文献见 http://MediaCenter.thieme.com.

领域 11 · 分类 2 · 诊断编码 00205

有休克的危险

2008 年通过 · 2013 年、2017 年修订 · 证据水平 2.1

定义：易于出现身体组织血容量不足，导致威胁生命的细胞功能障碍，可能损害健康。

危险因素

– 待定

相关情况

– 低血压

– 血容量不足

– 低氧血症

– 组织缺氧

– 感染

– 脓毒症

– 系统性炎症反应综合征（SIRS）

如果该诊断无新增危险因素，在 2021—2023 版本的 NANDA-I 分类系统中将废弃该诊断。
原始文献见 http://MediaCenter.thieme.com.

领域 11·分类 2·诊断编码 00046

皮肤完整性受损

1975 年通过·1998 年、2017 年修订·证据水平 2.1

定义：表皮和（或）真皮改变。

定义性特征

- 急性疼痛
- 皮肤完整性改变
- 出血
- 异物刺入皮肤
- 血肿
- 局部发热
- 发红

相关因素

外部

- 化学性损伤因素
- 排泄物
- 湿度
- 体温过高
- 体温过低
- 潮湿
- 骨隆突处受压
- 分泌物

内部

- 体液容量改变
- 营养不良
- 精神因素

危险人群

- 极端年龄

相关情况

- 代谢改变
- 色素沉着改变
- 感觉改变
- 皮肤肿胀改变
- 动脉穿刺
- 激素改变

- 免疫缺陷
- 循环受损
- 药物
- 放疗
- 血管创伤

领域 11·分类 2·诊断编码 00047

有皮肤完整性受损的危险

1975 年通过·1998 年、2010 年、2013 年、2017 年修订·证据水平 2.1

> **定义：**易于出现表皮和（或）真皮改变，可能损害健康。

危险因素

外部

- 化学性损伤因素
- 排泄物
- 湿度
- 体温过高

- 体温过低
- 潮湿
- 骨隆突处受压
- 分泌物

内部

- 体液容量改变
- 营养不良

- 精神因素

危险人群

- 极端年龄

相关情况

- 代谢改变
- 色素沉着改变
- 感觉改变
- 皮肤肿胀改变
- 动脉穿刺
- 激素改变

- 免疫缺陷
- 循环受损
- 药物
- 放疗
- 血管创伤

领域 11 · 分类 2 · 诊断编码 00156

有婴儿猝死的危险

2002 年通过 · 2013 年、2017 年修订 · 证据水平 3.2

定义：易于出现非预期的婴儿死亡。

危险因素

- 产前护理延迟
- 二手烟暴露
- 婴儿过热
- 婴儿过度包裹
- 婴儿被置于俯卧位睡眠
- 婴儿被置于侧卧位睡眠

- 缺乏产前护理
- 软垫层
- 婴儿附近有软性疏松的物品
- 小于 4 个月的婴儿被置于坐位设备中睡眠

危险人群

- 非裔美国人种族
- 高峰年龄 2~4 个月
- 未全母乳喂养的婴儿或母乳喂养的婴儿
- 低出生体重
- 男性
- 母亲在怀孕期吸烟

- 美洲土著民族
- 产后酒精暴露
- 产后药物暴露
- 早产儿
- 产前酒精暴露
- 产前药物暴露
- 父母年纪轻

相关情况

- 天气寒冷

领域 11 · 分类 2 · 诊断编码 00036

有窒息的危险

1980 年通过 · 2013 年、2017 年修订

定义：易于出现吸气时空气不足，可能损害健康。

危险因素

– 随意进入空冰箱 / 冷冻室	– 玩耍塑料袋
– 进食大块食物	– 婴儿床上的奶瓶
– 情感障碍	– 气道内的小物体
– 气体泄漏	– 在床上吸烟
– 缺乏安全预防措施的知识	– 软垫层
– 低弦晾衣绳	– 在水中无人看管
– 奶嘴缠绕在婴儿的脖子上	– 可燃油加热器
	– 汽车在封闭式车库中行驶

相关情况

– 认知功能改变	– 面 / 颈部损伤
– 嗅觉功能改变	– 运动功能受损
– 面 / 颈部疾病	

如果该诊断的证据水平未达到 2.1 及以上，在 2021—2023 版本的 NANDA-I 分类系统中将废弃该诊断。

领域 11 · 分类 2 · 诊断编码 00100

手术恢复延迟

1998 年通过 · 2006 年、2013 年、2017 年修订 · 证据水平 2.1

定义：术后住院时间延长，需要开始和从事维持生命、健康和幸福的活动。

定义性特征

- 不适
- 有术区愈合受阻的证据
- 恢复需要更多的时间
- 移动受损
- 无法恢复就业
- 丧失食欲
- 延迟恢复工作
- 需要帮助自理

相关因素

- 营养不良
- 肥胖
- 疼痛
- 术后情感反应

危险人群

- 极端年龄
- 伤口愈合延迟史

相关情况

- 美国麻醉医师协会（ASA）躯体状态分类评分 ≥ 3 分
- 糖尿病
- 术区水肿
- 手术范围广
- 移动受损
- 围术期术区感染
- 顽固性恶心
- 顽固性呕吐
- 药物
- 手术操作时间延长
- 术后操作心理障碍
- 术区污染
- 术区创伤

原始文献见 http://MediaCenter.thieme.com.

领域 11 · 分类 2 · 诊断编码 00246

有手术恢复延迟的危险

2013 年通过 · 2017 年修订 · 证据水平 2.1

定义：易于出现术后住院时间延长，以便开始和从事维持生命、健康和幸福的活动，可能损害健康。

危险因素

- 营养不良
- 肥胖

- 疼痛
- 术后情感反应

危险人群

- 极端年龄
- 伤口愈合延迟史

相关情况

- 美国麻醉医师协会（ASA）躯体状态分类评分 ≥ 3 分
- 糖尿病
- 术区水肿
- 手术范围广
- 移动受损
- 围术期术区感染
- 顽固性恶心

- 顽固性呕吐
- 药物
- 手术操作时间延长
- 术后心理障碍
- 术区污染
- 术区创伤

原始文献见 http://MediaCenter.thieme.com.

领域 11·分类 2·诊断编码 00044

组织完整性受损

1986 年通过·1998 年、2013 年、2017 年修订·证据水平 2.1

定义：黏膜、角膜、皮肤系统、肌筋膜、肌肉、肌腱、骨骼、软骨、关节囊和（或）韧带受损。

定义性特征

- 急性疼痛
- 出血
- 组织破坏
- 血肿

- 局部发热
- 发红
- 组织受损

相关因素

- 化学性损伤因素
- 体液容量过多
- 湿度
- 营养状况失衡
- 体液容量不足

- 缺乏维持组织完整性的知识
- 缺乏保护组织完整性的知识

危险人群

- 极端年龄
- 与环境相关的极端温度

- 暴露于高压电源

原始文献见 http://MediaCenter.thieme.com.

相关情况

- 代谢改变
- 感觉改变
- 动脉穿刺
- 循环受损
- 移动受损

- 周围神经病变
- 药物
- 放疗
- 手术操作
- 血管创伤

原始文献见 http://MediaCenter.thieme.com.

领域 11·分类 2·诊断编码 00248

有组织完整性受损的危险

2013 年通过·2017 年修订·证据水平 2.1

    定义：易于出现黏膜、角膜、皮肤系统、肌筋膜、肌肉、肌腱、骨骼、软骨、关节囊和（或）韧带受损，可能损害健康。

危险因素

– 化学性损伤因素
– 体液容量过多
– 湿度
– 营养状况失衡
– 体液容量不足

– 缺乏维持组织完整性的知识
– 缺乏保护组织完整性的知识

危险人群

– 极端年龄
– 与环境相关的极端温度

– 暴露于高压电源

相关情况

– 代谢改变
– 感觉改变
– 动脉穿刺
– 循环受损
– 移动受损

– 周围神经病变
– 药物
– 放疗
– 手术操作
– 血管创伤

原始文献见 http://MediaCenter.thieme.com.

领域 11·分类 2·诊断编码 00268

有静脉血栓栓塞的危险

2016 年通过·证据水平 2.1

定义：易于出现深静脉血栓，常常见于大腿、小腿或上肢，血栓可脱落并停留在其他血管中，可能损害健康。

危险因素

– 脱水

– 移动受损

– 肥胖

危险人群

– 年龄 >60 岁

– 入院重症护理

– 现实吸烟者

– 和静脉血栓栓塞史一级相关

– 脑血管意外史

– 既往静脉血栓栓塞史

– 产后 6 周内

相关情况

– 脑血管意外

– 现实癌症诊断

– 腰部以下创伤

– 严重的躯体并发症

– 重大手术术后

– 矫形手术术后

– 手术和全程麻醉时间 >90min

– 血栓形成倾向

– 上肢创伤

– 使用含有雌激素的避孕药

– 使用激素替代治疗

– 静脉曲张

原始文献见 http://MediaCenter.thieme.com.

领域 11 · 分类 3 · 诊断编码 00272

有女性割礼的危险

2016 年通过 · 证据水平 2.1

定义：易于出现女性外生殖器及外生殖器其他病变的全部或部分切除，无论是否因为文化、宗教或其他非治疗性因素，可能损害健康。

危险因素

- 家庭缺乏关于割礼行为对躯体健康影响的知识
- 家庭缺乏关于割礼行为对生殖健康影响的知识
- 家庭缺乏关于割礼行为对心理社会健康影响的知识

危险人群

- 居住在接受割礼行为的国家
- 家庭领导者属于接受割礼行为种族的群体
- 属于任何女性成员均会面临割礼行为的家族
- 家族对割礼行为持认可态度
- 女性
- 属于接受割礼行为种族的群体
- 计划访问家族的原籍国

原始文献见 http://MediaCenter.thieme.com.

领域 11·分类 3·诊断编码 00138

有他人指向性暴力的危险

1980 年通过·1996 年、2013 年、2017 年修订

> **定义**：个体易于出现对他人躯体、情感和（或）性伤害的行为。

危险因素

– 有获得武器的途径　　　– 威胁性暴力方式

– 冲动　　　　　　　　　– 暴力反社会行为方式

– 负性肢体语言　　　　　– 自杀行为

– 间接暴力方式

– 他人指向性暴力方式

危险人群

– 童年虐待史　　　　　　– 物质滥用史

– 虐待动物史　　　　　　– 目击家庭暴力史

– 纵火史

– 机动车违法史

相关情况

– 认知功能改变　　　　　– 围产期并发症

– 神经受损　　　　　　　– 产前并发症

– 病理性酒精中毒　　　　– 精神失常

如果该诊断的证据水平未达到 2.1 及以上，在 2021—2023 版本的 NANDA-I 分类系统中将废弃该诊断。

领域 11·分类 3·诊断编码 00140

有自我指向性暴力的危险

1994 年通过·2013 年、2017 年修订

定义：个体易于出现对自身躯体、情感和（或）性伤害的行为。

危险因素

- 自杀企图的行为线索
- 性取向冲突
- 人际关系冲突
- 就业问题
- 从事手淫性行为

- 缺乏个人资源
- 社交隔离
- 自杀意念
- 自杀计划
- 自杀企图的语言线索

危险人群

- 年龄 ≥ 45 岁
- 年龄 15~19 岁
- 多次试图自杀史

- 婚姻状况
- 职业
- 家庭背景困难的类型

相关情况

- 精神健康问题
- 躯体健康问题

- 心理障碍

如果该诊断的证据水平未达到 2.1 及以上，在 2021—2023 版本的 NANDA-I 分类系统中将废弃该诊断。

领域 11 · 分类 3 · 诊断编码 00151

自 残

2000 年通过·2017 年修订

定义：故意自我伤害的行为，引起组织损伤，目的是造成非致命性伤害，以缓解紧张。

定义性特征

- 刮擦
- 咬
- 压缩身体某个部位
- 切割身体
- 打击
- 摄入有害物质
- 吸入有害物质
- 在身体的孔洞处插入物体
- 打开伤口
- 刮擦身体
- 自我造成的烧伤
- 切断身体某部位

相关因素

- 不相信自己的家人
- 体像改变
- 解离
- 人际关系障碍
- 进食障碍
- 情感障碍
- 感到丧失重要关系的威胁
- 自尊受损
- 冲动
- 无法用语言表达紧张
- 父母与青春期子女之间沟通无效
- 无法抵抗切割自己的冲动
- 与同伴隔离
- 不稳定的行为
- 在解决问题的环境中失去控制
- 低自尊
- 无法忍受的极度紧张
- 负性感受
- 无法计划解决方法的方式
- 无法看到长期后果的方式
- 完美主义
- 要求快速减少压力

- 应对策略无效
- 无法抵抗的自我指向性暴力冲动

- 物质滥用
- 使用欺骗获得与他人的照顾关系

危险人群

- 青少年
- 受虐儿童
- 童年期患病
- 自我破坏行为的家族史
- 家庭物质滥用
- 童年虐待史
- 自我指向性暴力史
- 监禁

- 童年期手术
- 发展迟滞
- 家庭离异
- 居住在非传统环境
- 重要关系丧失
- 同伴自残
- 性身份危机
- 父母之间的暴力

相关情况

- 孤独症
- 边缘型人格障碍
- 性格障碍

- 人格解体
- 精神失常

如果该诊断的证据水平未达到 2.1 及以上，在 2021—2023 版本的 NANDA-I 分类系统中将废弃该诊断。

领域 11 · 分类 3 · 诊断编码 00139

有自残的危险

1992 年通过 · 2000 年、2013 年、2017 年修订

定义：易于出现故意自我伤害的行为，引起组织损伤，目的是造成非致命性伤害，以缓解紧张。

危险因素

- 不相信自己的家人
- 体像改变
- 解离
- 人际关系障碍
- 进食障碍
- 情感障碍
- 感到丧失重要关系的威胁
- 自尊受损
- 冲动
- 无法用语言表达紧张
- 父母与青春期子女之间沟通无效
- 应对策略无效
- 无法抵抗的自我指向性暴力冲动

- 无法抵抗切割自己的冲动
- 与同伴隔离
- 不稳定的行为
- 在解决问题的环境中失去控制
- 低自尊
- 无法忍受的极度紧张
- 负性感受
- 无法计划解决方法的方式
- 无法看到长期后果的方式
- 完美主义
- 要求快速减少压力
- 物质滥用
- 使用欺骗获得与他人的照顾关系

危险人群

- 青少年
- 受虐儿童
- 童年期患病
- 童年期手术
- 发展迟滞

- 童年虐待史
- 自我指向性暴力史
- 监禁
- 居住在非传统环境
- 重要关系丧失

- 家庭离异
- 自我破坏行为的家族史
- 家庭物质滥用

- 同伴自残
- 性身份危机
- 父母之间的暴力

相关情况

- 孤独症
- 边缘型人格障碍
- 性格障碍

- 人格解体
- 精神失常

如果该诊断的证据水平未达到 2.1 及以上，在 2021—2023 版本的 NANDA-I 分类系统中将废弃该诊断。

领域 11 · 分类 3 · 诊断编码 00150

有自杀的危险

2000 年通过 · 2013 年、2017 年修订

定义：易于出现自我造成的威胁生命的伤害。

危险因素

行为

- 更改遗嘱
- 放弃财产
- 冲动
- 立遗嘱
- 态度明显改变
- 行为明显改变
- 学业明显改变
- 购买枪支
- 贮存药物
- 从重度抑郁中突然出现精神愉快的反应

心理

- 内疚
- 物质滥用

情境

- 有获得武器的途径
- 丧失自主性
- 丧失独立性

社会

- 集体自杀
- 纪律问题
- 家庭生活破坏
- 哀伤
- 无助
- 绝望
- 缺乏社会支持
- 法律困难
- 孤独
- 重要关系丧失
- 社交隔离

语言

– 主诉想死的意愿　　– 有自杀的威胁

其他

– 慢性疼痛

危险人群

– 青少年　　　　　　– 同性恋青年
– 居住在非传统环境　– 机构化
　中的青少年　　　　– 独居
– 高加索种族　　　　– 男性
– 离异状况　　　　　– 美洲土著民族
– 经济窘迫　　　　　– 住址改变
– 老年人　　　　　　– 退休
– 自杀家族史　　　　– 丧偶
– 童年虐待史　　　　– 年轻的成年男性
– 试图自杀史

相关情况

– 躯体病患　　　　　– 终末期疾病
– 精神障碍

如果该诊断的证据水平未达到 2.1 及以上，在 2021—2023 版本的 NANDA-I 分类系统中将废弃该诊断。

领域 11 · 分类 4 · 诊断编码 00181

污　染

2006 年通过 · 2017 年修订 · 证据水平 2.1

定义：暴露于与环境相关的污染物，其剂量足以对健康产生不良影响。

定义性特征

杀虫剂

－ 杀虫剂暴露对皮肤的影响　－ 杀虫剂暴露对神经系统的影响

－ 杀虫剂暴露对胃肠道的影响　－ 杀虫剂暴露对肺的影响

　　　　　　　　　　　　　　　－ 杀虫剂暴露对肾的影响

化学物质

－ 化学物质暴露对皮肤的影响　－ 化学物质暴露对神经系统的影响

－ 化学物质暴露对胃肠道的影响　－ 化学物质暴露对肺的影响

－ 化学物质暴露对免疫系统的影响　－ 化学物质暴露对肾的影响

生物性因素

－ 生物性因素暴露对皮肤的影响　－ 生物性因素暴露对神经系统的影响

－ 生物性因素暴露对胃肠道的影响　－ 生物性因素暴露对肺的影响

　　　　　　　　　　　　　　　　－ 生物性因素暴露对肾的影响

污染

－ 污染暴露对神经系统的影响　－ 污染暴露对肺的影响

废品

– 废品暴露对皮肤的影响   – 废品暴露对肝脏的影响

– 废品暴露对胃肠道的影响   – 废品暴露对肺的影响

辐射

– 辐射暴露对遗传的影响   – 辐射暴露对神经系统的影响

– 辐射暴露对免疫系统的影响   – 辐射暴露对肿瘤的影响

相关因素

外部

– 铺有地毯的地板   – 摄入污染的物质

– 食物受到化学性污染   – 在使用与环境相关的污染物的地
                              方玩耍

– 水受到化学性污染   – 非保护性暴露于化学物质

– 年幼儿童出现剥落脱皮   – 非保护性暴露于重金属

– 污染控制不良   – 非保护性暴露于辐射物

– 家庭卫生行为不良   – 在家中使用与环境相关的污染物

– 市政服务不良   – 在通风不良的地方使用毒性物质

– 个人卫生行为不良   – 在缺乏有效保护的情况下使用毒性物质

– 防护服不足

– 防护服使用不当

内部

– 共存性暴露   – 吸烟

– 营养不良

危险人群

- 儿童 <5 岁
- 经济窘迫
- 高污染地区暴露
- 大气污染物暴露
- 生物恐怖活动暴露
- 灾难于暴露
- 辐射暴露
- 女性
- 育龄期暴露
- 老年人
- 既往污染物暴露

相关情况

- 宿疾
- 妊娠

领域 11 · 分类 4 · 诊断编码 00180

有污染的危险

2006 年通过 · 2013 年、2017 年修订 · 证据水平 2.1

> **定义：** 容易出现与环境相关的污染物暴露，可能损害健康。

危险因素

外部

- 铺有地毯的地板
- 食物受到化学性污染

- 水受到化学性污染
- 年幼儿童出现剥落脱皮
- 污染控制不良
- 家庭卫生行为不良
- 市政服务不良
- 个人卫生行为不良
- 防护服不足
- 防护服使用不当

- 摄入污染的物质
- 在使用与环境相关的污染物的地方玩耍
- 非保护性暴露于化学物质
- 非保护性暴露于重金属
- 非保护性暴露于辐射物
- 在家中使用与环境相关的污染物
- 在通风不良的地方使用毒性物质
- 在缺乏有效保护的情况下使用毒性物质

内部

- 共存性暴露
- 营养不良

- 吸烟

危险人群

- 儿童 <5 岁
- 暴露于灾难

- 经济窘迫
- 高污染地区暴露
- 大气污染物暴露
- 生物恐怖活动暴露

- 辐射物暴露
- 女性
- 育龄期暴露
- 老年人
- 既往污染物暴露

相关情况

- 宿疾

- 妊娠

领域 11 · 分类 4 · 诊断编码 00265

有职业性损伤的危险

2016 年通过 · 证据水平 2.1

定义：容易遭受工作相关的意外或疾病，可能损害健康。

危险因素

个体

– 过渡应激 　　　　　　　– 知识缺乏

– 不合理的使用个人防护设备 – 误解信息

– 角色扮演不良 　　　　　– 心理困扰

– 时间管理不良 　　　　　– 过分自信的不安全行为

– 应对策略无效 　　　　　– 非健康消极习惯的不安全行为

环境相关

– 从社会关系中分离 　　　– 物理环境不良

– 生物因素暴露 　　　　　– 劳动关系

– 化学因素暴露 　　　　　– 缺乏个人防护设备

– 极端温度暴露 　　　　　– 夜班倒白班

– 噪音暴露 　　　　　　　– 职业倦怠

– 辐射暴露 　　　　　　　– 躯体工作负担

– 致畸剂暴露 　　　　　　– 倒班

– 震动暴露

原始文献见 http://MediaCenter.thieme.com.

领域 11・分类 4・诊断编码 00037

有中毒的危险

1980 年通过・2006 年、2013 年、2017 年修订・证据水平 2.1

定义：容易意外暴露或摄入过多剂量的药物及危险物品，可能损害健康。

危险因素

外部

– 具有获得危险物品的途径　　– 具有获得药用成分的途径

– 具有获得被毒性成瘾性物　　– 缺乏充分安全保护的职业环境
　质污染的非法药物的途径

内部

– 情感障碍　　　　　　　　　– 缺乏毒物预防的知识

– 对毒物的预防措施不足　　　– 视力缺陷

– 缺乏药物的知识

相关情况

– 认知功能改变

原始文献见 http://MediaCenter.thieme.com.

领域 11 · 分类 5 · 诊断编码 00218

对碘化造影剂有不良反应的危险

2010 年通过 · 2013 年、2017 年修订 · 证据水平 2.1

定义： 在碘化造影剂注射后 7 天内，可发生相关的毒性或副反应，可能损害健康。

危险因素

– 脱水   – 全身乏力

危险人群

– 极端年龄   – 既往使用碘化造影剂的副作用史

– 过敏史

相关情况

– 慢性病   – 造影剂沉淀不良事件

– 同时使用其他药物   – 脆弱的静脉

　　　　　　　　　　　　　 – 无意识

原始文献见 http://MediaCenter.thieme.com.

领域 11 · 分类 5 · 诊断编码 00217

有过敏反应的危险

2010 年通过 · 2013 年、2017 年修订 · 证据水平 2.1

定义：对物质容易出现夸大的免疫应答或反应，可能损害健康。

危险因素

– 暴露于过敏源
– 暴露于毒性化学物质
– 暴露在与环境相关的过敏源

危险人群

– 食物过敏史
– 反复暴露于产生过敏源的与环境相关的物质

– 昆虫叮咬过敏史

原始文献见 http://MediaCenter.thieme.com.

领域 11·分类 5·诊断编码 00041

乳胶过敏反应

1998 年通过·2006 年、2017 年修订·证据水平 2.1

定义：对天然乳胶橡胶产品的高度敏感反应。

定义性特征

暴露 1 小时内威胁生命的反应

- 支气管痉挛
- 胸部紧迫感
- 接触性荨麻疹逐渐发展为全身性症状
- 呼吸困难
- 水肿

- 低血压
- 心肌梗死
- 呼吸停止
- 昏厥
- 喘息

暴露 ≥ 1 小时发生的 IV 型过敏反应

- 对添加剂反应不适
- 湿疹

- 皮肤过敏
- 皮肤发红

全身症状

- 全身不适
- 全身水肿
- 主诉全身发热

- 静坐不能
- 皮肤充血

胃肠道症状

- 腹痛

- 恶心

口面部症状

- 红斑

- 眶周水肿

- 瘙痒
- 鼻塞

- 流鼻涕
- 流泪

相关因素
- 待定

危险人群
- 经常接触乳胶产品
- 过敏史
- 哮喘史
- 食物过敏史

- 乳胶反应史
- 一品红植物过敏史
- 婴儿期手术史

相关情况
- 对天然乳胶橡胶蛋白高度敏感

- 多次手术操作

如果该诊断无新增相关因素，在 2021—2023 版本的 NANDA-I 分类系统中将废弃该诊断。
原始文献见 http://MediaCenter.thieme.com.

领域 11·分类 5·诊断编码 00042

有乳胶过敏反应的危险

1998 年通过·2006 年、2013 年、2017 年修订·证据水平 2.1

定义：对天然乳胶橡胶产品容易出现高度过敏反应，可能损害健康。

危险因素

– 待定

危险人群

– 经常接触乳胶产品

– 过敏史

– 哮喘史

– 食物过敏史

– 乳胶反应史

– 一品红植物过敏史

– 婴儿期手术史

相关情况

– 对天然乳胶橡胶蛋白高度敏感

– 多次手术操作

如果该诊断无新增危险因素，在 2021—2023 版本的 NANDA-I 分类系统中将废弃该诊断。
原始文献见 http://MediaCenter.thieme.com.

领域 11·分类 6·诊断编码 00007

体温过高

1986 年通过·2013 年、2017 年修订·证据水平 2.2

定义：由于体温调节障碍，体核温度高于正常日间体温范围。

定义性特征

- 异常体位
- 呼吸暂停
- 昏迷
- 皮肤潮红
- 低血压
- 婴儿无持续吸吮
- 易怒

- 昏睡
- 癫痫
- 触摸皮肤发热
- 目光呆滞
- 心动过速
- 呼吸急促
- 血管舒张

相关因素

- 脱水
- 着装不合适

- 剧烈活动

危险人群

- 暴露于温度高的与环境相关的地方

相关情况

- 发汗反应减少
- 患病
- 缺血

- 药物
- 脓毒症
- 创伤
- 代谢率增加

参见分期标准。
原始文献见 http://MediaCenter.thieme.com.

领域 11·分类 6·诊断编码 00006

体温过低

1986 年通过·1988 年、2013 年、2017 年修订·证据水平 2.2

> **定义**：因体温调节障碍，体核温度低于正常日间体温范围。

定义性特征

- 手足发绀
- 心动过缓
- 甲床发绀
- 血糖水平下降
- 通气减少
- 高血压
- 低血糖症
- 组织缺氧

- 代谢率增加
- 耗氧量增加
- 末梢血管收缩
- 竖毛
- 寒战
- 触摸皮肤冰冷
- 毛细血管再充盈减慢
- 心动过速

新生儿

- 婴儿缺乏足够的能力维持吸吮
- 婴儿体重增加不足（<30g/d）
- 易怒

- 黄疸
- 代谢性酸中毒
- 皮肤苍白
- 呼吸窘迫

相关因素

- 饮酒
- 传导散热过多
- 对流散热过多
- 蒸发散热过多
- 辐射散热过多

- 无活动
- 照顾者缺乏预防体温过低的知识
- 衣着过少
- 与环境相关的温度低
- 营养不良

新生儿

- 母乳喂养延迟　　　　　　– 需氧量增加
- 新生儿过早沐浴

危险人群

- 经济窘迫　　　　　　　　– 体表面积与体重比增加
- 极端年龄　　　　　　　　– 缺乏皮下脂肪
- 极端体重　　　　　　　　– 非计划院外分娩
- 高危院外分娩

相关情况

- 下丘脑受损　　　　　　　– 非战栗产热无效
- 代谢率降低　　　　　　　– 药物
- 角质层不成熟　　　　　　– 放疗
- 肺血管阻力（PVR）增加　– 创伤
- 血管控制无效

参见合理有效的分期标准。
原始文献见 http://MediaCenter.thieme.com.

领域 11 · 分类 6 · 诊断编码 00253

有体温过低的危险

2013 年通过 · 2017 年修订 · 证据水平 2.2

定义：容易出现体温调节障碍，可导致体核温度低于正常日间体温范围，可能损害健康。

危险因素

- 饮酒
- 传导散热过多
- 对流散热过多
- 蒸发散热过多
- 辐射散热过多
- 无活动

- 照顾者缺乏预防体温过低的知识
- 衣着过少
- 与环境相关的温度低
- 营养不良

新生儿

- 母乳喂养延迟

- 新生儿过早沐浴
- 需氧量增加

危险人群

- 经济窘迫
- 极端年龄
- 极端体重
- 高危院外分娩

- 体表面积与体重比增加
- 缺乏皮下脂肪
- 非计划院外分娩

相关情况

- 下丘脑受损

- 非战栗产热无效

- 代谢率降低
- 角质层不成熟
- 肺血管阻力（PVR）增加
- 血管控制无效

- 药物
- 放疗
- 创伤

参见合理有效的分期标准。
原始文献见 http://MediaCenter.thieme.com.

领域 11·分类 6·诊断编码 00254

有围手术期体温过低的危险

2013 年通过·2017 年修订·证据水平 2.1

> **定义：**容易出现疏忽性体核温度下降，低于 36℃ /96.8° F，见于术前 1 小时至术后 24 小时，可能损害健康。

危险因素

– 传导散热过多
– 对流散热过多

– 辐射散热过多
– 与环境相关的温度低

危险人群

– 美国麻醉医师协会（ASA）躯体状态分类评分 >1 分
– 低体重

– 术前体温低（<36℃ /96.8° F）

相关情况

– 心血管并发症
– 综合使用局部和全身麻醉

– 糖尿病性神经病变
– 手术操作

原始文献见 http://MediaCenter.thieme.com.

领域 11·分类 6·诊断编码 00008

体温调节无效

1986 年通过·2017 年修订·证据水平 2.1

定义：体温在过低和过高之间波动。

定义性特征

- 甲床发绀
- 皮肤潮红
- 高血压
- 体温升高超过正常范围
- 呼吸频率增加
- 轻度寒战
- 皮肤中度苍白

- 竖毛
- 体温下降低于正常范围
- 癫痫
- 触摸皮肤冰冷
- 触摸皮肤发热
- 毛细血管充盈延迟
- 心动过速

相关因素

- 脱水
- 与环境相关的温度波动
- 无活动

- 针对与环境相关的温度的衣着不合适
- 需氧量增加
- 剧烈活动

危险人群

- 极端年龄
- 极端体重
- 与环境相关的极端温度

- 体表面积与体重比增加
- 缺乏皮下脂肪

相关情况

- 代谢率改变
- 非战栗产热无效

- 脑损伤
- 影响温度调节的环境
- 发汗反应减少
- 患病

- 药物
- 镇静状态
- 脓毒症
- 创伤

领域 11·分类 6·诊断编码 00274

有体温调节无效的危险

2016 年通过·证据水平 2.1

定义：容易出现体温在过低和过高之间波动，可能损害健康。

危险因素

- 脱水
- 与环境相关的温度波动
- 无活动

- 针对与环境相关的温度的衣着不合适
- 需氧量增加
- 剧烈活动

危险人群

- 极端年龄
- 极端体重
- 与环境相关的极端温度

- 体表面积与体重比增加
- 缺乏皮下脂肪

相关情况

- 代谢率改变
- 脑损伤
- 影响温度调节的环境
- 发汗反应减少
- 患病

- 非战栗产热无效
- 药物
- 镇静状态
- 脓毒症
- 创伤

领域 12. 舒　适

分类 1. 躯体舒适

编码	诊断	页码
00214	舒适受损	477
00183	愿意改善舒适	478
00134	恶心	479
00132	急性疼痛	480
00133	慢性疼痛	481
00255	慢性疼痛综合征	483
00256	分娩痛	484

分类 2. 与环境相关的舒适

编码	诊断	页码
00214	舒适受损	485
00183	愿意改善舒适	486

分类 3. 社交舒适

编码	诊断	页码
00214	舒适受损	487
00183	愿意改善舒适	488
00054	有孤独的危险	489
00053	社交隔离	490

NANDA-I 护理诊断：定义与分类（2018—2020），第 11 版 .
主编：T. Heather Herdman, Shigemi Kamitsuru
2017 NANDA 国际公司，2017 年出版，蒂姆医学出版公司，纽约。
公司网址：www.thieme.com/nanda-i.

领域 12·分类 1·诊断编码 00214

舒适受损

2008 年通过·2010 年、2017 年修订·证据水平 2.1

定义：感知缺乏躯体、心理精神、与环境相关的、文化和（或）社会方面的轻松、安心和超越。

定义性特征

- 睡眠型态改变
- 焦虑
- 哭泣
- 对环境不满
- 痛苦的症状
- 恐惧
- 感到寒冷
- 感到不舒适
- 感到饥饿
- 感到闷热
- 无法放松
- 易怒
- 瘙痒
- 抱怨
- 静坐不能
- 叹气
- 在环境中不安心

相关因素

- 缺乏与环境相关的因素控制
- 隐私不足
- 缺乏资源
- 缺乏情境控制
- 与毒性环境相关的刺激

相关情况

- 疾病相关症状
- 治疗方案

领域 12·分类 1·诊断编码 00183

愿意改善舒适

2006 年通过·2013 年修订·证据水平 2.1

定义： 一种在躯体、心理精神、与环境相关的、文化和（或）社会方面的轻松、安心和超越感，这种感觉可被加强。

定义性特征

- 表达加强舒适的意愿
- 表达加强满足感的意愿
- 表达加强放松的意愿
- 表达加强解决抱怨的意愿

该诊断被归为分类 1（躯体舒适）、分类 2（与环境相关的舒适）和分类 3（社交舒适）。
原始文献见 http://MediaCenter.thieme.com.

领域 12·分类 1·诊断编码 00134

恶　心

1998 年通过·2002 年、2010 年、2017 年修订·证据水平 2.1

定义： 喉部和胃部不适感的主观现象，可能引起或不引起呕吐。

定义性特征

- 厌食
- 窒息感
- 唾液分泌增加

- 吞咽增加
- 酸味

相关因素

- 焦虑
- 毒物暴露
- 恐惧

- 与毒性环境相关的刺激
- 有毒的味道
- 不愉快的视觉刺激

相关情况

- 生化功能障碍
- 食管疾病
- 胃扩张
- 胃肠道激惹
- 颅内压（ICP）增高
- 腹内肿瘤
- 迷路炎
- 肝包膜拉伸
- 局部肿瘤

- 梅尼埃病
- 脑膜炎
- 运动病
- 胰腺疾病
- 妊娠
- 心理障碍
- 脾包膜拉伸
- 治疗方案

原始文献见 http://MediaCenter.thieme.com.

领域 12 · 分类 1 · 诊断编码 00132

急性疼痛

1996 年通过 · 2013 年修订 · 证据水平 2.1

定义：与现存或潜在组织损伤，或描述为类似损伤相关的不愉快感和情绪体验（International Association for the Study of Pain）；突然或缓慢发生，可出现由轻到重的任何程度，具有预期或可预测的结局，持续时间少于 3 个月。

定义性特征

- 食欲改变
- 生理参数改变
- 发汗
- 注意力分散的行为
- 针对无法进行语言沟通者，采用标准疼痛行为清单获得疼痛证据
- 表达疼痛的行为
- 疼痛的面部表情
- 防卫性行为
- 绝望
- 缩小关注点
- 采取缓解疼痛的体位
- 保护性行为
- 代理人报告疼痛行为/活动改变
- 瞳孔扩大
- 关注自我
- 采用标准疼痛量表自我报告疼痛程度
- 采用标准疼痛工具自我报告疼痛特点

相关因素

- 生物性损伤因素
- 化学性损伤因素
- 躯体性损伤因素

原始文献见 http://MediaCenter.thieme.com.

领域 12・分类 1・诊断编码 00133

慢性疼痛

1986 年通过・1996 年、2013 年、2017 年修订・证据水平 2.1

　　定义：与现存或潜在组织损伤，或描述为类似损伤相关的不愉快感和情绪体验（International Association for the Study of Pain）；突然或缓慢发生，可出现由轻到重的任何程度，持续或反复出现，不伴有预期或可预测的结局，持续时间大于 3 个月。

定义性特征

– 继续既往活动的能力改变
– 睡眠型态改变
– 厌食
– 针对无法进行语言沟通者，采用标准疼痛行为清单获得疼痛证据
– 疼痛的面部表情
– 代理人报告疼痛行为 / 活动改变
– 关注自我
– 采用标准疼痛量表自我报告疼痛程度
– 采用标准疼痛工具自我报告疼痛特点

相关因素

– 睡眠型态改变
– 情感困扰
– 疲乏
– 体重指数增加
– 无效性型态
– 致伤剂
– 营养不良
– 神经压迫
– 长期使用电脑
– 反复持重物
– 社交隔离
– 全身震动

危险人群

– 年龄 >50 岁
– 过度负债史

- 女性
- 虐待史
- 割礼史

- 静态工作姿势史
- 物质滥用史
- 剧烈运动史

相关情况

- 慢性肌肉骨骼疾病
- 挫伤
- 擦伤
- 神经系统受损
- 骨折
- 遗传性疾病
- 神经递质、神经调节剂和受体失衡
- 免疫障碍

- 代谢功能受损
- 缺血状态
- 肌肉损伤
- 创伤后相关疾病
- 皮质醇水平长期升高
- 脊髓损伤
- 肿瘤浸润

原始文献见 http://MediaCenter.thieme.com.

领域 12 · 分类 1 · 诊断编码 00255

慢性疼痛综合征

2013 年通过 · 证据水平 2.2

定义： 反复发生或顽固性疼痛，持续至少 3 个月，显著影响日常功能或健康。

定义性特征

– 焦虑（00146）

– 便秘（00011）

– 知识缺乏（00126）

– 睡眠型态紊乱（00198）

– 疲乏（00093）

– 恐惧（00148）

– 情绪调节受损（00241）

– 躯体移动障碍（00085）

– 失眠（00095）

– 肥胖（00232）

– 社交隔离（00053）

– 过渡应激（00177）

相关因素

– 待定

领域 12 · 分类 1 · 诊断编码 00256

分娩痛

2013 年通过 · 2017 年修订 · 证据水平 2.2

定义：从愉快到不愉快的感觉和情感体验变化，和分娩有关。

定义性特征

- 血压改变
- 心率改变
- 肌紧张改变
- 神经内分泌功能改变
- 呼吸频率改变
- 睡眠型态改变
- 泌尿功能改变
- 食欲下降
- 发汗
- 注意力分散的行为
- 表达疼痛的行为
- 疼痛的面部表情
- 食欲增加
- 缩小关注点
- 恶心
- 疼痛
- 会阴部受压
- 采取缓解疼痛的体位
- 保护性行为
- 瞳孔扩大
- 关注自我
- 子宫收缩
- 呕吐

相关因素

- 待定

相关情况

- 宫颈扩张
- 胎儿娩出

如果该诊断无新增相关因素，在 2021—2023 版本的 NANDA-I 分类系统中将废弃该诊断。
原始文献见 http://MediaCenter.thieme.com.

领域 12 · 分类 2 · 诊断编码 00214

舒适受损

2008 年通过 · 2010 年、2017 年修订 · 证据水平 2.1

定义：感知缺乏躯体、心理精神、与环境相关的、文化和（或）社会方面的轻松、安心和超越。

定义性特征

- 睡眠型态改变
- 焦虑
- 哭泣
- 对环境不满
- 痛苦的症状
- 恐惧
- 感到寒冷
- 感到不舒适
- 感到饥饿
- 感到闷热
- 无法放松
- 易怒
- 瘙痒
- 抱怨
- 静坐不能
- 叹气
- 在环境中不安心

相关因素

- 缺乏与环境相关的因素控制
- 隐私不足
- 缺乏资源
- 缺乏情境控制
- 与毒性环境相关的刺激

相关情况

- 疾病相关症状
- 治疗方案

该诊断被归为分类 1（躯体舒适）、分类 2（与环境相关的舒适）和分类 3（社交舒适）。
原始文献见 http://MediaCenter.thieme.com.

领域 12·分类 2·诊断编码 00183

愿意改善舒适

2006 年通过·2013 年修订·证据水平 2.1

定义：一种在躯体、心理精神、与环境相关的、文化和（或）社交方面的轻松、安心和超越感，这种感觉可被加强。

定义性特征

– 表达加强舒适的意愿
– 表达加强放松的意愿
– 表达加强满足感的意愿
– 表达加强解决抱怨的意愿

该诊断被归为分类 1（躯体舒适）、分类 2（与环境相关的舒适）和分类 3（社交舒适）。
原始文献见 http://MediaCenter.thieme.com.

领域 12 · 分类 3 · 诊断编码 00214

舒适受损

2008 年通过 · 2010 年、2017 年修订 · 证据水平 2.1

定义：感知缺乏躯体、心理精神、与环境相关的、文化和（或）社交方面的轻松、安心和超越。

定义性特征

- 睡眠型态改变
- 哭泣
- 痛苦的症状
- 感到寒冷
- 感到饥饿
- 无法放松
- 瘙痒
- 静坐不能
- 在环境中不安心

- 焦虑
- 对环境不满
- 恐惧
- 感到不舒适
- 感到闷热
- 易怒
- 抱怨
- 叹气

相关因素

- 缺乏与环境相关的控制
- 隐私不足
- 缺乏资源

- 缺乏情境控制
- 与毒性环境相关的刺激

相关情况

- 疾病相关症状
- 治疗方案

该诊断被归为分类 1（躯体舒适）、分类 2（与环境相关的舒适）和分类 3（社交舒适）。
原始文献见 http://MediaCenter.thieme.com。

领域 12 · 分类 3 · 诊断编码 00183

愿意改善舒适

2006 年通过 · 2013 年修订 · 证据水平 2.1

定义： 一种在躯体、心理精神、与环境相关的、文化和（或）社交方面的轻松、安心和超越感，这种感觉可被加强。

定义性特征

– 表达加强舒适的意愿　　– 表达加强放松的意愿

– 表达加强满足感的意愿　　– 表达加强解决抱怨的意愿

该诊断被归为分类 1（躯体舒适）、分类 2（与环境相关的舒适）和分类 3（社交舒适）。
原始文献见 http://MediaCenter.thieme.com.

领域 12·分类 3·诊断编码 00054

有孤独的危险
1994 年通过·2006 年、2013 年修订·证据水平 2.1

　　定义：易于出现与期望或需要与他人更多接触相关的不适，可能损害健康。

危险因素
－ 情感剥夺　　　　　　　－ 躯体隔离
－ 情绪剥夺　　　　　　　－ 社交隔离

领域 12 · 分类 3 · 诊断编码 00053

社交隔离

1982 年通过 · 2017 年修订

> **定义**：个体感受到的孤独，或他人施加的感知性孤独，是一种负性或威胁性状态。

定义性特征

- 缺乏社会系统
- 他人施加的孤独
- 文化不一致
- 独处的意愿
- 失能状态
- 与他人感受不同
- 情感淡漠
- 拒绝史
- 敌对
- 患病
- 无法满足他人期望
- 公共环境不安全
- 无意义的行为
- 亚文化成员
- 缺乏眼神交流
- 专注于自己的想法
- 无目的性
- 重复性行为
- 情感悲伤
- 价值观与文化规范不一致
- 孤僻

相关因素

- 发展不合理的兴趣
- 难以建立人际关系
- 无法致力于满足私人关系
- 缺乏个人资源
- 社会行为与规范不一致
- 价值观与文化规范不一致

危险人群

- 发展迟滞

相关情况

- 精神状态改变
- 躯体形象改变
- 健康状况改变

如果该诊断的证据水平未达到 2.1 及以上，在 2021—2023 版本的 NANDA-I 分类系统中将废弃该诊断。

领域 13. 生长 / 发育

分类 1. 生长

编码	诊断	页码
	该分类目前无诊断	492

分类 2. 发育

编码	诊断	页码
00112	有发育迟滞的危险	493

NANDA-I 护理诊断：定义与分类（2018—2020），第 11 版 .
主编：T. Heather Herdman, Shigemi Kamitsuru
2017 NANDA 国际公司，2017 年出版，蒂姆医学出版公司，纽约。
公司网址：www.thieme.com/nanda-i.

领域 13 · 分类 1

该分类目前无诊断

领域 13 · 分类 2 · 诊断编码 00112

有发育迟滞的危险

1998 年通过 · 2013 年、2017 年修订

　定义： 在社交或自我调节行为、认知、语言、粗大或精细运动技能方面的一个或多个领域容易出现发育迟滞 25% 或以上，可能损害健康。

危险因素

－ 营养不良　　　　　　－ 物质滥用

－ 存在虐待

危险人群

－ 行为障碍　　　　　　－ 母亲年龄 ≤ 15 岁

－ 经济窘迫　　　　　　－ 母亲年龄 ≥ 35 岁

－ 自然灾害暴露　　　　－ 母亲功能性文盲

－ 暴力暴露　　　　　　－ 母亲物质滥用

－ 收养史　　　　　　　－ 药物筛检阳性

－ 母亲营养缺乏　　　　－ 早产儿

－ 缺乏产前护理　　　　－ 非计划妊娠

－ 加入寄养系统　　　　－ 非意愿妊娠

－ 晚期产前护理

相关情况

－ 脑损伤　　　　　　　－ 听力受损

－ 照顾者学习失能　　　－ 视力受损

－ 照顾者存在精神问题　－ 铅中毒

- 慢性病
- 先天性疾病
- 内分泌疾病
- 发育停滞
- 遗传性疾病

- 宫内感染
- 中耳炎反复发作
- 癫痫病
- 技术依赖
- 治疗方案

如果该诊断的证据水平未达到 2.1 及以上，在 2021—2023 版本的 NANDA-I 分类系统中将废弃该诊断。